Gary Wilson

PORNO IM KOPF

Für A. Masquilier, dessen Selbstlosigkeit und
Weitsicht den offenen Dialog ermöglichte, der weiterhin die
Heilung Tausender Betroffener fördert.

Gary Wilson

PORNO IM KOPF

Die verdeckten Folgen von Pornosucht – und was Sie dagegen tun können

Unimedica

Impressum

Gary Wilson
Porno im Kopf
Die verdeckten Folgen von Pornosucht – und was Sie dagegen tun können
1. deutsche Auflage 2021
2. deutsche Auflage 2022
3. deutsche Auflage 2025
ISBN 978-3-96257-218-1

Titel der Originalausgabe:
Your Brain on Porn: Internet Pornography and the Emerging Science of Addiction

Übersetzung aus dem Englischen: Simone Fischer
Layout und Satz: Narayana Verlag
Coverdesign: Kieran McCann
Coverlayout: Narayana Verlag

Herausgeber:
Unimedica im Narayana Verlag GmbH,
Blumenplatz 2, D-79400 Kandern
Tel.: +49 7626 974 970-0
E-Mail: info@unimedica.de
www.unimedica.de

INHALT

VORWORT

Die erste Ausgabe dieses Buches wurde einige Monate nach der Veröffentlichung der ersten Hirnscan-Studien über Pornokonsum fertiggestellt. Seitdem hat die Wissenschaft so viel über die Auswirkungen von Pornos auf das Gehirn herausgefunden, dass eine Neuauflage bereits überfällig ist. Ich werde diese neuen Fortschritte zusammenfassen, bevor ich mich einigen anderen interessanten Entwicklungen zuwende.

Zunächst ein kurzer Blick zurück: Ende 2010 habe ich meine Website www.YourBrainOnPorn.com erstellt. Abgesehen von Dr. Norman Doidge in seinem Buch *Neustart im Kopf: Wie sich unser Gehirn selbst repariert* war ich praktisch der einzige, der sich mit der Anwendung der Prinzipien und Entdeckungen der Neuroplastizität auf die Notlage von Porno-Usern beschäftigte. Wie sich herausgestellt hat, ist Sucht eine Form des pathologischen Lernens, genau wie pornoinduzierte sexuelle Konditionierung. Das Gehirn kann sich dabei verändern.

Viele Porno-User mit schweren Symptomen fanden diese Informationen beruhigend und hilfreich bei der Lösung ihrer pornoinduzierten sexuellen Funktionsstörungen, der Veränderung der sexuellen Vorlieben und der Suchtsymptome. Zu letzteren gehören auch die Unfähigkeit, trotz negativer Folgen aufzuhören, sowie Entzugserscheinungen und eine beunruhigende Eskalation zu extremeren Inhalten (Toleranz).

Auf meiner Website und in der ersten Ausgabe dieses Buches habe ich die Betroffenen auf die Hunderte von existierenden Studien hingewiesen, die Gehirnveränderungen (in Übereinstimmung mit dem

Suchtmodell) bei Spielsüchtigen, Lebensmittelsüchtigen und Internetabhängigen bestätigen. Wenn das Anklicken von Facebook oder das Spielen an Spielautomaten zu suchtbedingten Veränderungen des Gehirns führen kann, dann kann das Masturbieren zu Streamingmaterial, also neuartigen Pornos, sicher ebenfalls dazu führen.

Zusätzlich zu den begründeten Schlussfolgerungen, die aus der bestehenden Suchtforschung gezogen wurden, stützte ich mich stark auf Anekdoten von (in erster Linie) Männern. Ich tat dies zum Teil wegen des Mangels an neurologischer oder anderer Arten der Forschung über Internetpornokonsum. Die meisten Geschichten dieser Männer sind immer noch in dieser Ausgabe enthalten (obwohl es möglich gewesen wäre, sie alle durch ähnliche Geschichten zu ersetzen, die noch heute in Genesungsforen ausgetauscht werden). Ich behalte diese Selbstberichte bei, weil sie nach wie vor zu den aufschlussreichsten Beweisen für die möglichen Auswirkungen von Internetpornografie gehören.

Was ist heute anders? In den letzten drei Jahren haben Forscher mehrere Studien über Internetpornokonsum veröffentlicht, die das Suchtmodell unterstützen. Manche der Ergebnisse tragen dazu bei, einige der Symptome bei nicht süchtigen Pornokonsumenten zu erklären, wie z. B. sexuelle Probleme und die Veränderung der sexuellen Vorlieben.

Wir werden in den entsprechenden Kapiteln ausführlicher auf diese neue Forschung eingehen. Aber lassen Sie mich hier einen Überblick geben. Diese neue Forschung umfasst etwa 37 neurologische Studien über Pornokonsumenten sowie 12 neue Literaturübersichten, die alle von einigen der weltweit führenden Neurowissenschaftlern verfasst wurden. Ferner liegen etwa 15 Studien vor, die eine Eskalation des Pornokonsums oder die Gewöhnung an Pornografie (ein Zeichen von Toleranz und Sucht) aufzeigen. Darunter finden sich Belege sowohl für Toleranz als auch für Entzugserscheinungen. Im Hinblick auf pornoinduzierte sexuelle Probleme gibt es inzwischen 23 Studien, die Pornokonsum und Pornosucht mit sexuellen Problemen und geringerer Erregung durch sexuelle Stimuli in Verbindung bringen. In vier dieser Arbeiten finden sich auch Hinweise auf eine

Kausalität, weil die Probleme der Männer durch den Verzicht auf Pornokonsum geheilt wurden. Darüber hinaus verbinden mittlerweile mehr als 50 Studien den Pornokonsum mit einer geringeren sexuellen Beziehungszufriedenheit. In ähnlicher Weise stellen etwa 40 Studien einen Zusammenhang zwischen dem Pornokonsum mit schlechteren kognitiven Funktionen und psychischen Gesundheitsproblemen her.

Der Internetpornokonsum wird inzwischen als plausibler Schuldiger für viele der Arten von Problemen anerkannt, über die in Foren zur Genesung von Pornos berichtet wird. Allerdings ist die Frage, auf welche Weise die Kausalität verläuft, noch nicht zur Zufriedenheit einiger Wissenschaftler geklärt. Wie man so schön sagt, ist hier noch mehr Forschung nötig.

Natürlich können diagnostische Handbücher nicht unbegrenzt warten, wenn Patienten leiden. Im Jahr 2013 wurde im *Diagnostic and Statistical Manual* keine spezifische Diagnose für Internetpornosucht hinzugefügt, was auf den Mangel an Forschung hinweist. Die Weltgesundheitsorganisation hat diese Position jedoch in ihrer neuen *Internationalen statistischen Klassifikation der Krankheiten und verwandter Gesundheitsprobleme* (ICD) aktualisiert. Die ICD-11 enthält eine Diagnose für „zwanghaftes Sexualverhalten“[1]. Sie eignet sich für die Diagnose von Personen, die mit Pornografie zu kämpfen haben, und wird die Forschung und professionelle Ausbildung im Hinblick auf die Auswirkungen von Pornografie fördern.[2]

Seit der ersten Ausgabe dieses Buches habe ich an zwei wissenschaftlichen Arbeiten zum Thema Internetpornografie mitgearbeitet. Beide können vollständig im Internet gelesen werden. Die erste, „Is Internet Pornography Causing Sexual Dysfunctions? A Review with Clinical Reports“ („Verursacht Internetpornografie sexuelle Funktionsstörungen? Eine Überprüfung mit klinischen Berichten“), wurde mit sieben Ärzten der US Navy geschrieben. Sie zeichnet den beispiellosen Anstieg sexueller Funktionsstörungen bei Männern unter 40 Jahren nach und erörtert mögliche zugrundeliegende Ursachen. Die zweite Arbeit, „Eliminate Chronic Internet Pornography Use to Reveal Its Effects“ („Chronische Internetpornografie eliminieren, um ihre Auswirkungen aufzudecken“), wurde auf Bitten der Herausgeber einer türkischen akademischen Fachzeitschrift über Sucht im Anschluss an einen Vortrag geschrieben, den ich auf einer internationalen Konferenz über Internetsucht in Istanbul gehalten hatte. Es ist offensichtlich, dass andere Kulturen über die möglichen Auswirkungen der Pornografie besorgt sind.

Ein weiterer Beweis für die internationale Besorgnis war die Einladung, auf einer großen Tagung lateinamerikanischer Urologen und anderer Fachleute aus lateinamerikanischen Kliniken für sexuelle Gesundheit von Männern zum Thema „Internetpornografie und sexuelle Funktionsstörungen“ zu sprechen. Die Urologen stellen einen bedrohlichen Rückgang des Durchschnittsalters ihrer Patienten fest und gehen daher allen plausiblen Ursachen auf den Grund.

Die Statistiken über den Pornokonsum bei Jugendlichen schließen nun endlich auch mit der Realität auf. „Young Australians‘ use of pornography and associations with sexual risk behaviour“ berichtete, dass sich 100 % der jungen Männer (im Alter von 15 bis 29 Jahren) und 82 % der jungen Frauen bereits einmal Pornos angesehen haben. Auch das Alter, in dem Pornos zum ersten Mal angesehen werden, ist weiter gesunken. 69 % der Jungen und 23 % der Mädchen schauen Pornos zum ersten Mal im Alter von 13 Jahren oder jünger an.[3]

Verschiedene Länder fordern mehr Forschung über die Auswirkungen von Pornografie. Einige Bundesstaaten in den USA haben Resolutionen verabschiedet, die die Nutzung von Internetpornografie zu einer Krise der öffentlichen Gesundheit erklären, und fordern weitere Maßnahmen. Auch wurde (in Großbritannien) damit begonnen, für den Zugang zu Pornoseiten eine unabhängige Altersüberprüfung zu verlangen. Diese Entwicklungen haben dazu geführt, dass die potenziellen Schäden von Pornografie stärker ins Blickfeld gerückt sind und die Debatte an Intensität gewonnen hat. Ich hoffe, dass diese aktualisierte Ausgabe dazu beitragen wird, Fragen zu beantworten und nützliche Informationen für diese laufende Diskussion zu liefern.

Gary Wilson, im August 2017

EINLEITUNG

Ich halte denjenigen, der sein Verlangen besiegt, als tapferer als denjenigen, der seine Feinde besiegt. Denn der schwerste Sieg ist der Sieg über sich selbst.

Aristoteles

Vielleicht lesen Sie dieses Buch, weil Sie neugierig sind, warum Hunderttausende von Porno-Usern rund um den Globus versuchen, den Pornokonsum aufzugeben.[4]

Wahrscheinlicher ist jedoch, dass Sie es lesen, weil Sie sich auf eine Art und Weise mit pornografischem Material beschäftigen, die Sie beunruhigend finden. Vielleicht haben Sie mehr Zeit online damit verbracht, nach Pornobildern Ausschau zu halten, als Ihnen lieb ist, obwohl Sie sich entschieden haben, den Konsum einzuschränken. Möglicherweise fällt es Ihnen schwer, beim Sex zum Höhepunkt zu kommen, oder Sie leiden unter unzuverlässigen Erektionen, für die Ihr Arzt keine organische Ursache finden kann. Vielleicht fällt Ihnen auf, dass echte Partner Sie einfach nicht erregen, während Sie ständig von Online-Versuchungen heimgesucht werden. Oder aber Sie sind zu Fetischmaterial übergegangen, was Sie beunruhigend finden oder was nicht mit Ihren Werten oder sogar Ihrer sexuellen Orientierung übereinstimmt.

Wenn Sie, wie Tausende andere Menschen auch, bei sich feststellen mussten, dass sie Probleme haben, dann haben Sie wahrscheinlich eine Weile gebraucht, um diese Probleme mit Ihrem Pornokonsum in Verbindung zu bringen. Vielleicht nahmen Sie an, Sie hätten mit einer anderen Störung zu kämpfen. Möglicherweise dachten Sie, Sie hätten ungewohnte Depressionen oder soziale Ängste oder, wie ein Mann befürchtete, vorzeitige Demenz entwickelt. Oder vielleicht gingen Sie davon aus, dass bei Ihnen ein niedriger Testosteronspiegel vorliegt oder Sie einfach älter werden. Eventuell wurden Ihnen sogar Medikamente von einem wohlmeinenden Arzt verschrieben. Und vielleicht hat Ihnen Ihr Arzt versichert, dass es falsch war, sich über Ihren Pornokonsum Sorgen zu machen.

Es gibt viele einflussreiche Menschen, die uns sagen, dass ein Interesse an pornografischen Darstellungen völlig normal und dass Internetpornografie daher harmlos ist. Während sich die erste Behauptung bewahrheitet, stimmt die zweite, wie wir sehen werden, nicht. Auch wenn nicht alle Porno-User Probleme entwickeln, so tun dies einige sehr wohl. Gegenwärtig geht die Mainstream-Kultur davon aus, dass der Gebrauch von Pornografie keine schweren Symptome verursachen kann. Und da die öffentlichkeitswirksame Kritik an Pornografie oft von religiösen und sozialkonservativen Organisationen ausgeht, ist es für liberal gesinnte Menschen leicht, sie ohne Prüfung abzutun.

Aber in den letzten neun Jahren habe ich aufmerksam verfolgt, was Menschen über ihre Erfahrungen mit Pornografie sagen. Noch länger beschäftige ich mich damit, was Wissenschaftler über die Funktionsweise unseres Gehirns herausfinden. Und ich kann Ihnen sagen, dass es hier nicht um Liberale und Konservative geht. Es geht nicht um religiöse Scham oder sexuelle Freiheit.

Es geht um die Natur unseres Gehirns und darum, wie es auf Hinweise aus einer radikal veränderten Umwelt reagiert. Es geht um die Auswirkungen eines chronischen Überkonsums sexueller Neuheiten, die bei Bedarf und in endlosem Umfang angeboten werden. Hier geht es um den Zugang von Jugendlichen zu unbegrenzten Hardcore-Streaming-Videos – ein Phänomen, das sich so schnell entwickelt, dass die Forscher nicht in der Lage sind, auf dem neuesten Stand zu bleiben. Zum Beispiel berichtete eine Studie aus dem Jahr 2008, dass

14,4 % der Jungen bereits vor dem Alter von 13,5 Jahren mit Pornos in Berührung gekommen sind.[5]

Zum Zeitpunkt der Erfassung der Statistiken im Jahr 2011 war die frühe Exposition sprunghaft auf 48,7 % angestiegen.[6] Eine 2017 durchgeführte Querschnittsstudie über Australier im Alter von 15 bis 29 Jahren berichtet, dass 69 % der Jungen und 23 % der Mädchen im Alter von 13 Jahren oder jünger zum ersten Mal Pornos anschauten.[3]

Alle befragten Männer und 82 % der Frauen hatten sich zu irgendeinem Zeitpunkt schon einmal Pornografie angesehen.

In ähnlicher Weise zeigte sich in der Studie von 2008, dass der tägliche Konsum von Pornos selten (5,2 %) vorkam, aber bis 2011 schauten bereits mehr als 13 % der Jugendlichen täglich oder fast täglich Pornos an. Im Jahr 2017 sahen 39 % der Männer und 4 % der Frauen (15–29 Jahre) täglich Pornos, oft auf ihren Smartphones.[3] Bis vor etwa einem Jahrzehnt hatte ich keine Meinung zur Internetpornografie. Ich dachte, dass zweidimensionale Bilder von Frauen ein schlechter Ersatz für echte dreidimensionale Frauen seien. Aber ich war nie für ein Verbot von Pornos. Ich bin in einer nicht religiösen Familie in Seattle, im liberalen Nordwesten, aufgewachsen. „Leben und leben lassen" war mein Motto.

Als jedoch Männer im Forum der Website meiner Frau auftauchten und behaupteten, pornosüchtig zu sein, wurde mir klar, dass hier etwas Ernstes vor sich ging. Als langjähriger Lehrer für Anatomie und Physiologie interessiere ich mich besonders für Neuroplastizität (wie Erfahrungen das Gehirn verändern), die Appetitmechanismen des Gehirns und damit auch für Sucht. Ich verfolgte die biologische Forschung auf diesem Gebiet und war fasziniert von den Entdeckungen über die physiologischen Grundlagen unseres Appetits und wie dieser dysreguliert werden kann.

Die Symptome, die diese Männer (und später auch Frauen) beschrieben, deuteten stark darauf hin, dass ihr Gebrauch von Pornografie ihre Gehirne verändert und wesentliche materielle Veränderungen vorgenommen hatte. Der Psychiater Norman Doidge erklärt in seinem Bestseller *Neustart im Kopf: Wie sich unser Gehirn selbst repariert*:

> Die Männer, die zu mir in Behandlung kamen ... waren zu pornografischen Trainingssitzungen verführt worden, die alle Bedingungen für die plastische Veränderung von Gehirnkarten erfüllten. Da Gehirnzellen, die gemeinsam aktiv werden, untereinander Verbindungen herstellen, hatten diese Männer in massiven Übungseinheiten die neuen Bilder in die Lustzentren ihres Gehirns verschaltet und dazu die begeisterte Aufmerksamkeit mitgebracht, die zu einer neuroplastischen Veränderung erforderlich ist. Jedes Mal, wenn sie sich sexuell erregt fühlten oder zum Orgasmus masturbierten, verstärkte ein Spritzer des Belohnungstransmitters Dopamin die Verbindungen, die ihr Gehirn in den Trainingseinheiten hergestellt hatte. Die Belohnung verstärkte das Verhalten, und gleichzeitig mussten sie beim Besuch der Internetseiten nicht die Peinlichkeit befürchten, die sie empfunden hätten, wenn sie ein Pornoheft im Laden gekauft hätten. Dieses Verhalten brachte keinerlei Strafen, nur Belohnungen mit sich. ...
>
> Was sie als erregend empfanden, änderte sich mit den neuen Themen und Drehbüchern, die ihnen das Internet präsentierte und die ihr Gehirn veränderten, ohne dass sie sich dessen bewusst wurden. Da Plastizität konkurrenzorientiert ist, vergrößerten sich die Gehirnkarten für die neuen, erregenden Bilder auf Kosten dessen, was sie früher erregt hatte. Das war vermutlich auch der Grund, warum sie ihre Partnerinnen weniger anziehend fanden.
>
> Meine Pornopatienten nahmen den Entzug auf sich, nachdem sie das Problem verstanden und erkannt hatten, dass sie es plastisch verstärkten. Allmählich fühlten sie sich wieder stärker zu ihren Partnerinnen hingezogen.

Die Männer im Forum fanden dieses Material und die ihm zugrundeliegende Forschung sowohl beruhigend als auch hilfreich. Endlich verstanden sie, wie die Pornografie die primitiven Appetitmechanismen ihres Gehirns in Beschlag genommen hatte. Diese uralten Hirnstrukturen drängen uns zu evolutionär vorteilhaften Verhaltensweisen, einschließlich der Wertschätzung neuer Partner, und tragen dazu bei, Inzucht zu verhindern.

Unsere Verhaltensentscheidungen beeinflussen jedoch wiederum unser neurochemisches Gleichgewicht in eben diesen Hirnstrukturen. Auf diese Weise kann ein chronischer Überkonsum unerwartete Auswirkungen haben. Er kann dazu führen, dass wir von unseren bevorzugten Verlockungen übererregt werden, sodass unmittelbare Wünsche schwerer wiegen als sie im Verhältnis zu längerfristigen Wünschen wiegen sollten. Er ist dazu in der Lage, auch unsere Freude an den alltäglichen Vergnügungen – und unsere Reaktionsfähigkeit darauf – zu trüben. Möglicherweise verleitet er uns dazu, nach extremeren Reizen zu suchen. Oder er verursacht Entzugssymptome, die so schwerwiegend sind, dass sie selbst die Stärksten unter uns dazu bringen, nach Erleichterung zu suchen. Zudem kann er unsere Stimmung, unsere Wahrnehmung und unsere Prioritäten verändern – ohne dass wir uns dessen bewusst sind.

Bewaffnet mit einem auf wissenschaftlichen Erkenntnissen gestützten Bericht darüber, „wie das Gehirn funktioniert", erkannten ehemalige Pornokonsumenten, dass ihre Gehirne formbar waren und dass es durchaus möglich ist, pornoinduzierte Veränderungen rückgängig zu machen. Daher sahen sie keinen Sinn darin, auf einen Expertenkonsens darüber zu warten, ob Internetpornografie potenziell schädlich ist oder nicht. Stattdessen beschlossen Sie, sie selbst zu eliminieren und ihre eigenen Ergebnisse dazu zu überprüfen.

Diese Pioniere begannen, die Kontrolle über ihr Verhalten zu übernehmen und die von ihnen gewünschten Ergebnisse anzusteuern. Sie erkannten die Fortschritte, die durch Beständigkeit erzielt wurden, und konnten nun Rückschläge ohne Angst und mit größerem Selbstvertrauen akzeptieren.

Gleichzeitig erlangten und teilten sie einige wirklich faszinierende Einsichten über die Genesung von durch Internetpornografie verursachten Problemen – völlig neue Entdeckungen, die Menschen mit den gleichen Problemen eine Wiederherstellung ihres Gleichgewichts erleichterte. Das war ein Glücksfall, da sehr viele jüngere Menschen schon früh in ihrem Leben, während ihre Gehirne noch weitaus formbarer waren, mit dem Konsum von Internetpornografie begonnen hatten. Genau diese jungen Menschen reihten sich nun in die Reihen derer ein, die Hilfe bei ihrem Pornoproblem suchten.

Leider waren viele dieser Menschen durch schwere sexuelle Funktionsstörungen motiviert (verzögerte Ejakulation, Anorgasmie, erektile Dysfunktion und mangelnde Attraktivität für echte Partner). Dabei waren die renommierten Sexualwissenschaftler Janssen und Bancroft bereits 2007 auf Hinweise gestoßen, dass das Ansehen von Streaming-Pornos offenbar erektile Schwierigkeiten verursachte und dass „eine hohe Exposition gegenüber Erotika zu einer geringeren Empfindlichkeit gegenüber ‚Blümchensex'-Erotik und einem erhöhten Bedarf an Neuheit und Abwechslung zu führen schien". Leider entschieden sie sich, dem keine Bedeutung zuzumessen, und untersuchten dies nicht weiter.[7]

In Ermangelung solcher Informationen überraschte die anhaltende pornoinduzierte erektile Dysfunktion (ED) bei jungen Männern die Ärzteschaft. Im Jahr 2014 begann die Ärztegemeinde endlich, dies anzuerkennen. Der Harvard-Professor für Urologie und Autor von *Why Men Fake It: The Totally Unexpected Truth About Men and Sex*, Abraham Morgentaler, sagte: „Es ist schwierig, genau festzustellen, wie viele junge Männer an pornoinduzierter erektiler Dysfunktion leiden. Aber es ist klar, dass dies ein neues und nicht seltenes Phänomen ist".[8] Ein anderer Urologe und Autor, Harry Fisch, schreibt unverblümt, dass Pornos zum Tod der Sexualität führen. In seinem Buch *The New Naked* geht er auf das entscheidende Element ein: das Internet. Es „bietet einen ultraleichten Zugang zu etwas, das als gelegentlicher Leckerbissen in Ordnung ist, bei täglichem Gebrauch für die […] sexuelle Gesundheit aber die Hölle darstellt".[9]

Im Mai 2014 veröffentlichte die renommierte medizinische Fachzeitschrift *JAMA Psychiatry* Forschungsergebnisse, die zeigen, dass selbst bei moderaten Pornokonsumenten die Nutzung (Anzahl der Jahre und aktuelle Stunden pro Woche) mit einer verringerten grauen Substanz und einer verminderten sexuellen Reaktionsfähigkeit korreliert. Die Studie trug den Untertitel „The Brain on Porn".[10] Die Forscher warnten davor, dass die Gehirne bei starken Pornokonsumenten durch den bereits andauernden Pornokonsum schon stark abgeschrumpft sein könnten und dass der Grad des Pornogebrauchs hierfür die plausibelste Erklärung sei. Die Hauptautorin Simone Kühn drückt es so aus:

> Das könnte bedeuten, dass der regelmäßige Konsum von Pornografie das Belohnungssystem gewissermaßen ausleiert.

Im Juli 2014 gab ein Team von Neurowissenschaftsexperten unter der Leitung eines Psychiaters an der Universität Cambridge bekannt, dass mehr als die Hälfte der Probanden in ihrer Studie über Pornosüchtige angaben,

> dass sie aufgrund des übermäßigen Gebrauchs sexuell eindeutiger Materialien ... eine verminderte Libido oder geringere erektile Funktion speziell in körperlichen Beziehungen zu Frauen erfahren hatten (jedoch nicht in Bezug auf das explizit sexuelle Material).[11]

Seitdem haben Dutzende von Studien und Literaturrecherchen Hinweise auf relevante Gehirnveränderungen bei Internetporno-Usern gefunden. Die von mir beschriebenen Pioniere hatten jedoch keine formelle Bestätigung. Sie erarbeiteten alles durch den Austausch von Selbstberichten.

Ich habe dieses Buch geschrieben, um eine einfache Zusammenfassung dessen zu geben, was wir jetzt über die Auswirkungen der Pornografie auf die Konsumenten wissen. Dazu recherchierte ich, wie sie sich zu den Erkenntnissen der Neurowissenschaften und der Evolutionsbiologie verhält und wie wir die mit der Pornografie verbundenen Probleme am besten lösen können – sowohl für den Einzelnen als auch insgesamt. Wenn Sie Probleme im Zusammenhang mit Internetpornografie haben, schenken Sie mir ein paar Stunden ungeteilte Aufmerksamkeit. So besteht eine gute Chance, dass ich Ihnen ein Verständnis über Ihren Zustand vermitteln und Ihnen zeigen kann, wie Sie damit umgehen können.

Wie kann ein Mann nun aber erkennen, ob seine schwache sexuelle Leistung mit seinem Pornokonsum zusammenhängt oder stattdessen auf Versagensängsten beruht (die Standard-Diagnose für Männer, die keinerlei organische Probleme unter der Gürtellinie aufweisen)?

1. Gehen Sie zunächst zu einem guten Urologen und schließen Sie jede medizinische Anomalie aus.
2. Masturbieren Sie bei einer Gelegenheit zu Ihrem Lieblingsporno (oder, falls Sie dem Pornokonsum abgeschworen haben, stellen Sie sich einfach vor, wie dies war).
3. Dann masturbieren Sie bei einer anderen Gelegenheit ohne Porno und ohne über Pornos zu fantasieren.

Vergleichen Sie die Qualität Ihrer Erektionen und die Zeit bis zum Höhepunkt (sofern Sie den Höhepunkt erreichen können). Ein gesunder junger Mann sollte keine Schwierigkeiten haben, eine volle Erektion zu erreichen und ohne Pornos oder Pornofantasien bis zum Orgasmus zu masturbieren.

- Wenn Sie bei Nr. 2 eine starke Erektion, aber bei Nr. 3 eine erektile Dysfunktion haben, dann haben Sie wahrscheinlich eine pornoinduzierte erektile Dysfunktion.
- Wenn Nr. 3 vollkommen zutrifft, Sie aber Probleme mit einer echten Partnerin haben, dann haben Sie wahrscheinlich eine angstbedingte erektile Dysfunktion.

- Wenn Sie sowohl bei Nr. 2 als auch bei Nr. 3 Probleme haben, haben Sie möglicherweise eine progressive pornoinduzierte erektile Dysfunktion oder ein Problem unterhalb der Gürtellinie, für das Sie ärztliche Hilfe benötigen.

Ich beginne das Buch mit einem Bericht darüber, wie die Pornosucht zum ersten Mal ein Thema wurde, als eine große Zahl von Menschen dank des Highspeed-Internets einen verbesserten Zugang zu Pornos hatte. Viele Betroffene begannen daraufhin, über die dadurch ausgelösten Probleme zu sprechen. Ich werde aus erster Hand berichten, wie sich das Phänomen entwickelte und welche Symptome die Menschen häufig beschrieben.

Das darauffolgende Kapitel befasst sich mit der aktuellen Neurowissenschaft und ihren Erkenntnissen bezüglich der empfindlichen Appetitmechanismen des Gehirns. Ich fasse einige der jüngsten Forschungsarbeiten über Verhaltensabhängigkeit, sexuelle Konditionierung und warum jugendliche Gehirne angesichts von übernormalen Schlüsselreizen wie den heutigen Pornos besonders anfällig sind, zusammen.

Kapitel drei enthält eine Übersicht über verschiedene vernünftige Ansätze, die Menschen benutzt haben, um sich von ihren Problemen im Zusammenhang mit Pornos zu befreien, sowie über einige Fallstricke, die es zu vermeiden gilt. Ich biete kein festgelegtes Protokoll an. Die Umstände sind bei jedem etwas anders, und es gibt keine Wundermittel. So müssen zum Beispiel Taktiken, die bei Singles gut funktionieren, möglicherweise von jemandem in einer Beziehung angepasst werden. Und jüngere Männer, die eine pornoinduzierte erektile Dysfunktion entwickeln, brauchen manchmal mehr Zeit als ältere Männer. Oftmals sind mehrere unterschiedliche Ansätze gleichzeitig oder nacheinander hilfreich.

Abschließend werde ich untersuchen, warum ein Konsens über die Risiken von Pornos noch in der Zukunft liegt und welche Forschungslinien am vielversprechendsten sind. Schließlich werde ich erörtern, wie die Gesellschaft den Pornokonsumenten helfen kann, fundierte Entscheidungen zu treffen.

Eine letzte Sache, bevor wir beginnen. Ich sage nicht, dass Pornos *generell* ein Problem darstellen. Ich versuche nicht, eine Art moralischer Panik auszulösen oder zu sagen, was in der menschlichen Sexualität „natürlich" ist und was nicht. Wenn Sie das Gefühl haben, dass Sie kein Problem haben, dann werde ich nicht mit Ihnen streiten. Es liegt an jedem von uns, zu entscheiden, was wir über sexuell stimulierende Bilder und die Branche denken, die einen Großteil davon produziert.

Aber wenn Sie das Gefühl haben, dass Pornografie Ihnen oder jemandem, den Sie kennen, schadet, dann lesen Sie weiter. Ich werde mein Bestes tun, um Ihnen zu erklären, welche unerwarteten Auswirkungen Internetpornografie haben kann und was Sie dagegen tun können.

KAPITEL 1

WOMIT HABEN WIR ES ZU TUN?

Es ist nicht die Antwort, die aufklärt, sondern die Frage.

Eugène Ionesco

Die meisten User betrachten Internetpornografie als eine Lösung – gegen Langeweile, sexuelle Frustration, Einsamkeit oder Stress. Vor ungefähr zehn Jahren begannen einige Pornokonsumenten jedoch, verschiedene Probleme mit ihrem Pornokonsum in Verbindung zu bringen. Im Jahr 2012 erzählte ein Mann in einem Online-Forum namens Reddit/NoFap die Geschichte, wie Männer zum ersten Mal herausfanden, womit sie es zu tun hatten (der lautmalerische Begriff „fap" ist amerikanischer Slang für „Masturbation zu Pornos"):

> Um 2008/2009 herum tauchten im Internet Menschen auf, die sich darüber beklagten, dass sie eine erektile Dysfunktion hatten, aber gleichzeitig beim Anschauen verschiedener Grade extremer Pornos mithilfe der guten alten Masturbation eine solide Erektion bekommen konnten. Das Merkwürdige war, dass in einigen Fällen Tausende von Menschen auf diese Forumsbeiträge antworteten und berichteten, genau die gleichen Symptome zu haben. Aufgrund dieser Symptome dachten die Leute nun, sie hätten sich gegenüber echten Frauen desensibilisiert, indem sie sich immer extremere Pornogenres reinzogen und [so] masturbierten, dass keine Vagina der Stimulation gewachsen war. Sie hofften/ahnten, dass diese Desensibilisierung rückgängig gemacht werden

könnte, wenn sie für einen beträchtlichen Zeitraum aufhören würden, sich Pornos anzusehen und dabei zu masturbieren.

Diese Leute dachten, sie wären allein mit ihrem Problem, denn damals standen noch keine Foren zur Verfügung, wie YBOP [www.yourbrainonporn.com], NoFap und Dutzende anderer Foren zu diesem Thema. Die einzigen durchgeknallten Freaks auf dem Planeten, die es nicht mit einer echten Frau aufnehmen können, die aber ekelhafte Pornogenres anmachen. Viele von ihnen waren noch jungfräulich. Andere versagten jahrelang bei echten Frauen, was ihr Selbstvertrauen erschütterte. Sie glaubten, dass sie nie in der Lage sein würden, eine normale, erfüllende Beziehung mit einer Frau zu führen. Und da sie ihrer Meinung nach Missgeburten der Natur waren, sonderten sie sich von der Gesellschaft ab und wurden zu Einsiedlern. [Mit dem Pornokonsum aufzuhören] half, die pornoinduzierte erektile Dysfunktion dieser Männer rückgängig zu machen, und neben einer nun wieder normalen Libido fingen sie an, auch über andere positive Veränderungen zu berichten: Depressionen und soziale Ängste verschwanden, das Selbstvertrauen stieg, sie empfanden ein Gefühl der Erfüllung und fühlten sich auf dem Gipfel der Welt ...

Ich bin einer dieser Typen. Ich hatte mehrere Misserfolge mit Frauen, angefangen in der Mitte der Pubertät. Das war für meine Psyche absolut verheerend. In dieser modernen Welt, in der es kaum einen Werbespot, einen Film, eine Fernsehserie oder eine Unterhaltung ohne sexuelle Anspielungen gibt, wurde ich ständig daran erinnert, dass ich sonderbar war. Ich war als Mann auf einer sehr fundamentalen Ebene ein Versager, und ich schien der Einzige zu sein.

Ein Jahr, bevor ich [mit dem Pornokonsum aufhörte], war ich sogar zu Psychiatern und Psychologen gegangen, die bei mir schwere soziale Angststörungen und Depressionen diagnostizierten und mir Antidepressiva verabreichen wollten, die ich aber ablehnte.

> Als ich herausfand, dass das zentrale Problem meines Lebens, das mich rund um die Uhr beschäftigte, rückgängig gemacht werden konnte, fiel mir ein riesiger Stein vom Herzen. Als ich meine erste Phase des Nicht-Masturbierens hatte (ca. 80 Tage), bemerkte ich ähnliche Superkräfte, wie sie von anderen berichtet wurden. Ist das wirklich so merkwürdig? Das zentrale Problem, das mein Selbstvertrauen zerstörte und dazu führte, dass ich mich auf dem Planeten unter 7 Milliarden Menschen allein fühlte, ließ sich umkehren. Es stellte sich heraus, dass andere dieselbe Erfahrung machten.
>
> Heute, an meinem 109. Tag in Folge, fühle ich mich glücklich, selbstbewusst, sozial, klug, fähig, jede Herausforderung anzunehmen, usw., usw.

Die ersten Personen, die in Online-Foren über Probleme im Zusammenhang mit Pornos berichteten, waren in der Regel Computerprogrammierer und Informationstechnologie-Spezialisten. Sie hatten schon wesentlich früher als alle anderen Zugang zu Highspeed-Internetpornografie – und entwickelten dann uncharakteristische sexuelle Vorlieben, verzögerte Ejakulation oder erektile Dysfunktion (ED) beim Sex. Schließlich erlebten einige sogar während der Nutzung von Pornos eine erektile Dysfunktion. Fast alle waren Ende zwanzig oder älter.

Wie ein solches Forumsmitglied bemerkte, war Internetpornografie *anders*, seltsam unwiderstehlich:

> Bei den Zeitschriften war der Pornokonsum ein paar Mal pro Woche, und ich konnte ihn im Grunde regulieren, weil er nicht wirklich so „speziell" war. Aber als ich in die düstere Welt der Internetpornos eintrat, hatte mein Gehirn etwas gefunden, von dem es einfach immer mehr wollte. In weniger als 6 Monaten hatte ich die Kontrolle verloren. Jahrelange Zeitschriften: keine Probleme. Ein paar Monate Online-Porno: süchtig.

Ein Blick in die Geschichte gibt uns einige Hinweise darauf, warum die heutige Pornografie unerwartete Auswirkungen auf das Gehirn haben könnte. Visuelle Pornografie hielt mit Zeitschriften Einzug in den Massenmarkt, aber die User mussten sich mit statischer Erotik begnügen. Die Neuartigkeit und das Erregungspotenzial jeder Ausgabe verblassten ziemlich schnell. Man musste entweder wieder über die heiße Nachbarin fantasieren oder einen erheblichen, vielleicht umständlichen oder kostspieligen Aufwand betreiben, um an mehr Material heranzukommen. Es gab einige wenige nicht jugendfreie Filme, und manche davon waren große kommerzielle Erfolge. Liebhaber von Hardcore-Filmen konnten in Läden für Erwachsene auch sexuell eindeutige Clips finden. Aber das Angebot war immer noch auf eine Handvoll öffentlicher oder halböffentlicher Orte beschränkt, und die meisten Leute wollten nicht viel Zeit in Pornokinos oder Peepshow-Kabinen verbringen.

Dann kamen Videotheken auf sowie nächtliche Pornos auf den Kabelkanälen. Diese Medien waren anregender als statische Pornos[12, 13] und viel weniger umständlich zugänglich als ein Film im Kino. Doch wie oft konnte sich eine Person dasselbe Video ansehen, bevor es Zeit für einen weiteren Besuch in der Videothek (und eine Pause) war? Die Zuschauer mussten sich oft eine Story mit einem erotischen Aufbau anschauen, bevor sie zu den heißen Sachen kamen. Die meisten Minderjährigen hatten immer noch sehr begrenzten Zugang. Dann wandten sich die Pornobesucher dem Internet zu: privat, billiger, aber meistens Standbilder ... zunächst. Die Leute konnten leichter darauf zugreifen, aber es war langsam. Das Material konnte nicht mit einem Klick konsumiert werden:

> Man musste das Video herunterladen, es dann öffnen und riskieren, sich damit einen Virus aufzuspielen. Manchmal hatte man nicht die richtige Software, sodass man sich erstmal vergewissern musste, dass es wirklich das war, was man sehen wollte, bevor man es herunterlud und „genoss". Eine andere Variante war: Man ging auf eine bestimmte Website, deren Inhalt einem gefiel, schaute sich die ein oder zwei neuen Videos an und beließ es dabei.

All das sollte sich ändern. Im Jahr 2006 brachte das Highspeed-Internet eine ganz neue Kreatur hervor: Galerien mit kurzen Pornoclips der heißesten Minuten eines endlosen Angebots an Streaming-Hardcore-Videos. Sie werden „Tube Sites" genannt, da sie wie YouTube Videos streamen. Die Welt des Pornos war nie wieder dieselbe. Die User beschreiben diese Transformation folgendermaßen:

> Ich habe mir jahrelang (weit über ein Jahrzehnt) Bilder angesehen und von Zeit zu Zeit auch Videoclips. Aber als die Tube Sites zu meiner alltäglichen Gewohnheit wurden, entwickelte ich kurz darauf ED-Probleme. Ich glaube, die Tube Sites mit ihren endlosen, sofort zugänglichen Clips haben mein Gehirn überlastet.

* * *

> Auf einer Tube Site beschleunigt man direkt von 0 auf 100. Erregung ist dort kein langsamer, entspannter, aufreizender Spannungsaufbau. Sie geht direkt bis zum vollen Orgasmus. Da die Clips auf den Tube Sites so kurz sind, klickt man aus verschiedenen Gründen VIEL häufiger auf neue Clips: Ein Clip ist viel zu kurz, um eine Erregung aufzubauen; man weiß nicht, was in dem Clip sein wird, bis man ihn sich ansieht; endlose Neugier, usw.

* * *

> Ich kann mich voll und ganz damit identifizieren, „10 Videos auf einmal ansehen zu wollen, die gleichzeitig gestreamt werden ...". Es ist erstaunlich, das von jemand anderem zu hören. Es ist wie diese Reizüberflutung oder das Horten von Sachen oder sich einfach mit seinem Lieblings-Junkfood vollzustopfen.

* * *

Tube Sites, besonders die großen, sind das Kokain der Internetpornografie. Es gibt so viele davon und so viele neue Inhalte jeden Tag, jede Stunde, alle 10 Minuten, dass ich immer neue Anregungen finden konnte.

* * *

Jetzt mit Highspeed, sogar bei Smartphones, hat es mich dazu gebracht, ständig mehr und mehr und in höherer Auflösung anzuschauen. Manchmal wird es zu einer ganztägigen Angelegenheit auf der Suche nach dem perfekten Ende. Es befriedigt niemals. Das Gehirn sagt immer „Ich brauche mehr" ... so eine Lüge.

* * *

Bevor ich herausfand, dass ich ED hatte, habe ich zwanghaft zu Compilation-Videos mastubiert, die jeweils aus den heißesten Sekunden von Dutzenden von Hardcore-Videos bestehen.

* * *

Highspeed-Pornos haben alles verändert. Ich begann, mehr als einmal am Tag zu masturbieren. Wenn ich keine Lust zum Masturbieren hatte, sondern Stress abbauen oder einschlafen wollte, halfen mir Pornos, erregt zu werden. Ich habe mir vor dem Sex mit meiner Frau Pornos angesehen, weil sie mich einfach nicht mehr stimulieren konnte. Die verzögerte Ejakulation war ein großes Problem: Ich konnte beim Oralsex nicht mehr zum Orgasmus kommen, und ich hatte manchmal Schwierigkeiten mit dem Orgasmus in der Vagina.

Tief in einem primitiven Teil des Gehirns wird das Surfen auf Tube Sites aufgrund all der sexuellen Neuheiten als wirklich wertvoll registriert. Die zusätzliche Erregung stärkt die neuronalen Netze, die den Konsumenten dazu drängen, immer wieder nach Pornos zu suchen. Die eigenen sexuellen Fantasien verblassen im Vergleich dazu. Interessanterweise bestätigt die Forschung, dass die Probleme der User am engsten mit Faktoren wie der Anzahl der geöffneten Bildschirme (Vielfalt) und dem Grad der Erregung (d. h. Anzeichen von Sucht) korrelieren, nicht mit der Zeit, die man mit dem Ansehen von Online-Pornos verbringt.[14]

Ein weiteres Risiko des heutigen Online-Porno-Buffets ist der Überkonsum. Sherry Pagoto, Professorin an der Medizinischen Fakultät der Universität von Massachusetts, schreibt dazu:

> Studien zum Appetit zeigen, dass Vielfalt stark mit übermäßigem Konsum verbunden ist. An einem Buffet wird man mehr essen, als wenn nur Hackbraten auf dem Tisch steht. In keinem der beiden Szenarien wird man hungrig gehen, aber in einem wird man mit Reue gehen. Mit anderen Worten, [wenn man den übermäßigen Konsum und seine Probleme umgehen will,] sollte man die Buffets des Lebens vermeiden.[15]

Es ist auch erwähnenswert, dass Videos die Vorstellungskraft auf eine Weise ersetzen, wie dies bei Standbildern nicht der Fall ist. Strikt unserer Vorstellungskraft überlassen, neigten wir Menschen einst dazu, in unseren sexuellen Fantasien die Hauptrolle zu übernehmen und nicht die passive Rolle des bloßen Voyeurs wie beim Ansehen von Videos. Einige der Menschen, die sehr jung mit dem regelmäßigen Pornokonsum beginnen, machen jedoch andere Erfahrungen:

> „Befremdlich" ist das Wort, das ich verwenden würde, um zu beschreiben, wie es sich anfühlte, als ich versuchte, Sex mit echten Frauen zu haben. Es fühlte sich für mich künstlich und fremd an. Es ist, als hätte ich mich so darauf konditioniert, vor einem Bildschirm zu sitzen und zu masturbieren, dass mein Verstand das als normalen Sex ansieht und nicht als echten, tatsächlichen Sex.

Beim echten Sex sind die Zuschauer in der Regel nicht in der Position eines Voyeurs, geschweige denn eines Voyeurs eines bestimmten Körperteils oder eines ganz bestimmten Fetischs – was für viele von ihnen jahrelang das war, was sie sich angesehen haben, bevor sie sich mit einem Partner verbanden.

DER ELEFANT IM RAUM

Ende 2010 schlug mir meine Frau vor, eine Online-Ressource zu diesem neuen Phänomen einzurichten. Sie begründete dies damit, dass ihr Forum über sexuelle Beziehungen regelrecht von Männern überrannt worden war, die nach Anhaltspunkten für ihre pornobezogenen Probleme suchten: Verlust der Anziehungskraft zu echten Partnerinnen, verzögerte Ejakulation oder völlige Unfähigkeit zum Orgasmus beim Sex, sogar ungewohnte vorzeitige Ejakulation und alarmierende neue sexuelle Vorlieben, die durch Pornofetische entstanden. Sie war der Meinung, dass sie eine spezielle Website brauchten, auf der sie die Selbstberichte anderer Betroffener lesen und sich über die neue Forschung zu Internetsucht, sexueller Konditionierung und Neuroplastizität auf dem Laufenden halten konnten. Daraus entstand die Website *Your Brain On Porn (YBOP)*.

Neugierig, wer auf die neue Ressource verlinkt war, begann ich damit, dies zu tracken. Ich war erstaunt. Links zu der neuen Website tauchten in Threads im gesamten Web auf, oft in anderen Sprachen. Weltweit suchten die Männer nach Antworten. Gegenwärtig hat YBOP bis zu 20.000 Besucher pro Tag. Es entstehen permanent Foren für Leute, die ihren Pornokonsum beenden möchten. Das größte und älteste englischsprachige Forum ist Reddit/NoFap (2011), das mehr als eine Viertelmillion Mitglieder zählt. Reddit/PornFree hat über 30.000 Mitglieder. Bei NoFap.com sind weit über 100.000 Fapstronauten versammelt, bei RebootNation.org sind es etwa 11.000 und bei YourBrainRebalanced fast 20.000. Dasselbe Phänomen tritt auch international auf. In China zum Beispiel haben derzeit drei solcher Foren zusammen dreieinhalb Millionen Mitglieder, die damit kämpfen, sich von den Auswirkungen von Internetpornografie zu erholen.[16] Im deutschsprachigen Raum versammeln sich Betroffene beispielsweise auf der Plattform porno-sucht.com.

Wo immer sich Männer versammelten, konnte man feststellen, dass sie über die Auswirkungen von Pornos diskutierten. Die Threads, die manchmal Tausende von Beiträgen lang waren, erschienen auf Websites für Bodybuilder, „Pick-up-Artists", Alumni-Seiten von Universitäten, bei Personen, die ärztlichen Rat suchten, Autoliebhabern, Sportfans, Freizeit-Drogenkonsumenten und sogar Gitarristen!

Die meisten Männer konnten erst Monate, nachdem sie aufgehört hatten, glauben, dass Pornografie ihre Symptome verursacht hatte:

> Nach Jahren der Pornonutzung hatte ich Probleme mit Erektionen. Es war seit ein paar Jahren immer schlimmer geworden. Ich brauchte immer mehr Arten von Pornostimulation. Ich war wirklich besorgt, aber die Angst drängte mich nur tiefer in extremere Pornos. Je mehr ich jetzt auf Pornos, Masturbation, Fantasie und Orgasmus verzichte, desto schwieriger wird es, keine Erektion zu bekommen. LOL. Keine ED-Probleme oder schwache Ejakulationen, wie ich sie noch vor einigen Monaten hatte. Ich bin geheilt.

Selbst nachdem sie aufgehört und Verbesserungen festgestellt hatten, waren viele immer noch skeptisch. Sie kehrten zum Internetporno zurück – nur um festzustellen, dass ihre Probleme allmählich (oder schnell) wieder auftraten. Und obwohl anonyme Online-Foren brummten, wollte zunächst niemand öffentlich darüber sprechen:

> Junge Leute gehen nicht zu Ärzten, um über ED zu sprechen. Pornoinduzierte ED und Pornosucht sind unser persönliches Geheimnis. Wir sind zu ängstlich, beschämt, verwirrt und wü-

> tend, um ein Bewusstsein für diese Probleme zu schaffen. Wir verstecken uns im Schatten, weil wir alle nicht wollen, dass man überhaupt weiß, dass es uns gibt. Deshalb ist unsere Existenz kaum bekannt.

Für einige löste der Verzicht auf den Pornokonsum beunruhigende, unerwartete Entzugserscheinungen aus:

> Damit habe ich es zu tun: Reizbarkeit, Müdigkeit, Unfähigkeit zu schlafen (selbst Schlafmittel helfen nicht viel), Zittrigkeit, Konzentrationsschwäche, Kurzatmigkeit und Depression.

* * *

> Ich habe in meinem Leben mit einigen Süchten gekämpft, von Nikotin bis Alkohol und anderen Substanzen. Ich habe sie alle überwunden, und dies war bei Weitem die schwierigste. Starkes Verlangen, verrückte Gedanken, Schlaflosigkeit, Gefühle der Hoffnungslosigkeit, der Verzweiflung und der Wertlosigkeit und viele andere negative Dinge gehörten zu dem, was ich bei dieser Pornosache durchgemacht habe. Es ist eine böse, schreckliche Sache, mit der ich nie wieder in meinem Leben zu tun haben werde – nie wieder.

Wenn man nicht weiß, dass solche Symptome mit dem Ausstieg aus der Sucht und der Genesung zusammenhängen, dann aber feststellt, dass die Rückkehr zum Porno diese Symptome lindert, dann ist man stark motiviert, weiterhin Pornos zu konsumieren. Auf die Hürde der Entzugssymptome werde ich im Kapitel über Genesung noch einmal zurückkommen.

Am alarmierendsten dabei ist, dass diejenigen mit erektiler Dysfunktion, die den Pornokonsum eingestellt hatten, oft über einen vorübergehenden, aber absoluten Verlust der Libido und ungewöhnlich leblose Genitalien berichteten. Sogar Männer ohne ED erlebten manchmal einen vorübergehenden Libidoverlust und leichte sexuelle Funktionsstörungen, kurz nachdem sie aufgehört hatten:

> Ich habe absolut keinen Sexualtrieb. Keine spontanen Erektionen. Es ist ein sehr merkwürdiges Gefühl, wenn man eine schöne Frau ansieht und im Kopf ganz normale Gedanken hat wie „Wow, sie ist wunderschön. Ich würde sie gerne kennenlernen" und dann trotzdem keine sexuellen Gedanken oder Absichten hat. Es ist eine sehr seltsame und für mich ziemlich beängstigende Erfahrung. Es ist, als ob man kastriert worden wäre.

Männer, die nicht vor dieser „Nulllinie“ gewarnt worden waren, begaben sich häufig aus Angst vor permanenter Impotenz zurück in den Cyberspace, um zu versuchen, ihre Männlichkeit zu retten. Die Eskalation zu extremeren Pornos, selbst mit einem teilweise erschlafften Penis, schien ein geringer Preis dafür zu sein, den vollständigen Verlust der Libido einzudämmen. Und der Konsum von Pornos war allem Anschein nach das Heilmittel. Viele waren jedoch entsetzt, als sie feststellten, dass sie den Stillstand nicht durch eine Rückkehr zu den Pornos aufheben konnten. Sie mussten warten, bis ihre Libido auf natürliche Weise zurückkehrte – was manchmal Monate dauerte. Interessanterweise zeigen männliche Ratten, die bis zur sexuellen Erschöpfung kopulieren, ebenfalls Anzeichen einer Mini-Nulllinie,[17] bevor ihre Libido zurückkehrt. Ist die pornoinduzierte Nulllinie biologisch bedingt? Forscher untersuchen Ratten, weil deren primitive Gehirnstrukturen unseren überraschend ähnlich sind. Wie der Molekularbiologe für Entwicklungsforschung Dr. John J. Medina sagt, „fungiert die Tierforschung als eine Art ‚Leitlicht‘ für die Forschung am Menschen und beleuchtet biologische Prozesse“.[18] Mit anderen Worten: Forscher untersuchen Ratten nicht, um ihnen bei ihren Süchten, Erektionen und Stimmungsstörungen zu helfen.

Glücklicherweise zogen die meisten Männer, wenn sie vor der Möglichkeit eines vorübergehenden Stillstands gewarnt worden waren, diesen mit relativem Gleichmut durch:

> Über meine Nulllinie: Wenn Leute sagen, sie hätten das Gefühl, ihr Schwanz sei tot, dann übertreiben sie nicht. Er fühlt sich buchstäblich leblos an. Es ist wie eine Last, ihn mit sich herumtragen zu müssen.

Als die Tube Sites immer beliebter und zugänglicher wurden, erlebten wir eine Flut von jüngeren Männern Anfang zwanzig und späten Teenagern mit den gleichen sexuellen Funktionsstörungen wie die älteren Besucher. Sie stellten rasch die Mehrheit der Besucher der Websites dar, auf denen sich Männer über sexuelle Funktionsstörungen beschwerten, die sie als pornoinduzierte sexuelle Funktionsstörungen verstanden.

DAS ANDERE PORNOEXPERIMENT

Ab 2011 begannen einige Männer Anfang zwanzig damit, Online-Foren einzurichten, in der Hoffnung, pornobezogene Probleme rückgängig zu machen. Diese Foren widmeten sich ausschließlich dem Experimentieren mit dem Verzicht auf Internetpornografie. Häufig stellten die Forenmitglieder fest, dass es half, auch das Masturbieren vorübergehend einzustellen. Tatsächlich waren viele nicht in der Lage, ohne Pornos zu masturbieren – zumindest zu Beginn des Prozesses. Ihr Ziel war es, ihrem Gehirn eine Pause von der chronischen Überstimulation durch Internet-Erotik zu verschaffen. Sie nannten ihren Ansatz „Neustart“.

Das bekannteste englischsprachige Forum ist Reddit/NoFap. Andere beliebte englischsprachige Foren sind Reboot Nation, Reddit/PornoFree, YourBrainRebalanced und NoFap.com.[19] Deutschsprachige

Betroffene treffen sich zum Beispiel in dem Forum porno-sucht.com. Frauen sind in all diesen Foren willkommen, und ihre Zahl wächst. Sie haben sogar Reddit/NoFapWomen gegründet. Ich habe einige dieser Foren seit ihrer Gründung beobachtet, weil die Mitglieder häufig mit YBOP verlinkt sind.

Diese Graswurzelbewegung blieb weitgehend unter dem Radar der Mainstream-Presse, zumindest bis das *Time Magazine* 2016 die Titelgeschichte „Pornos und die Bedrohung der Männlichkeit" veröffentlichte. Tausende von Menschen auf der ganzen Welt haben inzwischen das bahnbrechende Experiment unternommen, auf künstliche sexuelle Stimulation im Internet zu verzichten (Internetpornografie, Webcam-Begegnungen, erotische Literatur, Escort-Agenturen usw.). Viele haben ihre Ergebnisse über einen Zeitraum von Monaten auf den Foren geteilt.

Dieses riesige Experiment wurde ohne Kontrollen oder Doppelblindprotokolle durchgeführt (solche Studien wären unmöglich, weil die Wissenschaftler einige Teilnehmer bitten müssten, nicht mehr zu Pornos zu masturbieren, was die Leute – ob Forscher oder Versuchspersonen – bemerken). Es ist das einzige mir bekannte groß angelegte Experiment, das die Variable des Pornokonsums entfernt und die Vorgeschichte mit den späteren Ergebnissen vergleicht.

Offensichtlich werden die „Probanden" nicht zufällig ausgewählt. Es sind Menschen, die mit dem Verzicht auf Pornografie experimentieren wollen. Außerdem handelt es sich bei der überwiegenden Mehrheit um Digital Natives und nicht um einen Querschnitt der Allgemeinbevölkerung. Obwohl die Mitgliedschaft in diesen Porno-Challenge-Foren seit dem Start des ersten Forums im Jahr 2011 stark angestiegen ist, geben sie in keiner Altersgruppe den genauen Prozentsatz der Personen mit pornobezogenen Problemen an.

Skeptiker behaupten manchmal, dass Menschen, die mit dem Verzicht auf Pornokonsum experimentieren, aus religiösen Gründen motiviert sein müssten. Dennoch sind alle oben genannten Foren weltlich. Das größte dieser neuen Foren, und gemessen am Durchschnittsalter wahrscheinlich das jüngste, führte vor ein paar Jahren eine Selbstbefragung durch. Nur 7 % der User waren aus religiösen Gründen beigetreten.[20]

Die Informationen, die diese Online-Foren und Threads generieren, sind anekdotisch, aber es wäre ein Fehler, sie ohne weitere Untersuchungen zu verwerfen. Denn die Menschen, die mit Pornos aufhören und daraufhin Verbesserungen feststellen, sind überraschend vielfältig. Sie kommen aus unterschiedlichen Hintergründen, Kulturen und Religionszugehörigkeiten; manche nehmen psychotrope Medikamente ein; einige sind in Beziehungen; manche rauchen und nehmen Freizeitdrogen; andere sind Bodybuilder; ihr Alter deckt ein breites Spektrum ab und so weiter.

STUDIEN ZUR EINSCHRÄNKUNG DES PORNOKONSUMS

Ein Grund für den Wert dieses massiven informellen Experiments liegt darin, dass seine Probanden im Allgemeinen die Variable des Internetpornokonsums entfernen. Nur eine Handvoll formaler Studien und Fallberichte haben die Teilnehmer dazu aufgefordert, und alle berichten von signifikanten Unterschieden.[21]

Die meisten formellen Pornostudien sind korrelierend. Sie können uns vielleicht interessante Dinge darüber sagen, welche Effekte mit dem Pornokonsum verbunden sind, aber sie können nicht nachweisen, welcher verwandte Faktor einen anderen verursacht (oder ob ein Effekt bidirektional ist, d. h. ob derselbe Faktor, z. B. Depression, bei einigen aus einem Verhalten resultiert und bei anderen gefördert wird). Bei den Auswirkungen von Internetpornos ist es von entscheidender Bedeutung, die Kausalität nachzuweisen.

Warum ist das wichtig? Es spielt deswegen eine Rolle, weil ein Pornokonsument, dessen Symptome das Ergebnis des Pornokonsums sind, nur dann geheilt werden kann, wenn er den Konsum aufgibt. Psychologen und Psychiater gehen in der Regel davon aus, dass bestimmte Symptome auf zugrundeliegende Pathologien hindeuten und problematischer Überkonsum einer Substanz oder eines Verhaltens daher eine *Folge* dieser Störungen ist. Nur wenige Gesundheitsdienstleister bedenken, dass ein Übergebrauch des Internets diese Symptome verschlimmern oder sogar *reversible* Symptome hervorrufen kann, die lediglich denen der zugrundeliegenden Störungen ähneln (wie z. B. soziale Angst, Depression, Apathie, schwere Konzentrationsprobleme oder Leistungsangst). Sie laufen Gefahr, Patienten fälschlicherweise mit zugrundeliegenden psychischen Störungen zu diagnostizieren und ihnen Medikamente zu verschreiben, die ihre Symptome bestenfalls vorübergehend maskieren. Doch Medikamente haben oft Nebenwirkungen, sodass sich ohne deren Verordnung viel Leid vermeiden ließe, wenn Gesundheitsdienstleister den Pornokonsum als Ursache für die Symptome ausmachen würden. Es gilt zu erkennen, dass Patienten einfach nur auf den Gebrauch von Pornos verzichten müssen, um ihre Symptome zu beheben.

Das ist auch deshalb wichtig, weil Eltern und Politiker nur dann fundierte Entscheidungen darüber treffen können, wer in welchem Alter Zugang zu Internetpornografie erhält, wenn die Ursache richtig verstanden wird. Dies ist schwierig, weil die akademische Forschung extrem langsam agiert (und sich sogar noch langsamer selbst korrigiert, wenn sie vom Kurs abweicht). Im Gegensatz dazu entwickelt sich das Phänomen der heutigen Pornografie blitzschnell und kann zu einer Vielzahl von Effekten beitragen. Im letzten Jahrzehnt hat sich die Technologie zur Bereitstellung von Pornos so schnell verändert, dass das Risiko für die User steigt (z. B. Streaming-Pornografie, Smartphone-Zugang für Jugendliche und jetzt auch Virtual-Reality-Pornografie). Dies führt dazu, dass zum Zeitpunkt der Veröffentlichung einer Studie deren Ergebnisse längst veraltet sein können. Selbst gut konzipierte Forschungen veralten schnell, und dennoch haben Akademiker kaum eine andere Wahl, als sich in der nachfolgenden Forschung auf überholte Annahmen zu stützen. Die politischen Entscheidungsträger tun dasselbe. In dem Maße, in dem die Forschung hinter der Realität zurückbleibt, kann sie auch zu schlechten Entscheidungen beitragen.

Aus all diesen Gründen ist eine Forschung, die unterscheidet, wie die Kausalität verläuft, von entscheidender Bedeutung. Die praktischste Möglichkeit, wie die tatsächlichen Auswirkungen von Pornos auf die Konsumenten aufgedeckt werden können, bietet ein Forschungsdesign, bei dem die Studienteilnehmer den Pornokonsum für einen längeren Zeitraum *aufgeben* und die Forscher alle Veränderungen messen. Es kann Monate oder sogar ein paar Jahre dauern, bis junge Männer die vollen Vorteile des Pornoverzichts erfahren, aber die meisten erleben ziemlich schnell grundlegende Verbesserungen. Diejenigen, die das nicht tun, haben möglicherweise tieferliegende Störungen.

FORSCHUNGSERGEBNISSE ZUM VERZICHT AUF DEN PORNOKONSUM

Angesichts der Bedeutung von wissenschaftlicher Forschung zu den Auswirkungen von Pornokonsum/Pornoverzicht ist es bedauerlich, dass sich nur sechs Studien in akademischen Zeitschriften diesem Thema samt seiner Folgen gewidmet haben. Diese Studien berichteten alle über signifikante Veränderungen.

Im Jahr 2015 brachten Forscher den Pornokonsum mit einer verminderten Fähigkeit, die Befriedigung zu verzögern, in Zusammenhang. Sie hatten Pornokonsumenten vor und nach einem Zeitraum von 30 Tagen untersuchten. Als nächstes teilten sie die Teilnehmer in zwei Gruppen ein. Die eine Hälfte sollte auf ihr Lieblingsessen und die andere Hälfte auf Pornos verzichten. Die Pornoabstinenzler schnitten bei der Fähigkeit, die Befriedigung hinauszuzögern, besser ab. Die Forscher kamen zu folgendem Schluss: „Das Ergebnis deutet darauf hin, dass Internetpornografie eine sexuelle Belohnung ist, die anders als andere natürliche Belohnungen dazu beiträgt, die Befriedigung hinauszuzögern. Es ist daher wichtig, Pornografie als einen einzigartigen Anreiz in Belohnungs-, Impulsivitäts- und Suchtstudien zu behandeln und dies sowohl in der individuellen als auch in der relationalen Behandlung entsprechend anzuwenden".[22]

Eine Studie aus dem Jahr 2012 ergab, dass Teilnehmer, die drei Wochen lang versuchten, auf Pornokonsum zu verzichten, über ein höheres Maß an Beziehungsbereitschaft berichteten.[23] Diese beiden Studien zeigen, dass selbst bei Personen, die *nicht* süchtig sind und sich lediglich drei Wochen lang enthalten, signifikante Veränderungen auftreten.

In einer israelischen Fallstudie suchte ein Mann, der unter ungewöhnlich niedrigem Verlangen nach Partnersex sowie unter Fetischen und Anorgasmie litt, nach einer Behandlung. Die sexuelle Intervention erforderte eine sechswöchige Abstinenz von Pornos und Masturbation. Nach 8 Monaten berichtete der Mann über gesteigertes sexuelles Verlangen, erfolgreichen Sex und Orgasmen sowie über „gute Sexualpraktiken".[24]

Eine 2016 von Ärzten der US-Navy mitverfasste Literaturauswertung über pornobedingte sexuelle Probleme umfasste drei klinische Berichte von Männern, die pornoinduzierte sexuelle Funktionsstörungen entwickelt hatten.[25] Zwei der drei Männer heilten diese Störungen, indem sie auf den Pornokonsum verzichteten. Der dritte Mann war nicht in der Lage, seinen Pornokonsum zu unterbinden.

Im Jahr 2016 berichtete ein französischer Psychiater über seine klinischen Erfahrungen mit 35 Männern, die im Zusammenhang mit ihrem gewohnheitsmäßigen Pornokonsum erektile Dysfunktion und/oder Anorgasmie entwickelt hatten.[26] Sein therapeutischer Ansatz beinhaltete, dass die Männer die mit ihrem Pornokonsum verbundenen Masturbationsgewohnheiten „verlernen" sollten. Die sexuellen Funktionsstörungen gingen bei 19 der 35 Patienten zurück, und diese Männer waren danach in der Lage, eine befriedigende sexuelle Aktivität auszuüben. 3 Patienten machten weitere Fortschritte, während 13 Patienten aufgaben. Es gibt auch eine britische Arbeit, in der ein junger, männlicher Proband beschrieben wird, der sich von einer verzögerten Ejakulation erholte, nachdem er den Pornokonsum eingestellt hatte.[27]

Schließlich berichtete 2016 ein europäischer Forscher über die vorläufigen Ergebnisse einer bahnbrechenden Untersuchung zu den Auswirkungen einer Abstinenzphase von Pornos und Masturbation durch die NoFap-Fapstronauten.[28] Die Ergebnisse legen nahe, dass Enthaltsamkeit

1. die Fähigkeit erhöht, Belohnungen hinauszuzögern,
2. die Menschen risikofreudiger macht,
3. die Menschen altruistischer macht und
4. die Menschen extrovertierter, gewissenhafter und weniger neurotisch macht.

Zusammen mit den Tausenden von Selbstberichten über die Genesung in Online-Foren zeigen diese Studien, wie wichtig es ist, Forschungsdesigns zu konzipieren, die die Variable „Nutzung von Internetpornografie" isolieren, um die realen Auswirkungen auf die User zu demonstrieren.

FORSCHUNGSSCHWIERIGKEITEN UND DEREN KONSEQUENZEN

Die Wissenschaft hat die Öffentlichkeit nur zögerlich darüber informiert, dass einige Bevölkerungsgruppen in Bezug auf Pornoprobleme stärker gefährdet sind.[29] Dazu gehören Jugendliche, männliche „Digital Natives" und alleinstehende Pornokonsumenten. Zu oft berichten Wissenschaftler über Statistiken zu Sucht und sexuellen Funktionsstörungen für die gesamte Bevölkerung eines Landes. Oder wenn sie spezifische Altersgruppen untersuchen, beziehen sie Frauen in die erfassten Werte mit ein.

Zum Beispiel berichtete eine seltene Suchtratenstudie aus dem Jahr 2017, dass in einer Hochschulpopulation 10,3 % der Probanden in den klinischen Bereich der Cybersex-Abhängigkeit fielen. Man muss jedoch das Kleingedruckte lesen, um zu erfahren, dass fast *jeder fünfte* (19 %) der Männer im College-Alter süchtig war, während weniger als *eine von zwanzig* (4 %) der Frauen süchtig war.[30] Sicherlich ist es angebracht, die Auswirkungen auf alle User zu untersuchen, aber die Gruppenberichte verschleiern das Ausmaß der pornografischen Probleme bei den männlichen Digital Natives, die am stärksten gefährdet sind.

Forscher, die männliche Pornokonsumenten befragten, ermittelten Raten der Pornosucht von rund 28 %.[31, 32] Dennoch sind diese Studien und die im vorigen Absatz erwähnte in der Mainstream-Presse praktisch unbekannt. Infolgedessen stellen Personen, die seit der Pubertät intensiv Pornos konsumieren, den Zusammenhang zwischen ihrem Pornokonsum und Symptomen wie sozialen Ängsten, Depressionen oder schwachen Erektionen erst dann her, wenn sie mit dem Konsum aufhören. Unabhängig davon, wie schlecht es ihnen geht, wird allgemein angenommen, dass Pornografie ein Mittel zum Wohlfühlen ist – eher eine Lösung als eine Quelle von Problemen. Tatsächlich ist es trotz des Mangels an überzeugenden Beweisen eine weit verbreitete Meinung, dass häufiges Masturbieren (heutzutage pornografisch unterstützt) eine todsichere Vorbeugung gegen Prostatakrebs ist.[33]

All dies bedeutet, dass es wenig Sinn macht, wenn Forscher die Testpersonen fragen, ob ihr Pornokonsum ihre Symptome verursacht hat. Die meisten haben davon keine Ahnung. Wenn sie beispielsweise nicht versucht haben, Sex mit Partnern zu haben, sind sich selbst diejenigen mit beginnenden pornoinduzierten sexuellen Funktionsstörungen dieser möglicherweise nicht bewusst. Die meisten männlichen Jungfrauen schaffen es, mithilfe von Pornos bis zum Höhepunkt zu masturbieren und gehen natürlich davon aus, dass sie im Bett enorm gut wären.

Pornokonsumenten haben wenig Grund zu der Annahme, dass Pornos ihre Symptome verursachen können. Stattdessen hat die Gesellschaft ihre Probleme in nette, kleine Schubladen gesteckt, die der Überbeanspruchung des Internets nicht Rechnung tragen. Bei den heutigen Pornokonsumenten werden häufig soziale Ängste, geringes Selbstwertgefühl, Konzentrationsprobleme, Motivationsmangel, Depressionen und andere Zustände diagnostiziert und behandelt. Man kann sogar sagen, dass ihr Problem definitiv die Leistungsangst ist, wenn sie ohne Pornos nicht in der Lage sind, allein eine Erektion oder einen Höhepunkt zu erreichen.

Manche dieser Männer leiden leise an der Panik, dass sich ihre sexuelle Orientierung auf mysteriöse Weise verändert hat oder dass sie unter Perversionen leiden. Diese Gefühle entstehen, wenn sie letztendlich nur zu illegalen oder beunruhigenden Fetischpornos kommen können. Andere wiederum befürchten, dass sie aufgrund ihrer sexuellen Funktionsstörungen niemals Geschlechtsverkehr haben und damit Intimität erfahren werden. Ich möchte hier keine Angst verbreiten, aber ich habe viel zu viele Genesungsberichte gelesen, in denen frühere Selbstmordgedanken erwähnt werden. Forschungen an der Universität Oxford kamen in dieser Hinsicht zu dem beunruhigenden Ergebnis, dass eine mittlere oder schwere Internetabhängigkeit mit einem erhöhten Risiko für Selbstverletzungen verbunden ist.[34] Dazu im Folgenden die Berichte von drei Männern:

> Ich habe wegen dieser Probleme mein ganzes Leben lang ernsthaft über Selbstmord nachgedacht, aber ich kam irgendwie damit zurecht. Dann fand ich heraus, dass Pornos das Problem sind. 115 Tage später habe ich mich endlich von den Ketten befreit. Es ist immer noch hart, aber ich weiß, dass ich am nächsten Tag mit meiner schönen Freundin Sex haben kann, wenn ich den Pornos fernbleibe.

* * *

> Der Verzicht auf Pornos macht wirklich einen Unterschied! Ich dachte, es sei unmöglich, den Pornokonsum einzustellen. Das ging bei mir so weit, dass ich Kastration und Selbstmord in Erwägung gezogen habe. Es gibt eine Sache, die ich eigentlich nicht wusste und die mir geholfen hat: Leute, die sich „transse-

xuelle" Pornos ansehen, tun es wegen all der Stimulation, und sogar die Produzenten geben zu, dass sie diesen Fetisch für ein heterosexuelles Publikum kreieren. Meine Befürchtungen, bi/schwul zu sein, waren eher eine optische/psychologische Illusion.

* * *

Als Kind war ich sehr sportlich, klug und kontaktfreudig. Ich war immer glücklich und hatte eine Million Freunde. Das alles änderte sich, als ich ungefähr 11 war, als ich das Filesharing-Programm KaZaA herunterlud und mir alle erdenklichen Arten von Pornos ansah (Domina, Tiere, Amputierte usw.). Ich bekam schwere Depressionen und Angstzustände. Die nächsten 15 Jahre meines Lebens war ich völlig unglücklich. Ich war unglaublich unsozial. Ich habe mit niemandem gesprochen und saß allein beim Mittagessen. Ich habe alle gehasst. Ich habe alle Sportarten, die ich gespielt habe, aufgegeben, obwohl ich in allen an der Spitze stand. Meine Noten sanken auf unterirdische Werte. So sehr ich es jetzt auch hasse, darüber nachzudenken, hatte ich sogar angefangen, meinen eigenen Ausstieg aus dieser Welt durch einen Amoklauf im „Columbine-Stil" zu planen.

Wenn Konsumenten aufgehört haben, Pornos zu benutzen, sind die Vorteile, von denen sie berichten, oft erstaunlich. Indirekt deuten ihre Erfahrungen darauf hin, dass einige Gehirne durch die heutigen überstimulierenden Highspeed-Pornos stark beeinträchtigt werden. Wie wir sehen werden, beginnt die formelle Forschung nun, ihre Berichte zu bestätigen, auch wenn die kausale Richtung noch diskutiert wird. Es zeigen sich Zusammenhänge zwischen Pornokonsum oder problematischem Pornokonsum und vielen Phänomenen, die regelmäßig in den Foren auftreten, wie Depressionen, Angst, Stress, soziale Ängste, Aufmerksamkeitsprobleme, Verlust der Anziehungskraft auf reale Menschen, sexuelle Funktionsstörungen, sexuelle Unzufriedenheit und Beziehungsunzufriedenheit, veränderte sexuelle Vorlieben und Konsum von immer extremerem Material.

Die Aussagen von Betroffenen aus diesen Foren weltweit belegen, dass das Einstellen des Pornokonsums tiefgreifende Auswirkungen hat. Daher sollte der Schwerpunkt auf weiteren Forschungsarbeiten liegen, die die Mechanismen des tatsächlichen Geschehens beleuchten. Die Forschung könnte auch dazu beitragen, Porno-Betroffene von Menschen mit anderen Störungen zu unterscheiden, beispielsweise von solchen, die von Kindheitstraumata und Bindungsproblemen herrühren. Es versteht sich von selbst, dass nicht alle Probleme auf die Nutzung von Internetpornos zurückgeführt werden können. Ebenso ist klar, dass eine Anziehungskraft auf Transgender, ein Interesse daran, dominiert zu werden, und eine ganze Reihe anderer Dinge Teil einer dauerhaften und glücklichen sexuellen Identität sein können. Das Problem liegt in den Auswirkungen von Pornografie auf das Gehirn, nicht in einem bestimmten Aspekt der bunten Vielfalt der Menschen in Sachen der sexuellen Lust.

HÄUFIGE SYMPTOME

Die meisten frühen Versuche, den Konsum von Internetpornografie einzustellen, waren verzweifelte Unternehmungen, um die sich verschlechternde sexuelle Funktion umzukehren. Heute machen viele Menschen das Experiment, weil sie dadurch eine ganze Reihe von Vorteilen erzielen. In diesem Abschnitt finden Sie einige Selbstberichte, in denen die Verbesserungen nach dem Einstellen des Pornokonsums beschrieben werden, aufgeschlüsselt nach Kategorien. Viele User sehen jedoch eine Vielzahl unterschiedlicher Verbesserungen. Zum Beispiel schrieb dieser Ex-Konsument:

Verbesserungen seit dem Beenden des Konsums:

- Soziale Ängste haben sich drastisch verbessert – einschließlich Selbstvertrauen, Blickkontakt, Kontaktfähigkeit, Gelassenheit usw.
- Mehr Energie im Allgemeinen

- Klarer, schärferer Verstand, mehr Konzentration
- Lebendigeres Gesicht
- Depression gemildert
- Der Wunsch, mit Frauen zu interagieren
- Der Ständer ist wieder da!

Ein anderer Mann beschrieb sich selbst *während* seines Pornokonsums:

- Meine Freunde zogen sich zurück. Ich gab soziale Kontakte auf, um in meinem Zimmer zu sitzen und mich zu vergnügen.
- Meine Familie liebte mich bedingungslos, genoss aber meine Gesellschaft nicht.
- Ich hatte Mühe, mich auf meine Arbeit und auch auf meine Kurse an meiner Universität zu konzentrieren.
- Ich hatte keine Freundin.
- Ich hatte eine enorme Angst vor menschlichen Interaktionen im Allgemeinen.
- Ich trainierte wie verrückt, schien aber nie etwas zu erreichen.
- Alle sagten mir, ich sei geistig völlig abwesend. Ich habe sogar einen Blick auf mich in einem Video geworfen, und man konnte einen leeren Blick in meinen Augen sehen. Da war niemand zu Hause. Wie so ein Weltraumkadett.
- Keine ENERGIE, egal wie viel ich schlief, KEINE. GAR KEINE. Immer müde. Tränensäcke unter den Augen, bleich, Akne und dehydriert.
- Ich war schrecklich deprimiert.
- Ich hatte pornoinduzierte ED.
- Ich war gestresst, ängstlich, verwirrt und verloren.
- Ich habe nicht gelebt, aber ich war auch nicht tot. Ich war ein Zombie.

Die Menschen möchten natürlich wissen, wie solche unterschiedlichen Symptome mit der Nutzung von Internetpornografie in Verbindung gebracht werden und welche physiologischen Veränderungen hinter den Verbesserungen stehen könnten. Sie fragen sich auch, warum einige Konsumenten unterschiedliche oder gar keine Veränderungen feststellen. Die Erforschung der tieferliegenden Ursachen von pornoinduzierten Problemen steht erst am Anfang, doch im nächsten Kapitel werde ich auf Grundlage der aktuell relevanten wissenschaftlichen Erkenntnisse zur Hirnplastizität und Internetnutzung eine Hypothese aufstellen.

In der Zwischenzeit werfen wir einen genaueren Blick auf die Berichte der Menschen über ihre Erlebnisse.

EINGRIFFE IN DAS LEBEN, KONTROLLVERLUST

Die Unfähigkeit, den Konsum zu kontrollieren, und ein Konsum, der das eigene Leben beeinträchtigt, sind zwei grundlegende Anzeichen von Sucht. Die Prioritäten haben sich aufgrund von Veränderungen im Gehirn verschoben, auf die wir später noch eingehen werden. Tatsächlich können die natürlichen Belohnungen des Lebens, wie Freundschaft, Bewegung und Leistung, nicht mehr damit konkurrieren. Ihr Gehirn glaubt jetzt, dass ES – in diesem Fall die Nutzung von Internetpornos – ein wichtiges Ziel ist, und setzt es mit Ihrem Überleben gleich:

> An den meisten Tagen wichste ich so oft, dass am Ende des Tages, wenn ich einen Orgasmus hatte, überhaupt nichts mehr herauskam. Meine allererste ED trieb mich in eine Pornospirale. Es war tatsächlich so, dass ich aufwachte, mich umdrehte und masturbierte, dann den ganzen Tag masturbierte, nachts wieder masturbierte und schließlich einschlief. 6 Mal am Tag oder mehr, kein Witz. Eins steht fest, mein Leben war ein absolutes Chaos, all die schlechten Auswirkungen von Pornos hoch 10. Ich wusste,

dass die Pornos und das Masturbieren mich beeinflussten, aber ich wollte es nicht wahrhaben, denn Masturbation ist gut für einen, oder? Man kann ja nicht süchtig nach Pornos sein.

* * *

Mein Tiefpunkt war, als ich mein Apothekerdiplom nicht schaffte und am gleichen Tag meine Freundin wegen Pornos und meiner Zögerlichkeit verlor.

* * *

Ich habe Transgender-Pornos geschaut, um einen Ständer zu bekommen, damit ich von den heterosexuellen Pornos wegkommen konnte. Ohne es zu merken, schaute ich mir bald jede Menge Tabu- und Extrempornos an, an die ich ein paar Jahren zuvor nie gedacht hätte. Ich konnte nicht glauben, dass ich es bis zu diesem Punkt kommen ließ. Ich konnte mich einfach nicht aufhalten.

* * *

(Weiblich) Ich kann eine lächerliche Anzahl von Malen in einer Nacht kommen, weil die biologische Beschaffenheit der Frau das erlaubt. Viele Frauen (nicht alle) verbringen viel Zeit nicht mit Pornos, sondern mit Erotik. Wir fantasieren sehr viel, um uns anzutörnen, während Männer sehr visuell sind. Dank des Internets ist es einfach, überall Erotika zu finden, und es gibt ganze Foren, die der gewünschten Form der Erotik gewidmet sind. Zu meinen schlimmsten Zeiten habe ich 7 oder 8 verschiedene Seiten geöffnet und bin diese etwa 3 oder 4 Stunden oder länger durchgegangen, um nach der perfekten Sexgeschichte zu suchen, die mich anmacht.

* * *

Ich dachte, dass es an einer erhöhten Libido lag, dass ich mir so viele Pornos angesehen habe. Jetzt weiß ich, dass ich mich geirrt habe. Ich war süchtig. Ich ging kaum aus dem Haus und hatte ganz sicher keine Kontakte zu Frauen.

* * *

Bevor ich den Pornokonsum beendete, fühlte ich mich rund um die Uhr beschissen. Ich hatte null Energie und null Motivation. Ich war jede Stunde jedes Tages lethargisch. Ich aß nicht richtig. Ich trieb keinen Sport. Ich lernte nicht mehr. Ich kümmerte mich nicht um meine persönliche Hygiene. Und es war mir egal. In dem Zustand, in dem ich mich befand, war es extrem schwierig, länger als 3 Minuten zu stehen, geschweige denn etwas Produktives zu tun. Jetzt bin ich über einen Monat davon weg und fühle mich viel besser.

* * *

Alles, von meinem sozialen Leben bis zu meiner körperlichen Gesundheit, ist durch diese Sucht geschädigt worden. Das Schlimmste daran war, dass ich es in meinem Kopf ständig damit rechtfertigte, dass sie „gesund für mich" und „zumindest keine Droge" sei.

* * *

Auf dem Höhepunkt meiner Pornosucht freute ich mich über gar nichts mehr: Ich hatte Angst davor, zur Arbeit zu gehen, und sah den Umgang mit Freunden und Familie nie als so erstrebenswert an, vor allem im Vergleich zu meinen Pornoritualen, die mir mehr Freude und Anregung gaben als alles andere. Jetzt, da die Sucht verschwunden ist, machen mich kleine Dinge wirklich glücklich. Ich ertappe mich dabei, dass ich oft lache, ohne wirklichen Grund lächle und einfach rundum gut gelaunt bin.

* * *

Ich dachte, ich sei ein Pessimist, aber in Wirklichkeit war ich nur süchtig.

UNFÄHIGKEIT ZUM ORGASMUS BEIM SEX

Jahrelanger Pornokonsum kann eine Vielzahl von sexuellen Symptomen verursachen, die bei der Untersuchung in einem Spektrum liegen. Häufig berichten Porno-User, dass eine verzögerte Ejakulation (VE) oder Orgasmusunfähigkeit (Anorgasmie) ein Vorläufer einer voll ausgeprägten erektilen Dysfunktion war. Jeder der folgenden Punkte kann einer verzögerten Ejakulation und erektilen Dysfunktion vorausgehen oder sie begleiten:

- Frühere Porno-Genres sind nicht mehr aufregend.
- Es entwickeln sich untypische Fetische.
- Pornokonsum ist sexuell aufregender als ein Partner.
- Die Empfindlichkeit des Penis nimmt ab.
- Die sexuelle Erregung mit Sexualpartnern nimmt ab.
- Erektionen verschwinden beim Versuch einer Penetration oder kurz danach.
- Penetrierender Sex ist nicht stimulierend.
- Pornofantasien sind notwendig, um die Erektion oder das Interesse am Partner aufrechtzuerhalten.

Eine Studie aus dem Jahr 2015 an Patienten in Sexualkliniken ergab, dass 71 % der Männer, die mehr als sieben Stunden pro Woche zu Pornos masturbierten, über sexuelle Funktionsstörungen und 33 %

über eine verzögerte Ejakulation berichteten.[35] In drei der fünf zuvor aufgeführten Studien, in denen die Probanden den Pornokonsum aufgaben, heilte die Anorgasmie ab. Es überrascht nicht, dass sieben weitere Arbeiten Verbindungen zwischen Pornokonsum und geringerem sexuellen Verlangen oder Schwierigkeiten, einen Orgasmus zu erreichen, herstellen.[7, 11, 27, 36–39]

Ein paar Beispiele aus den Foren:

> Ich bin gerade so glücklich! Ich bin ein 25-jähriger Mann, und bis gestern Abend hatte ich noch nie in Gegenwart einer Frau einen Orgasmus. Ich hatte Sex, aber ich war nie, niemals nahe daran, durch irgendeine Stimulation zum Höhepunkt zu kommen. Wie die meisten von Ihnen habe ich mit etwa 15 Jahren mit Internetpornografie angefangen. Wenn ich nur gewusst hätte, was ich mir da antue.

* * *

> (Alter 29) 17 Jahre Masturbation und 12 Jahre Eskalation zu extremen/Fetisch-Pornos. Ich begann, das Interesse an echtem Sex zu verlieren. Bei Pornos waren der Lustgewinn und die Befriedigung stärker als beim Sex. Pornos bieten unbegrenzte Vielfalt. Ich konnte wählen, was ich genau jetzt sehen wollte. Meine verzögerte Ejakulation beim Sex wurde so schlimm, dass ich manchmal überhaupt nicht mehr zum Orgasmus kommen konnte. Das tötete mein letztes Verlangen nach Sex.

* * *

> Ich habe mein ganzes Leben lang mit einer verzögerten Ejakulation gelebt, und ich habe nie jemanden (einschließlich Ärzte) gefunden, der sich mit der Störung auskennt oder Vorschläge zu ihrer Verbesserung hat. Ich fing an, Viagra und Cialis zu nehmen, um lange genug durchzuhalten, bis ich einen Orgasmus bekam – oft weit über eine Stunde intensiver Stimu-

lation. Ich dachte, regelmäßiger Pornokonsum sei dazu auch notwendig. Die gute Nachricht: Seitdem ich mich von Pornos fern halte, erlebe ich den befriedigendsten Sex meines Lebens, ohne Medikamente gegen erektile Dysfunktion; und ich habe zwei Jahrzehnte Pornos auf dem Buckel. Meine Erektionen sind häufiger, fester und länger anhaltend, und unser Liebesspiel ist entspannend und dauert so lange, wie wir beide es wollen.

* * *

(4 Monate ohne Pornos) Gestern war mein Geburtstag, und meine Freundin und ich hatten Sex. Wir sind seit Monaten sexuell aktiv, aber ich hatte bis gestern noch nie einen Orgasmus beim Sex. Es war das schönste Gefühl überhaupt. Sowohl mir als auch meiner Freundin wurde eine große Last von den Schultern genommen, da sie sich bei diesem Thema ziemlich unsicher fühlte. Ich hatte einige ziemlich schlimme Probleme mit verzögerter Ejakulation bei meiner vorherigen Freundin. Ich spreche von 2–3 Stunden Sex, damit ich kommen konnte (was meistens damit endete, dass ich einfach aufhörte, nach Hause ging und wichste).

* * *

Mein Erfolg setzt sich in Woche 10 meines Neustarts fort ... eine noch bessere Vereinigung mit meiner Frau heute Abend. Ich habe nicht nur meine Ladung relativ schnell verpulvert (und VE besiegt), ich habe es auch geschafft, ohne dass ich so energisch vorgehen musste, wie ich es normalerweise tun würde, um zu kommen. Ich bin den ganzen Weg so langsam gegangen, wie noch nie zuvor, und es war brillant. Ich könnte sogar sagen, dass ich versucht habe, mich gegen Ende zurückzuhalten, weil ich nicht so schnell fertig sein wollte! Nicht schlecht für jemanden, der seit einigen Jahren einen schlimmen Fall von VE hat.

UNZUVERLÄSSIGE EREKTIONEN BEI SEXUELLEN BEGEGNUNGEN

Wie bereits erwähnt, ist ED in den meisten Foren die Motivation Nummer 1 für den Verzicht auf Pornografie. Auch der renommierte Urologe Dr. Harry Fisch sieht in seiner Praxis viele Patienten mit pornobedingten sexuellen Funktionsstörungen. In *The New Naked* schreibt er:

> Ich kann sagen, wie viele Pornos sich ein Mann ansieht, sobald er anfängt, offen über eine sexuelle Funktionsstörung zu sprechen, die er hat ... Ein Mann, der häufig masturbiert, kann schnell Erektionsprobleme entwickeln, wenn er mit seiner Partnerin zusammen ist. Kommen dann noch Pornos hinzu, kann er unfähig werden, Geschlechtsverkehr zu haben ... Ein Penis, der sich an eine bestimmte Art von Empfindung gewöhnt hat, die zu einer schnellen Ejakulation führt, wird nicht auf dieselbe Weise funktionieren, wenn er anders erregt wird.

Zwischen 1948 und 2002 lagen die historischen Raten für erektile Dysfunktion bei Männern unter 40 Jahren konstant bei 2 –3 % und begannen erst nach dem 40. Lebensjahr steil anzusteigen.[40, 41] Seit 2010 haben jedoch sechs Studien bei jungen Männern ED-Raten von 14 bis 33 % festgestellt – ein 1.000 % iger Anstieg in den letzten 15 Jahren.[25]

Weitere Belege für einen beispiellosen Anstieg sexueller Funktionsstörungen ergeben sich aus einer Erhebung über die sexuelle Funktion (Global Study of Sexual Attitudes and Behaviour), die bei einer großen Zahl von Männern in mehreren europäischen Ländern durchgeführt wurde. In den Jahren 2001 und 2002 wurde diese Studie mit 13.618 sexuell aktiven Männern in 29 Ländern ausgeführt.[42] Ein Jahrzehnt später, im Jahr 2011, wurde sie bei 2.737 sexuell aktiven Männern in Kroatien, Norwegen und Portugal durchgeführt.[43] Die

Gruppe von 2001/2002 war 40 bis 80 Jahre alt. Die Gruppe von 2011 war 40 Jahre und jünger. Auf der Grundlage historischer Studien wäre zu erwarten, dass ältere Männer weit höhere ED-Raten aufweisen als jüngere Männer (siehe oben). In nur einem Jahrzehnt hatten sich die Dinge jedoch radikal geändert. Während die ED-Raten in den Jahren 2001 und 2002 für europäische Männer zwischen 40 und 80 Jahren etwa 13 % betrugen, lagen sie bei jungen Europäern zwischen 18 und 40 Jahren im Jahr 2011 zwischen 14 % und 28 %.

Zusammenfassend lässt sich feststellen, dass mehrere Studien aus dem letzten Jahrzehnt Hinweise darauf liefern, dass nicht weniger als jeder dritte junge Mann von Schwierigkeiten beim Partnersex betroffen ist.

Heranwachsende Männer leiden unverhältnismäßig stark darunter. Im Jahr 2016 zeigte eine Studie kanadischer Sexualforscher, dass die Probleme in der sexuellen Funktionsfähigkeit bei dieser Gruppe merkwürdigerweise höher sind als bei erwachsenen Männern (mit steigender Tendenz). Über einen Zeitraum von zwei Jahren berichteten 78,6 % der jugendlichen Männer (16 bis 21 Jahre) über ein sexuelles Problem während einer partnerschaftlich sexuellen Aktivität. Erektile Dysfunktion (45 %), geringes Verlangen (46 %) und Schwierigkeiten beim Orgasmus (24 %) waren die häufigsten Probleme.[44]

Übrigens waren die sexuellen Probleme der Frauen ebenfalls hoch. Zum Beispiel berichtete fast die Hälfte der Frauen (47,9 %) über Schmerzen beim Partnersex. Im Jahr 2014 führte ein britisches Team, das über die Häufigkeit, mit der junge Menschen über heterosexuellen Analsex berichteten, verwundert war, eine qualitative Studie mit Teilnehmern im Alter von 16 bis 18 Jahren durch. Das Ergebnis? Heterosexueller Analverkehr schien oft schmerzhaft, riskant und zwanghaft zu sein, insbesondere für Frauen.[45]

Hohe Raten von schlaffen Penissen und geringes sexuelles Begehren bei männlichen Teenagern sollten für jeden äußerst überraschend sein. Stellen Sie sich vor, wie ungewöhnlich diese Symptome bei jungen Bullen und Hengsten wären. Die Sexualforscher, die die Daten für die Adoleszenzstudie sammelten, waren sich „unklar“ darüber, warum sie so hohe Raten fanden, und erwähnten nicht einmal die übermäßige Nutzung durch Internetpornografie als möglichen Einfluss.

Dennoch hat sich meines Erachtens in den letzten zwanzig Jahren keine andere Variable geändert, die möglicherweise für einen enormen Anstieg von jugendlicher ED und niedriger Libido verantwortlich sein könnte. Zum Beispiel haben sich ungesunde Lebensweisen wie schlechte Ernährung, die zu Übergewicht, Drogenmissbrauch und Rauchen führen (Faktoren, die historisch mit organischer ED korrelieren), in den letzten 20 Jahren nicht proportional verändert oder sind zurückgegangen. Die Adipositasraten bei US-Männern im Alter von 20 bis 40 Jahren stiegen zwischen 1999 und 2008 nur um 4 % an,[46] die Raten des Konsums illegaler Drogen unter US-Bürgern ab 12 Jahren waren in den letzten 15 Jahren relativ stabil[47] und die Raucherraten bei US-Erwachsenen gingen von 25 % im Jahr 1993 auf 19 % im Jahr 2011 zurück.[48] In Deutschland ist das Rauchen nach Angaben des Bundesgesundheitsministeriums gerade unter jungen Erwachsen stark rückläufig – von 44,5 % im Jahr 2001 auf 24,8 % im Jahr 2018.

Einige Forscher deuten darauf hin, dass Angst oder Depressionen für den starken Anstieg verantwortlich sein könnten, doch sind dies keine eindeutigen Ursachen für ED. Eine Studie ergab beispielsweise, dass Angst das sexuelle Interesse bei 21 % der Testpersonen steigerte, während es das Interesse bei 28 % verringerte.[49] Was Depressionen und ED betrifft, so weisen Studien darauf hin, dass ED eher zu Depressionen führt als umgekehrt.[50] Selbst wenn 2017 mehr junge Männer ängstlich und depressiv waren, könnte ein kleiner Anstieg im Vergleich zu 2001 eine rasche, mehrfache Zunahme jugendlicher sexueller Schwierigkeiten erklären, wie z. B. geringes sexuelles Verlangen, Schwierigkeiten beim Orgasmus und ED? Vielleicht hatten die kanadischen Sexualforscher keine Ahnung, dass mindestens 23 Studien den Pornokonsum oder die Pornosucht mit sexuellen Problemen und einer geringeren Hirnaktivierung beim Ansehen von Softpornos in Verbindung bringen.[51]

Ich habe zwei divergierende Genesungsmuster bei den Leuten, die ihre Erfahrungen in Online-Selbstberichten beschreiben, beobachtet. Einige wenige Männer erholen sich in relativ kurzer Zeit: etwa 2 bis 3 Wochen. Vielleicht sind ihre Schwierigkeiten auf eine leichte Konditionierung, ein Übermaß an Masturbation (angeheizt durch Internetpornografie) oder einen geringfügigen Fall von Desensibilisierung (eine suchtbedingte Veränderung, die wir im nächsten Kapitel erörtern werden) zurückzuführen.

Die überwiegende Mehrheit der Männer braucht 2 bis 6 Monate (oder länger), um sich vollständig zu erholen. Die meisten „Langzeit-Neustarter“ leiden unter einer Vielzahl von Entzugserscheinungen, einschließlich der gefürchteten Nulllinie. Normalerweise sind das jüngere Männer, die früh mit Internetpornografie begonnen haben. Ich vermute, dass dieser unglückliche Trend das natürliche Ergebnis der Kollision von hochgradig formbaren jugendlichen Gehirnen[29] mit Internetpornografie ist:

> Als ich meine Jungfräulichkeit verlor, fühlte es sich wirklich nicht so gut an. Mir war eigentlich langweilig. Ich verlor die Erektion nach vielleicht zehn Minuten. Sie wollte mehr Sex, aber ich war fertig. Das nächste Mal, als ich versuchte, mit einer Frau Sex zu haben, war eine Katastrophe. Zuerst hatte ich eine Erektion, aber ich verlor sie, bevor ich überhaupt penetriert hatte. Kondomgebrauch kam nicht in Frage – dafür war die Erektion nie hart genug.

* * *

> Mein Tiefpunkt war, als ich bei meiner Freundin (jetzt Ex-Freundin) nicht ein einziges Mal, sondern immer wieder im Laufe unserer dreijährigen Beziehung keinen hochbekommen habe. Wir hatten auch nie einen Orgasmus beim vaginalen Geschlechtsverkehr. Ich besuchte Ärzte; kaufte Bücher über Penisübungen; versuchte, meine Gewohnheiten zu ändern, indem ich zu POV-Pornos (point of view) masturbierte (anstelle der extremen Pornos, nach denen ich süchtig war). Sie

unterstützte mich die ganze Zeit über voll und ganz (dieses Mädchen liebte mich wirklich von ganzem Herzen). Sie kaufte sogar schöne Dessous und bemühte sich, „im Schlafzimmer eine Schlampe" zu sein. Aber selbst damit war ich nicht erregt, denn die Pornos, auf die ich stand, waren viel extremer (Vergewaltigung, erzwungener Sex).

* * *

Ich hatte nie ein Problem damit, bei Pornos einen Ständer zu bekommen, aber wenn es um echten Sex ging, musste ich Cialis nehmen. Mit der Zeit nahm ich mehr, und selbst dann gab es Zeiten, in denen es nur teilweise funktionierte. Was zum Kuckuck? Trotzdem bekam ich bei Pornos immer noch einen Ständer.

Im Gegensatz dazu begannen die meisten älteren Männer ihre Solo-Sex-Karrieren mit einem Katalog, einer Zeitschrift, einem Video, einem körnigen Fernsehporno oder erstaunlicherweise (für die jungen Männer von heute) mit ihrer Fantasie. Im Allgemeinen hatten sie auch schon Sex oder zumindest ein Anbandeln mit einer echten Partnerin, bevor sie in den Bann der Highspeed-Pornos gerieten. Ihre Gehirnströme für „echten Sex" können vorübergehend durch hyperstimulierende Internetpornos überfordert werden, aber diese Ströme sind immer noch funktionsfähig, sobald die Ablenkung durch Pornos beseitigt ist:

(Verheiratet, 52) Ich habe (sozusagen) viele Jahrzehnte Pornografie auf dem Buckel. Ich habe mir seit fast 4 Wochen keine Pornos mehr angesehen oder masturbiert, und ich kann nur sagen, dass die Veränderung dramatisch ist. Heute Morgen wachte ich mit einer der intensivsten Erektionen auf, die ich je hatte. Meine Frau hat es bemerkt und war so nett, mir einen wunderbaren Blowjob zu geben, und das noch vor 7 Uhr morgens! Ich kann mich nicht erinnern, jemals so aufgewacht zu sein, außer als Teenager. Außerdem war das Gefühl sehr intensiv, viel besser als jede Befriedigung bei einem Porno, an die ich mich erinnere.

***

(Verheiratet, 50 Jahre alt) Ich hätte nie gedacht, dass ich ED habe. Ich konnte ja immerhin Sex mit meiner Frau haben. Junge, habe ich mich geirrt! Seit meiner Genesung sind meine Erektionen viel größer, dicker und länger, und die Eichel ist freigelegt. Meine Frau sagt das jedes Mal. Ich bleibe auch nach dem Orgasmus hart und denke, ich könnte noch eine laaaaange Zeit durchhalten. Meine Morgenlatte ist auch größer und dicker. Ich hatte wirklich ED und war zu sehr in meiner Sucht gefangen, um es zu realisieren. Vergessen Sie nicht, dass ich 50 bin.

***

Die Belohnung für 4 Monate ohne Pornos war ein verbessertes Sexualleben mit meiner Frau, und nach fast fünfzehn Jahren des Zusammenseins ist das eine beträchtliche Belohnung. Ein Hoch auf den einfachen Blümchensex. Ich scheine mehr zu empfinden als früher.

Dies ist ein Bericht eines Mannes in den mittleren Jahren, der Internetpornografie, jedoch keine Highspeed-Pornos, konsumiert hat:

Ich habe ab 13 viel masturbiert und ab 14 Pornos konsumiert. Nach und nach brauchte ich mehr, um mich anzumachen: größere Fantasien oder härtere Pornos, und ich konnte ohne Berührung keinen Steifen mehr bekommen. Beim Sex hatte ich Mühe, eine Erektion zu bekommen oder zu behalten, besonders beim Vaginalverkehr. In den letzten 7 Jahren habe

> ich keine Beziehung aufrechterhalten, und der Hauptgrund für mich war dieses Problem. Nun die gute Nachricht: Als ich die Ursache erkannte, gab ich die Pornos sofort auf. In den letzten 6 Wochen hielt ich mich mit dem Masturbieren so weit wie möglich zurück. (Mein bester Rekord waren 9 Tage!) Es hat sich wirklich gelohnt. Ich verbrachte ein Wochenende mit einer Frau, und es war das beste Wochenende aller Zeiten. Ich bin immer noch ziemlich besorgt wegen all der schlechten Erfahrungen, die ich im Laufe der Jahre gemacht habe. Aber ich wollte Ihnen nur sagen, dass es funktionieren kann und dass es sich lohnt!

Und was ist mit den Frauen? Der Pornokonsum scheint auch die sexuelle Reaktionsfähigkeit einiger Frauen zu beeinträchtigen:

> Bei uns Frauen ist eine moderate pornoinduzierte ED schwer zu erkennen, aber ich empfinde es genauso, wie die Männer es beschreiben. Ich verspüre Verlangen, aber keine Erregung. Kein pochendes, ziehendes, überwältigendes, lustvolles Gefühl in der Klitoris und im Unterbauch, nur eine Art mentaler Schub in Richtung Höhepunkt. Und auch ich habe so etwas wie eine vorzeitige Ejakulation, außer dass man es genauer als einen vorzeitigen Orgasmus beschreiben könnte: Es ist ein Orgasmus bei geringer Erregung, wobei die Qualität des Orgasmus bis auf eine Art angstähnlicher Spannung, die in den Genitalien lokalisiert ist, recht mittelmäßig und unangekündigt ist.

UNGEWOHNTE VORZEITIGE EJAKULATION

Obwohl die vorzeitige Ejakulation im Vergleich zu ED oder verzögerter Ejakulation seltener ist, berichten schwere Pornokonsumenten manchmal von einer Erholung von diesem Symptom, nachdem sie den Pornokonsum eingestellt haben. Eine vorzeitige Ejakulation durch Pornokonsum mag vielleicht unlogisch erscheinen. Zwei mögliche Erklärungen kommen in den Sinn. Vielleicht hat ein Mann sein Nervensystem darauf trainiert, sehr schnell (oder teilweise erigiert) zu ejakulieren. Das beschrieb dieser Mann:

> Masturbation/Porno kann eine vorzeitige Ejakulation verursachen, besonders wenn man jung damit beginnt. Man will den Höhepunkt/Orgasmus schnell erreichen, weil man Angst hat, erwischt zu werden. Also lehrt man seinen Verstand, dass man, sobald man hart ist, schnell kommen muss und nicht das Zwischengefühl genießen sollte.

Für andere kann die Pornografie zu einem mächtigen Auslöser werden, was an der starken Verbindung zwischen Pornografie und Ejakulation liegt. Diese automatische, hohe Erregungsreaktion ähnelt der des pawlowschen Hunds, der beim Klang einer Glocke sabbert:

> Ich habe nicht mehr die extreme vorzeitige Ejakulation, die ich viele Jahre lang vor dem Neustart hatte. Es ist wirklich ein Wunder, denn ich hatte immer einfach angenommen, dass es sich um einen genetischen Defekt handelt. Ich habe die Symptome nie als möglicherweise pornoinduziert angesehen. Vor meinem Neustart war mein erigierter Penis sehr empfindlich (hypersensibel), wodurch die Ejakulation peinlich schnell eintrat. Mein Penis wurde steinhart und stand auf 12 Uhr stramm, die Haut straff gespannt wie eine Snare Drum. Mein Penis war eine Rakete mit Treibstoff, die auf der Startrampe saß. Der Countdown beginnt bei 10 Sekunden, 9, 8, 7, 6, 5, 4, 3, 2 ... 1, ORGASMUS. Die Worte „ Entschuldigung, Schatz" wurden zu meinem Motto. Aber heute, 52 Tage nach dem Neustart, ist mein Penis nicht mehr auf der Raketenstartrampe. Er steht auf 10 Uhr. Ich habe eine weichere, aber

größere Erektion. Verstehen Sie mich nicht falsch. Er ist immer noch sehr hart und in der Lage, in die Scheide einzudringen, nur plastischer, weniger steif, weniger empfindlich und nicht so explosiv. Am wichtigsten für meine Beziehung zu meiner Frau ist, dass ich länger durchhalte. Der Neustart funktioniert sehr gut bei meinem Problem mit pornoinduzierter vorzeitiger Ejakulation!

* * *

Wenn man sich Pornos ansieht, wird man überstimuliert, und die Ejakulation ist nur einen Schritt entfernt. Ich habe mit zahlreichen Männern, die älter sind als ich, gesprochen und sie gefragt, wie lange sie durchhalten. Viele sagten, dass sie von Natur aus lange können und sich keine Pornos anschauen oder masturbieren. Mein Cousin, der sagt, er kann 20 bis 30 Minuten, hat berichtet, er hält länger durch, wenn er keine Pornos schaut oder masturbiert.

* * *

Ich war 2 Jahre lang mit meiner jetzigen Ex-Freundin zusammen, bevor wir uns getrennt haben. Ich hatte nie ein sexuelles Problem (sei es ED oder VE). Ich war nicht süchtig nach Pornos, obwohl ich gelegentlich dazu masturbierte. Nachdem wir uns getrennt hatten, konsumierte ich regelmäßig Pornos und begann, in Massagesalons mit Happy Ends zu gehen. Nach 6 Monaten kam ich wieder mit derselben Frau zusammen, und ich reduzierte die Häufigkeit meiner anderen Aktivitäten etwas. Der Sex mit meiner Freundin war schrecklich (oder zumindest war er es für sie). Ich hatte kein Problem damit, ihn hochzukriegen (außer vielleicht ein paarmal), aber ich konnte nicht länger als eine Minute durchhalten. Die Beziehung hielt ein Jahr lang, in dem ich sie nicht zum Orgasmus gebracht

> habe, nicht ein einziges Mal. Dieselbe Frau, der ich 6 Monate zuvor multiple Orgasmen beschert hatte.

Bei anderen kann die vorzeitige Ejakulation mit einer Vorgeschichte zusammenhängen, in der Orgasmen mit schwachen Erektionen erzwungen wurden:

> Ich zwang mich selbst morgens vor der Schule und mehrere Male danach zur Ejakulation. Ich war nicht einmal geil oder hart, ich war lediglich gezwungen von dem Drang, mich immer wieder zum Abspritzen zu bringen. Meine mechanistischen Pornogewohnheiten haben dem Orgasmus jede Sinnlichkeit genommen und ihn zu einer Art Muskelgedächtnis, das als Höhepunkt zuckt, mit schnellem Abspritzen verwandelt. Wenn man an pornoinduzierter VE leidet, hat man ganz neue Verhaltensweisen, Gefühle und Empfindungen. Früher waren Orgasmen absolut phänomenal (meine Knie zitterten buchstäblich), aber jetzt komme ich mit einem mechanischen Zucken und ohne wirkliche Dankbarkeit für den Akt (und das gilt auch für Frauen). Es fühlt sich anders und lahm an.

ALARMIERENDER FETISCHPORNO-GESCHMACK

Es war einmal, dass Männer darauf vertrauen konnten, dass ihr Penis ihnen alles sagt, was sie über ihre sexuellen Vorlieben oder ihre sexuelle Orientierung wissen mussten. Das war vor den leicht zugänglichen Pornovideos.

Gehirne sind jedoch plastisch. Tatsächlich trainieren wir unsere Gehirne permanent – mit oder ohne unsere bewusste Beteiligung. Aus unzähligen Berichten geht klar hervor, dass es nicht ungewöhnlich ist, dass Porno-User von Genre zu Genre wechseln und oft in Bereiche gelangen, die sie persönlich beunruhigend und verwirrend finden. Was könnte hinter diesem Phänomen stecken?

Eine Möglichkeit ist, dass Langeweile oder Gewöhnung auf das sich entwickelnde jugendliche Gehirn trifft. Teenager sind auf der Suche nach Nervenkitzel und langweilen sich schnell. Sie lieben das Neue. Je fremder, desto besser. So mancher junge Mann hat beschrieben, dass er mit der einen Hand masturbiert, während er sich mit der anderen Hand durch Videos klickt. Lesbenpornos werden langweilig, also probiert er Inzestpornos aus. Was folgt, sind Neuheit und Angst – und beides erhöht die sexuelle Erregung. Ehe er sich versieht, hat er seinen Höhepunkt erreicht, und eine neue Assoziation beginnt, seine sexuellen Schaltkreise zu prägen.

Noch nie zuvor konnten sich entwickelnde Jugendliche beim Masturbieren von Genre zu Genre wechseln. Diese beiläufige Praxis kann sich als eine der Hauptgefahren des heutigen Pornokonsums erweisen:

> Bevor ich anfing, mir Internetpornos anzuschauen, interessierte ich mich nicht für irgendwelche merkwürdigen Sachen. Nur für echte Mädchen in meinem Alter. Jetzt mag ich BBB, BBW, Milf, Tranny, Crossdresser, Fat, Skinny und Teen-Videos. Einmal sah ich ein paar Sekunden eines bisexuellen Videos (eine Frau, zwei Männer) und ich empfand dieses „Tabu"-Gefühl, aber ich gab dem nicht nach, masturbierte nicht dazu und wechselte das Video. Ich sehe mir also keine bisexuellen Videos an und habe auch kein Verlangen danach. Das liegt daran, dass ich ihnen keine Chance gegeben habe. Aber ich habe jeder Art von Porno, auf den ich mich eingelassen habe, eine Chance gegeben. Wenn ich Oma-Pornos angesehen hätte, würden sie mir jetzt auch gefallen.

Die Tendenz, zu immer extremeren Pornos zu masturbieren, ist nicht auf Jugendliche beschränkt. In einer Studie noch vor dem Internet wurden die Probanden in sechs aufeinanderfolgenden Wochen jeweils eine Stunde lang entweder gewöhnlichen, gewaltfreien Pornos oder harmlosen Videos ausgesetzt. Zwei Wochen später hatten sie die Möglichkeit, sich allein Videokassetten anzusehen, wobei sie zwischen Videos aller Freigabeklassen wählen konnten. Die Personen, die sich Pornografie angesehen hatten, zeigten wenig Interesse an gewaltfreier Pornografie und entschieden sich stattdessen für Fesselspiele, Sadomasochismus und Sodomie. Diese Konsumpräferenz war bei Männern viel ausgeprägter, wenn auch in gewissem Umfang bei Frauen vorhanden.[52]

In einem frühen Überblick über die einschlägige Forschung bemerkte einer der Autoren der Studie, dass sich Konsumenten von Pornografie wahrscheinlich nicht auf gewöhnliche Pornografie beschränken werden, wenn sie die Möglichkeit haben, Material zu konsumieren, das weniger verbreitete sexuelle Praktiken, einschließlich sadomasochistischer und gewalttätiger Sexualpraktiken, aufweist. Er beobachtete auch, dass nach häufigem Kontakt mit Pornografie „Erektionen weniger ausgeprägt waren und schlechter aufrechterhalten werden konnten“. Das Ansehen von extremeren Pornos sei daher reizvoll, weil sie immer noch sexuelle Erregung hervorrufen konnten. Die Einführung neuartiger Pornos konnte das Interesse jedoch nicht wieder auf das ursprüngliche Niveau zurückbringen. Die Lust-Reaktionen waren flach oder deuteten auf Enttäuschung hin, und dieser Mangel an Reaktionsfähigkeit hielt wochenlang an, verbesserte sich jedoch allmählich.[53]

Kurz gesagt, gab es bereits vor mehr als 25 Jahren Anzeichen dafür, dass Pornokonsumenten zu Gewöhnung, abnehmender sexueller Reaktionsfähigkeit, dem Bedürfnis nach extremeren visuellen Reizen und Unzufriedenheit neigten, aber diese Anzeichen wurden von den Fachleuten für sexuelle Gesundheit weitgehend ignoriert. Als die heutigen Forscher endlich daran dachten, dieses Phänomen im Zusammenhang mit dem Gebrauch von Highspeed-Pornos und grenzenloser Neuheit zu hinterfragen, stellte sich Folgendes heraus: Die Hälfte der männlichen Testpersonen, die Pornos konsumierten, berichtete, dass sie zu Online-Material masturbierten, das „sie vorher nicht interessierte hatte oder das sie für ekelhaft hielten“. Die Forscher fanden auch Hinweise auf eine verminderte erektile Funktion und eine verminderte allgemeine sexuelle Zufriedenheit.[31]

Ein verwandter Grund, warum der Pornogeschmack aus dem Ruder laufen kann, ist die Toleranz – ein permanenter Suchtprozess, der ein Bedürfnis nach größerer Stimulation hervorruft. Ich werde darauf im nächsten Kapitel eingehen.

Wie wir sehen werden, ist sexuelle Neuheit ein todsicherer Weg, um das schwächelnde Glied wieder zu erregen. Wenn ein neuer Pornostar dazu nicht ausreicht, versucht man es eben mit Gruppenvergewaltigung oder Gore. Nein, Sie würden niemanden vergewaltigen oder zerstückeln, aber vielleicht brauchen Sie jetzt extremes Material und eine unterschwellige Angst, um in Fahrt zu kommen. Wie Sie sich vielleicht aus der Einleitung erinnern, hat auch der Psychiater Norman Doidge diesen Prozess bei seinen Patienten beobachtet.

Dieses Phänomen kommt so häufig vor, und die Beweise für eine Genesung sind so beruhigend, dass ich eine Reihe von Selbstberichten zitieren möchte:

> Als mein Pornokonsum während meiner Collegezeit voranschritt, wurde ich langsam Opfer von immer mehr Hardcore-Scheiße, wirklich seltsamer Mist, der mich jetzt nicht mehr anmacht, wenn ich daran denke. Das ist eines der besten Gefühle von allen – zu wissen, dass meine Fantasien wieder zu denen eines normalen, auf der Erde geborenen und aufgewachsenen Menschen werden.

* * *

> Ich habe es satt, von den Leuten zu hören: „Dir gefällt nun mal, was dir gefällt." Vieles, was ich mir anschaue, gefällt mir nicht. Ich kann aber einfach nicht mehr zu den normalen Dingen kommen. Ich hätte nie gedacht, dass ich zu Mädchen wichse, die sich gegenseitig anpissen – und jetzt reicht mir selbst das nicht mehr. Sexualität ist kompliziert, und ich glaube, wir

haben erst begonnen, uns mit den Auswirkungen der Internetpornografie auf die Menschen zu befassen. Wir alle sind Testpersonen, und nach dem, was ich immer wieder gelesen habe, bemerken die Menschen mittlerweile Veränderungen.

* * *

Ich kann mit absoluter Gewissheit sagen, dass die Fantasien, die ich über Vergewaltigung, Mord und Unterwerfung hatte, vor dem Konsum von Hardcore-Pornos im Alter von 18 bis 22 Jahren noch nie da waren. Als ich mich 5 Monate lang von Pornos fernhielt, waren all diese Fantasien und Triebe verschwunden. Meine natürlich sexuelle Vorliebe war wieder Blümchensex und ist es immer noch. Die Sache bei Pornos ist, dass man immer härteres und krasseres Material braucht, mehr Tabus, mehr Aufregung und Dinge, die „falsch" sind, um tatsächlich kommen zu können.

* * *

Ich hätte nie gedacht, dass ich in der Lage sein würde, normalen Sex zu haben. Ich dachte immer, dass mein Gehirn so verdrahtet ist, dass es nur von meinem Femdom-Fetisch [Pornos, in denen eine Frau die dominante Rolle einnimmt und Männer erniedrigt] angemacht wird, ähnlich wie ein Schwuler nur mit einem Schwanz angemacht werden kann und Sex mit einer Frau nicht zu schätzen weiß. Ich wusste nicht, dass der Fetisch, den ich für fest verdrahtet hielt, einfach das Ergebnis meiner Gewohnheiten beim Anschauen von Pornos war. Es war meine selbst geschaffene Hölle. Nachdem ich drei Monate lang keine Pornos gesehen hatte, hat meine letzte sexuelle Begegnung jeden Zweifel an der Wirksamkeit des Aufhörens beseitigt.

* * *

Ich bin ein 23-jähriger Mann in guter körperlicher Verfassung. Ich habe mit 15 Jahren mit Highspeed-Pornos begonnen und bin schnell von normalen Pornos zu Bukkake-Pornos [wiederholte Ejakulation auf eine Frau durch viele Männer], Transgender-Pornos, Femdom-Pornos, Inzest usw. übergegangen. Ich merkte nicht, wie sehr ich mich selbst verletzte, bis ich mit 20 meine Jungfräulichkeit verlor und Probleme hatte, eine Erektion zu erreichen und aufrechtzuerhalten. Das verletzte mein Selbstvertrauen ernsthaft und machte mir Angst vor Sex. Ich hatte ähnliche Ergebnisse bei anderen Frauen. Ich erhöhte ständig die Häufigkeit und Länge der Pornositzungen und masturbierte zu beunruhigenderen Fetischen. Nach einem Jahr versuchte ich, mit einem attraktiven Mädchen Sex zu haben. Ich konnte nicht. Ich fiel in ein Loch der Verzweiflung. Ich begann, mir Sissy-Hypno-Pornos und gelegentlich Anal-Masturbation-Pornos anzuschauen. Ich dachte, ich wäre vielleicht schwul geworden, aber Schwulenpornos machten mich nie an. Ich fand NoFap und hörte mit den Pornos auf. Nach ein paar Rückfällen schaffte ich meine 90-Tage-Marke. Ich habe mein Verlangen nach allen Pornos verloren, insbesondere nach extremen Pornos. Nach 87 Tagen hatte ich mein erstes Date seit Ewigkeiten. Nach 96 Tagen hatte ich meinen ersten Blowjob [Fellatio] seit dem Aufhören. Und ich hatte überhaupt keine Probleme, was erstaunlich ist, weil ich mich früher während der BJs gelangweilt habe und meine Erektion verlor. Und nach 113 Tagen hatte ich Sex und war besser denn je, mit einer steinharten Erektion die ganze Zeit. Ich habe das Gefühl, eine zweite Chance im Leben bekommen zu haben.

* * *

> Jeder Porno-Junkie weiß: Je mehr Pornos man sich anschaut, desto mehr braucht man davon – es müssen immer mehr Hardcore-Pornos sein, um sich voll erregt zu fühlen. In meinen schlimmsten Zeiten beschäftigte ich mich mit Sodomie, häufigen Inzestszenen oder anderen Hardcore-Pornos. Tatsächlicher Vaginalsex war für mich nie sehr erregend. Oralsex oder andere Arten von nicht-vaginalem Sex waren viel attraktiver. Sie machten die Frau nur zu einem Objekt, das Lust bereiten sollte. Nach Monaten der „mentalen Entgiftung", wenn ich das so nennen kann, und nach mehreren echten Partnerinnen habe ich meine Fixierung auf alternative Arten von Sex verloren. Ich fühle mich jetzt tatsächlich von Vaginas angezogen. Klingt komisch, oder? Gelegentlich genieße ich immer noch andere Arten von Sex, aber die Intimität, die das Innere einer Frau ausstrahlt, ist unübertroffen. Im Ernst, es ist jetzt viel, viel sexyer. Das ist im wirklichen Leben offensichtlich ein Gewinn für beide Seiten. Und mein Drang, Pornos anzusehen, ist von einem ständigen Gebrüll zu einem gelegentlichen Wimmern geworden. Das ist keine Übertreibung.

Männer haben lange geglaubt, dass das, was sie zum Orgasmus bringt, ein eindeutiger Beweis für ihre sexuelle Orientierung ist. Daher kann es besonders beunruhigend sein, dass sich wandelnde Pornofetische letztendlich Zweifel an der sexuellen Orientierung aufkommen lassen. Doch eine solche Zuspitzung zu unerwarteten Vorlieben ist heute überraschend häufig, vor allem bei jungen Menschen, die mit Tube Sites aufgewachsen sind, auf denen alles möglich ist:

> Als ich in meinen späten Teenagerjahren ins Internet kam, fand ich viele YouTube-ähnliche Pornoseiten, die Inhalte nach Fetischen kategorisierten. Zuerst war mein Geschmack der eines normalen Teenagers, aber mit den Jahren verlagerte er sich in Richtung aggressiver Inhalte. Gewalttätige Themen gegen Frauen, um genauer zu sein, insbesondere solche Anime-/

> Hentai-Videos mit Szenarien, die zu abscheulich sind, um sie im wirklichen Leben darzustellen. Irgendwann langweilte mich dieses Zeug, und in meinen Zwanzigern fand ich neue Sachen. Innerhalb eines Jahres hatte ich viele neue Fetische erworben, die sich alle in einem kürzeren Zeitrahmen als die bisherigen änderten. Ich experimentiere mit dem Aufhören, weil meine Vorlieben mich jetzt wirklich verunsichern. Sie stehen im Konflikt mit meiner Sexualität.

Schlimmer noch, es gibt online eine weit verbreitete Vorstellung, dass Internetpornografie es den Usern ermöglicht, „ihre Sexualität zu entdecken". Einige mutige, junge Entdecker suchen fleißig nach dem heißesten Material, das sie finden können, in dem Glauben, dass es enthüllt, wer sie sexuell sind. Sie erkennen nicht, dass ein Ständer nicht der einzige Maßstab für die grundlegenden sexuellen Neigungen eines Menschen ist.

So kann beispielsweise der Suchtprozess selbst zu einer Eskalation zu extremerem Material führen, während Pornos, die früher heiß erschienen, nun verwirrend unaufregend erscheinen. Auch Angst erzeugendes Material steigert die sexuelle Erregung.[54] Wie ein Forscher erklärte, können ein sich beschleunigender Puls, erweiterte Pupillen und feuchte Haut – die Reaktion des Körpers auf Adrenalin – mit sexueller Anziehung verwechselt werden. „Wir interpretieren unsere Erregung falsch. Es ist ein Wahrnehmungsfehler."[55]

Sexuelle Interessen sind konditionierbar, also veränderbar.[56] In der Tat haben mehrere Studien die Probanden erfolgreich auf Signale durch erotische Bilder konditioniert, um die Gehirnreaktionen von Pornokonsumenten mit Kontrollgruppen zu vergleichen.[57, 58, 59] Gelegentlich unterscheiden sich sexuelle Interessen von der grundlegenden sexuellen Orientierung.[60]

Indem sie ihre Erektionen von Genre zu Genre beobachten, wechseln einige junge User zu Inhalten, die ihrer Meinung nach im Widerspruch zu ihrer sexuellen Identität stehen:

Ich bin schwul, aber Pornos können mein sexuelles Interesse an Frauen wecken. Nun ... nicht an Brüsten, aber die anderen weiblichen Körperteile wirken erregend.

Porno ist eine übermäßig aufgeladene, erotische Atmosphäre. Alle Hemmungen sind abgebaut, und das Verlangen nach Erregung wird dominant.

* * *

Im Laufe der Jahre reichte Gonzo einfach nicht mehr aus. Kürzlich habe ich mir sogar Schwulenpornos angesehen, weil mir langweilig war. Mal ernsthaft, ich bin 28 Jahre alt und habe im Wesentlichen alle Pornos im Internet gesehen, also konnte ich mir genauso gut Schwulenpornos ansehen. In dem Moment, als es zum Ejakulat kam, dachte ich: „Das ist echt scheiße, du musst damit aufhören." Natürlich habe ich das damals nicht getan.

* * *

Reddit und das Empty-Closets-Forum sind voll von schwulen/bi-/heterosexuellen Menschen, die völlig verloren und verwirrt über ihre Orientierung sind und ausflippen, weil sie nach dem Ansehen von Pornos Schwänze lutschen oder sich komische Sachen anschauen wollen. Die Porno-User der Highspeed-Generation gehen online und fragen nach Antworten. In französischen Foren ist es genauso. Tausende von Leuten posten, und so viele wissen nicht, warum sie Penisfetische oder Femdom-Abhängigkeit entwickelt haben. Der gemeinsame Faktor ist die Internetnutzung (Pornos, Chats, Dating-Sites).

Eine Studie aus dem Jahr 2016 ergab, dass sich Männer heute häufig Pornos ansehen, die nicht mit ihrer angegebenen sexuellen Identität übereinstimmen. Heterosexuelle Männer geben an, dass sie Pornos mit männlichem, gleichgeschlechtlichem Sex sehen (20,7 %) und homosexuelle Männer berichten, dass sie sich heterosexuelle Pornos ansehen (55 %).[61]

Leider sind sich die meisten nicht bewusst, wie häufig regelmäßiger Pornokonsum eskaliert und für Verwirrung hinsichtlich sexueller Präferenzen sorgt. Dies führt zu Verunsicherungen unter den Pornokonsumenten. Wenn Konsumenten von Zweifeln an der sexuellen Orientierung besessen sind, bezeichnen man dies als SOCD (sexual-orientation obsessive-compulsive disorder) oder HOCD (homosexual-orientation obsessive-compulsive disorder), d. h. als „obsessive sexuelle (oder homosexuelle) Orientierungs- und Zwangsstörung“:

> (Alter 19) Ich dachte ernsthaft, ich würde schwul werden. Meine HOCD war zu dieser Zeit so stark, dass ich darüber nachdachte, vom nächsten Hochhaus zu springen. Ich fühlte mich so deprimiert. Ich wusste, dass ich Mädchen liebe und keinen anderen Kerl lieben kann, aber warum hatte ich ED? Warum brauchte ich transgender/schwules Material, um mich in Erregung zu versetzen?

Ich möchte betonen, dass es nicht nur Heterosexuelle sind, die durch die Eskalation zu neuen Porno-Genres Ängste über ihre sexuelle Orientierung entwickeln:

> Ich selbst hatte HOCD [Homosexual Obsessive Compulsive Disorder] in dem Sinne, dass ich befürchtete, tatsächlich heterosexuell zu sein, da ich schließlich ausschließlich von heterosexuellen und „lesbischen" Pornos angeturnt wurde. Ja, ich habe es „befürchtet", weil meine gesamte soziale Identität die eines schwulen Mannes war und ich mit einem Mann verheiratet bin. Wenn ich „wieder heterosexuell" werden würde – ein Schritt, den niemand jemals glauben würde und der heutzutage noch tabuisierter ist, als sich als schwul zu outen – wäre ich ein gesellschaftlicher Außenseiter. Schließlich wurde mir klar, dass ich die Angst selbst erotisiert hatte.

Jede Form von OCD, also einer Zwangsstörung, ist eine potenziell ernste medizinische Störung. Unabhängig davon, ob Sie schwul, heterosexuell oder unentschlossen sind, sollten Sie Hilfe bei einer medizinischen Fachkraft suchen, wenn Sie diese Symptome haben. Der konsultierte Mediziner sollte genau verstehen, dass eine Zwangsstörung einen Zwang beinhaltet, sich ständig zu überprüfen, um sich selbst zu beruhigen. Ein Mediziner, der voreilig zu dem Schluss kommt, dass Sie Ihre Sexualität ablehnen, ist ungeeignet.

> Ich ging zu einem Psychiater. Er bestätigte mir, dass ich an einer Zwangsstörung leide, und er verschrieb mir Alprazolam (Xanax). Jetzt sind meine HOCD-Symptome sehr, sehr mild. Ich kann viel klarer denken. Es hat meinen Appetit verbessert, und ich kann besser schlafen als je zuvor in meinem Leben. Außerdem weiß ich jetzt, dass ich nicht schwul oder bi bin, und mein Entzug von Pornos ist viel leichter geworden, weil meine Angst nachgelassen hat. Wenn Sie also jemand fragt: „Wie ernst ist die Pornosucht?", sagen Sie, dass Sie einen Typen kennen, der Xanax nehmen musste, um den Entzug zu überstehen.

VERLUST DER ANZIEHUNGSKRAFT VON ECHTEN PARTNERN

„Junge japanische Männer werden Sex gegenüber gleichgültig oder sogar abgeneigt, während der Geschlechtsverkehr bei verheirateten Paaren immer weniger wird“, berichtete die *Japan Times* unter Berufung auf eine Umfrage aus dem Jahr 2010, die einen auffälligen Trend aufzeigte. Mehr als 36 % der Männer im Alter von 16 bis 19 Jahren hatten kein Interesse an Sex, mehr als doppelt so viele wie die 17,5 % aus einer Studie von 2008. Bei den Männern zwischen 20 und 24 zeigte sich ein ähnlicher Trend mit einem Sprung von 11,8 % auf 21,5 %, während bei den Männern zwischen 45 und

49 Jahren ein Anstieg von 8,7 % auf 22,1 % zu verzeichnen war.[62] Japan steht damit nicht allein. In Frankreich ergab eine Umfrage aus dem Jahr 2008, dass 20 % der 18- bis 24-jährigen französischen Männer kein Interesse an Sex hatten.[63] Ist die heutige Pornografie dafür ein Einflussfaktor? Eine italienische Studie aus dem Jahr 2015 berichtete, dass 16 % der männlichen Oberstufenschüler, die mehr als einmal pro Woche Pornos konsumieren, über eine ungewöhnlich niedrige Libido berichten, während 0 % derjenigen, die keine Pornos konsumieren, über eine niedrige Libido berichten.[36] Etwas Seltsames ist im Gange, und es ist auch in den USA angekommen. Der Prozentsatz der US-amerikanischen Highschool-Schüler, die gegenwärtig sexuell aktiv sind, ist von 38 % im Jahr 1991 auf 30 % im Jahr 2015 zurückgegangen.[64] Forscher schlugen als mögliche Ursache einen „leichten Zugang zu Pornografie [und] mehr Zeit für die Interaktion auf einem Computerbildschirm“ vor. In einer Studie aus dem Jahr 2016 vertrauten junge Männer, die sich viele Pornos ansahen, eher auf die Pornos, um erregt zu werden und zu bleiben, und benutzten sie mit größerer Wahrscheinlichkeit auch bei partnerschaftlichen sexuellen Aktivitäten. Darüber hinaus genossen sie den Sex weniger als Männer, die weniger Pornos konsumieren.[6] Im Jahr 2017 berichteten Forscher, dass ein höheres Maß an Pornokonsum damit korreliert, dass Konsumenten eher Pornos zur sexuellen Erregung einsetzen und diese den Menschen vorziehen.[39]

Es ist nicht ungewöhnlich, dass Menschen in Foren zur Genesung von der Pornosucht die Frage stellen: „Halten Sie mich für asexuell?“ Auf die Frage, ob sie masturbieren, lautet die Antwort in der Regel: „Ja, 2–3 mal am Tag zu Pornos“. Sind sie asexuell oder nur von ihrem Pornoverhalten beeinträchtigt? Die endlose Stimulation kann einen Kick bringen, lange nachdem die Partner im wirklichen Leben zu verblassen beginnen.

> Ich bin streng genommen nicht asexuell, da ich Frauen immer noch schön finde. Aber ich fühle mich nicht mehr zu ihnen hingezogen, weder sexuell noch romantisch, obwohl ich

mir bewusst bin, dass sie attraktiv sind. Habt ihr auch dieses schmerzhafte Gefühl, wenn ihr ein heißes Mädchen anseht? Ihr würdet gerne erregt sein, aber ihr könnt es einfach nicht. Das macht mich wütend.

* * *

(Alter 18) Bevor ich mit 15 mit Pornos angefangen habe, war ich AUSSERORDENTLICH geil und bin allem, was auf zwei Beinen ging, nachgejagt. Ich machte mit Mädchen rum und bekam wahnsinnige Ständer. Nachdem Pornos mich zerstört hatten, war ich völlig desinteressiert an Mädchen und konnte nie eine Erektion aufrechterhalten. In meinem jungen Alter wusste ich, dass definitiv etwas mit mir nicht stimmte, denn ich sollte verrückt nach Frauen sein, so wie ich es vor dem Pornokonsum war. Mit 17 begann ich meinen Neustart. Gestern hatte ich erfolgreich Sex ohne ED-Medikamente, und mein Ständer war erstaunlich.

* * *

Ich sehe Frauen jetzt in einem ganz neuen Licht. Sie sind einfach wunderschön, süß und verspielt. Und ja, ich liebe es, sie anzuschauen und ihre Schönheit und Sexualität zu bewundern, denn wir sind Männer; das ist es, was wir tun. Aber es ist so viel mehr als das. Es ist fast unbeschreiblich, wie der Verzicht auf Pornos mich dazu gebracht hat, Frauen und die Zeit, die ich mit ihnen verbringe, auf so viel gesündere Weise zu schätzen. Nachdem ich jahrelang 5 bis 12 Mal pro Woche zu Pornografie gewichst habe, war Sex etwas Peinliches. Er erzeugte nicht nur nicht genug Reibung, sondern fühlte sich auch wie die „falsche" Art der Stimulation an. Sechs Monate später habe ich keinerlei Leistungsprobleme mehr. Sex ist jetzt 20 Mal erfüllender als Masturbation. Ich brauche ein Vorspiel, damit ich jetzt meinen Erregungshöhepunkt erreiche, und meine Partnerinnen lieben das absolut. Ich lache über mich selbst, wenn ich gelegentlich wichse, und bin dann etwas enttäuscht.

* * *

(Alter 19) Jahrelang dachte ich, ich hätte Pornos konsumiert, weil ich geil war. Ich dachte, wenn ich ein Mädchen dazu bringen könnte, Sex mit mir zu haben, müsste ich nicht wichsen. Aber ich habe kürzlich zweimal darauf verzichtet, mit einer Frau, mit der ich zusammenarbeite, Sex zu haben! Und dann ging ich nach Hause und habe mir einen runtergeholt, während ich davon fantasierte, mit ihr zu schlafen. Das Schlimmste daran ist, dass ich bis gestern nicht gemerkt habe, wie scheiße das war. Ich meine, wenn ich tatsächlich gewichst habe, weil ich Sex haben wollte, hätte ich es doch besser einfach durchgezogen, oder? Ich wollte es einfach nicht wahrhaben.

* * *

(Tag 46) In den letzten drei Tagen habe ich diese starke, natürliche sexuelle Anziehungskraft auf echte Frauen gespürt, wenn ich unterwegs bin. Ich bemerke einfach ganz natürlich die Figur einer Frau und es macht mich an, ohne dass ich darüber nachdenken muss. Jawoll, so soll das sein! Verdammt, es ist erstaunlich, wie Pornos einen fertig machen! Meine Penisempfindlichkeit spottet auch jeder Beschreibung. Ich kann mich ehrlich gesagt nicht erinnern, mich jemals so gefühlt zu haben.

* * *

Unter meinen Freunden bin ich als der Typ bekannt, der „unrealistisch hohe Ansprüche an Frauen" hat, aber ich komme kaum zum Ziel. Nach 40 Tagen spreche ich nun mehr Frauen an als je zuvor, nicht nur wegen ihres Aussehens, sondern wegen der Art, wie sie sind und worüber sie reden. Früher waren Frauen nichts Besonderes. Sie waren „einfach okay". Mein Hirn wollte unrealistische Huren, und erst jetzt ist mir klar geworden, wie viele Jahre ich damit verschwendet habe, Fantasiebeziehungen nachzujagen, anstatt glücklich zu sein mit dem, was mir das Leben geschenkt hat (was im Nachhinein gesehen einige der nettesten Frauen waren, die ich je getroffen habe).

* * *

In der Vergangenheit ist mir natürlich Schönheit aufgefallen, aber ich habe nie den Wunsch verspürt, mit einer Frau zusammen zu sein. Ich habe meinen ganzen Sexualtrieb auf Pornos ausgerichtet. Alles Sexuelle war für mich mit Pornos verbunden. Ich konnte mir nie vorstellen, dass ich, dieser Typ mit diesem Schwanz, echten Sex mit einer echten Frau haben würde. Jetzt habe ich das Gefühl, dass Sex die natürlichste Sache der Welt ist. Zur Hölle ja, ich kann Sex haben. Zum Teufel, ja, es gibt eine Menge Frauen da draußen, die es mit mir machen wollen! Plötzlich erscheinen mir meine selbstzerstörerischen Gedanken so dumm und zeitraubend. Endlich fühle ich, was die meisten Männer fühlen. Und es ist fantastisch.

AUSWIRKUNGEN AUF DIE ROMANTIK

Auch Beziehungen werden durch den Konsum von Pornos beeinflusst, was durchaus Sinn ergibt. Zu viel Stimulation kann das stören, was Wissenschaftler als Paarbildung oder Verlieben bezeichnen. Als Forscher paarbindende Tiere auf Amphetamin setzten, entwickelten die von Natur aus monogamen Tiere keine Vorliebe mehr für einen einzelnen Partner.[65] Künstliche, ungewöhnlich intensive Stimulation übernimmt ihre Bindungsmechanismen, sodass sie wie normale (promiskuitive) Säugetiere werden, bei denen die Schaltkreise des Gehirns für dauerhafte Bindungen unterdrückt sind. Forschungen beim Menschen deuten ebenfalls darauf hin, dass eine zu starke Stimulation die Paarbindung schwächt. Einer Studie aus dem Jahr 2007 zufolge führt die bloße Exposition gegenüber zahlreichen sexy Frauenbildern dazu, dass ein Mann seine reale Partnerin abwertet.[66] Er bewertet sie nicht nur in Bezug auf Attraktivität, sondern auch in Bezug auf Wärme und Intelligenz niedriger. Auch nach dem Konsum von Pornos berichten Personen beiderlei Geschlechts über eine geringere Zufriedenheit mit ihrem Intimpartner – einschließlich der Zuneigung, des Aussehens, der sexuellen Neugier und der Leistung des Partners.[52] Und sowohl Männer als auch Frauen messen dem Sex ohne emotionale Beteiligung eine größere Bedeutung bei.

Mittlerweile gibt es über 70 Studien – die meisten davon recht neueren Datums –, die den Konsum von Internetpornos (oder problematischen Pornokonsum) mit sexuellen Problemen, geringerer Erregbarkeit gegenüber sexuellen Reizen und verminderter sexueller Beziehungszufriedenheit in Verbindung bringen.[51] Tatsächlich wird bei Männern ein höherer Pornokonsum durchweg mit einer geringeren Freude an der sexuellen Intimität mit einer Partnerin in Verbindung gebracht.

> (Tag 125) Ich bin in einer Langzeitbeziehung, und ich kann mich dafür verbürgen, dass das Einstellen des Pornokonsums unserem Sexualleben geholfen hat. Und zwar sehr. Ich hatte weder ED noch VE oder irgendeine andere Art von sexuellen Problemen, aber im Vergleich zu dem, was wir jetzt haben, war unser Sexleben, während ich masturbierte … langweilig. Jetzt ist es alles andere als langweilig, und wir haben beide eine stärkere Libido als früher. Ich weiß nicht genau, wie – oder ob – mein Aufhören ihre Libido beeinflusst hat, aber sie interessiert sich jetzt auf jeden Fall viel mehr für Sex.

* * *

(Alter 50) Im Laufe der Jahre schlug ich meiner Frau verschiedene Aktivitäten direkt aus Pornogeschichten vor. Mit einigen davon war sie einverstanden, aber es war nie zufriedenstellend. Obwohl wir im Vergleich zu den meisten Menschen unseres Alters ein anständiges Sexualleben hatten, verglich ich die Pornoszenarien immer mit meinem realen Leben und meiner wirklichen Frau und war unzufrieden. Jetzt ändern sich die Dinge. Während des Geschlechtsverkehrs gestern Abend fühlte ich plötzlich einen sehr intimen, fast beängstigend intimen, tiefen Kontakt, wie ich ihn noch nie zuvor erlebt habe. Es war irgendwie schockierend für mich. Es war auf eine Art und Weise wunderbar, die ich nicht beschreiben kann, aber ich empfinde tiefe Ehrfurcht darüber.

* * *

(Alter 19) Obwohl ich mir Pornos anschaute, war ich nie wirklich jemand, der Sex wollte. ZWEI Jungs haben es geschafft, mein Interesse zu wecken. Ich glaube jedoch, dass Pornos/Masturbation meine Sehnsucht, mit einem von ihnen zusammen zu sein, unterdrückten. Seit ich damit aufgehört habe, wurde mir plötzlich klar, dass ich die beiden wirklich mag, und ich konnte mir vorstellen, in einer festen Beziehung mit einem der beiden vollkommen glücklich zu sein. Plötzlich fühlte es sich an, als ob ... mein Herz nach ihnen greifen würde. Anstatt zu träumen, dachte mein Körper: „Lass uns das im echten Leben verwirklichen". Plötzlich fühlte ich, wie diese riesige Welle einer seltsamen, anziehungsartigen Energie über mich hereinbrach. [Er begann bald eine Beziehung mit einem der Männer.]

* * *

(Alter 30) In der Vergangenheit war Sex nicht emotional. In gewisser Hinsicht war es so, als wäre niemand anderes beteiligt, weil ich aus dem einen oder anderen Grund die ganze Zeit in meinem eigenen Kopf war (Fantasieren, VE-Probleme usw.). Freundinnen zwischen Mitte 20 und Anfang 30 haben mich einfach nicht annähernd so erregt wie die Highspeed-Pornos, egal wie gut die Frauen aussahen. Damals habe ich diese Dinge natürlich nicht erkannt, aber seit Beginn dieser Reise vor 4 Monaten kann ich ehrlich sagen, dass ich schockiert bin, wie gut Sex mit meiner Freundin sein kann, wenn man das konstante, stetige Muster des Pornokonsums eliminiert.

* * *

(200 Tage) Ich habe jetzt einen unbestreitbaren Sexualtrieb. Ich will meine Frau mehr denn je. Wenn eine lange Zeit ohne Sex vergeht, spüre ich diese sogenannte „sexuelle Spannung", die offenkundig real ist. Und lassen Sie mich Ihnen sagen – wenn Sie an diesem Punkt angelangt sind, wird es Ihnen wirklich egal sein, welche super spezifischen Pornofetische Sie für das Einzige hielten, worauf Sie konnten, denn schon das Wort FRAU (oder Mann oder was auch immer) wird Ihren Trieb anregen.

* * *

Mein sexuelles Verlangen war noch nie höher, und ich bin aufmerksamer gegenüber Frauen, die gute Freundinnen und schließlich gute Mütter werden könnten. Es geht nicht mehr nur um ihre Schönheit.

* * *

> Bevor mir klar wurde, dass Pornografie das Problem ist, dachte ich immer, ich müsste mir gesündere Fantasien verschaffen. Jetzt, fast 8 Monate nachdem ich mit den Pornos aufgehört habe, stelle ich fest, dass die Fantasien, die ich früher hatte, mich nicht mehr ansprechen ... überhaupt nicht mehr. Meine Frau und ich haben beide viel, viel mehr Spaß am Sex, wenn keine Fantasie im Spiel ist. Ich bin jetzt in der Lage, mit ihr ohne Erektionsprobleme Geschlechtsverkehr zu haben, von Angesicht zu Angesicht mit Blickkontakt.

SOZIALE ÄNGSTE UND SELBSTWERTGEFÜHL

Wenn es den Konsumenten gelingt, auf Pornos zu verzichten, steigt in der Regel ihr Wunsch, mit anderen in Kontakt zu treten. Häufig wachsen auch ihr Selbstwertgefühl, ihre Fähigkeit, anderen in die Augen zu sehen, ihr Sinn für Humor, ihr Optimismus, ihre Attraktivität für potenzielle Partner und so weiter. Selbst diejenigen, die früher unter schweren sozialen Ängsten litten, gehen oft neue Wege in Bezug auf soziale Kontakte: Lächeln und Scherzen mit Arbeitskollegen, Online-Dating, Meditationsgruppen, Beitritt zu Clubs, Nachtlokalen und so weiter. In einigen Fällen dauert es Monate, aber bei anderen verläuft der Wandel so schnell, dass er sie überrascht.

YBOP war nicht das einzige Forum, das von dieser unerwarteten Verbindung berichtet hat. In seinem berühmten TED-Vortrag „The Demise of Guys" stellte der bekannte Psychologe Philip Zimbardo fest, dass die „Erregungssucht" (Pornos, Videospiele) ein wesentlicher Faktor für die Zunahme sozialer Unbeholfenheit und Angst unter den Digital Natives ist.

Zimbardos Hypothese besagt, dass eine zu lange Bildschirmzeit die Entwicklung normaler sozialer Fähigkeiten beeinträchtigen kann. Bereits in zehn Studien wird der Pornokonsum mit Angst in Verbindung gebracht, in einer elften mit Schüchternheit.[67] Dies erklärt jedoch nicht die Zunahme des Selbstvertrauens und der Extrovertiertheit nach dem Ausstieg oder warum es einigen Männern so schnell besser geht.

In *Neustart im Kopf: Wie sich unser Gehirn selbst repariert* vertritt der Psychiater Norman Doidge die Ansicht, dass die intensive Stimulation der heutigen Pornos zu einer Umstrukturierung von Hirnarealen führt, die sonst dazu dienen würden, soziale Bindungen lohnend zu machen. Echte Menschen werden weniger lohnend, „falsche“ Menschen werden viel verlockender. Vielleicht öffnet der Entzug von Pornos wieder den Raum für natürliche Belohnungen wie Freunde und Partner. Darauf gehe ich im nächsten Kapitel näher ein.

Vor den Pornos hatte ich viele Freunde, ein paar Freundinnen, und ich fühlte mich wie auf dem Gipfel der Welt. Es gab nichts, was mich zu Fall bringen konnte. Ich hatte das Gefühl, dass ich auf alles, was passieren könnte, auf meine eigene Art und Weise reagieren konnte. Dann bekam ich einen neuen Computer ... Nach ein oder zwei Jahren fand ich mich in einer WIRKLICH tiefen sozialen Angst wieder, konsumierte zudem zu viel Gras und wusste nicht mehr, was ich mit meinem Leben anfangen sollte.

* * *

Ich bin nicht so ein typischer, selbst diagnostizierter, sozial unbeholfener Freak. Ich war bei einem Psychiater, der bei mir mäßige bis schwere soziale Ängste diagnostizierte, und mir wurden Medikamente verabreicht. Ich kenne den Adrenalinschub, den man bekommt, wenn ein Fremder einem nahe kommt, den Beinahe-Herzinfarkt, den man fühlt, wenn man versucht, während eines Kurses oder einer Sitzung zu sprechen (als ob man das jemals tun würde), die langen einsamen Spaziergänge, die man unternimmt, um keinen Umgang mit Fremden haben zu müssen. Ich kenne die unbegründete Scham, wenn man einer anderen Person in die Augen sieht, die riesige Mauer, die man zwischen sich und Fremde stellt. Schwitzen, Zittern, Panikattacken, Selbsthass, Selbstmordgedanken, ich habe das alles schon durchgemacht. Seit zwei Jahren versuche ich nun schon, aufzuhören, und dies ist die längste Enthaltung, die ich je durchgeführt habe. Ich erlebe die „Folter", die ich oben beschrieben habe, nicht mehr. Nein, ich bin kein neuer Mensch, kein sozialer Schmetterling. Ich bin immer noch ich selbst, aber ich bin frei von den Fesseln, die man soziale Phobie nennt. In den vergangenen zwei Jahren habe ich mehr Beziehungen geknüpft, mehr Frauen getroffen, mehr Freunde gefunden als in meinen ersten 25 Jahren. Ich bin zufrieden und fühle mich wohl in meiner eigenen Haut, und die Mauer, die ich zwischen mir und anderen Menschen errichtet habe, ist zerbröckelt.

* * *

Soziale Interaktion. Davor hatte ich vor 50 Tagen noch totale Angst und war dazu nicht in der Lage. In der vergangenen Woche habe ich unglaublich reibungslos und mühelos mit Menschen interagiert, mit denen ich während des Pornokonsums nicht hätte interagieren können. Früher war ich nicht in der Lage, den Menschen in die Augen zu sehen. Ich habe mich vor Leuten, die ich kannte, in der Öffentlichkeit absichtlich versteckt, um unangenehme Gespräche zu vermeiden. Ich konnte mich unmöglich in ein Gespräch einbringen. Frauen, selbst diejenigen, die ich persönlich kannte, schüchterten mich ein. Ich fantasierte den ganzen Tag davon, wie ein normaler Mensch interagieren zu können ... All dies ändert sich nun direkt vor meinen Augen auf höchst drastische Weise. Ich kann voller Selbstvertrauen interagieren; ich kann ich selbst sein. Ich kann Blickkontakt mit anderen

Menschen halten. Ich bin tatsächlich Teil des Gesprächs, anstatt distanziert zu sein und darüber nachzudenken, wie ich es beenden kann.

***

Neue Leute, die ich treffe, sagen mir, dass ihnen mein Selbstvertrauen gefällt und dass sie mich für einen guten Gesprächspartner halten – Komplimente, die ich noch vor wenigen Monaten nicht erwartet hätte.

***

Meine Interaktionen mit Frauen haben sich völlig verändert. Es scheint eine unbewusste Wahrnehmung zu geben, dass man mehr Macht oder so etwas hat. Es ist schwer zu erklären. Die Frauen machen mir Komplimente über mein Aussehen und meinen Körper. Ich kann die Körpersprache der Menschen besser lesen. Man kann mich nicht mehr so einschüchtern wie früher. Ihre Wut prallt einfach an mir ab, und ich bleibe in einem gelassenen Zustand.

KONZENTRATIONSPROBLEME

Diejenigen, die neu starten, berichten häufig, dass sie eine „bessere Konzentration“, „keinen Brainfog mehr“, ein „klareres Denken“ und ein „besseres Gedächtnis“ haben. Es überrascht nicht, dass Forscher erläutern, dass das Ansehen von Pornos (oder Erotika) mit Konzentrationsproblemen,[68] Störungen des Arbeitsgedächtnisses, schlechteren Führungsfunktionen,[69, 70, 71] und verminderter akademischer Leistung verbunden ist.[72] Mehrere Forschungsgruppen haben inzwischen den Pornokonsum mit Impulsivität oder der Unfähigkeit, Befriedigung hinauszuzögern, in Verbindung gebracht.[22, 28, 73] Somit hat der Konsum von Pornos unheilvolle Auswirkungen auf das Erreichen von Lebenszielen. Diese Ergebnisse stimmen mit der Feststellung überein, dass ein moderater Pornokonsum, selbst bei Nicht-Süchtigen, mit einer geschrumpften, grauen Substanz in Hirnregionen korreliert, die mit kognitiven Funktionen assoziiert sind.[10]

Als ich [Internetpornografie] benutzte, hatte ich Brainfog oder ein ständiges verkatertes Gefühl, was es mir schwer machte, mich zu konzentrieren, mit Leuten zu reden oder einfach meine alltäglichen Aufgaben zu erledigen. Nach 7 bis 10 Tagen ohne Pornos verschwand dieses Gefühl. Mein Verstand wurde sehr klar, die Gedanken leicht kontrollierbar, und ich wurde im Allgemeinen viel entspannter.

* * *

Ich bin 34 Jahre alt und habe vor einigen Monaten zum ersten Mal das Medikament Adderall genommen. 2 Monate, nachdem ich mit dem Pornokonsum aufgehört habe, brauche ich es schon gar nicht mehr.

Dies sind einige der Vorteile, die ich erfahren habe: Ich kann mir Informationen viel besser merken und behalten. Ich kann mich viel besser an Ereignisse aus meinem früheren Leben erinnern. Ich bin nicht mehr gereizt und bin konzentrierter. Ich kann Aufgaben sehr viel schneller ausführen.

* * *

Ein weiteres Ergebnis: Mein Schreiben ist viel besser geworden. Ich meine nicht die Handschrift (obwohl die sich auch verbessert hat). Ich meine Wortwahl, Satzbau, etc. In meinem ersten Jahr an der Graduiertenschule (das ich gerade abgeschlossen habe) war das Schreiben eine echte Herausforderung. Jetzt, nach dem Porno-Entzug, ist es ein Vergnügen. So einfach und frei. Ich habe mehr Wörter zur

Verfügung, wahrscheinlich, weil sich mein Gedächtnis im Allgemeinen verbessert hat.

* * *

Ich hatte immer ein gutes Gedächtnis, aber seit dem Beenden des Pornokonsums ist es durch die Decke gegangen. Ich kann in einen Raum mit 15 Personen gehen und all ihre Telefonnummern in weniger als 5 Minuten lernen und gezielt abrufen. Perfektes Ergebnis. Soziale Ängste und dieses dämliche negative Denken → raus mit dem Müll.

* * *

Für diejenigen unter euch, die an der Uni sind: NoFap ist ein Wunder für das Gehirn. Früher musste ich mich zwingen, mich auf den Unterricht zu konzentrieren, und am Ende sind meine Gedanken dann doch immer abgedriftet. Jetzt kann ich mich in einer 3-stündigen Vorlesung fast ohne Probleme konzentrieren.

DEPRESSIONEN UND WEITERE PROBLEME

Wissenschaftler betrachten Depressionen heute als einen Zustand niedriger Energie und geringer Motivation. Jüngste Forschungen haben bestätigt, dass der Neurotransmitter Dopamin hierbei der Hauptakteur ist.[74] Tatsächlich könnte ein gestörter/wiederhergestellter Dopamin-Signalweg hinter vielen Symptomen/Verbesserungen stehen, von denen genesende Anwender berichten. Auch dazu mehr im nächsten Kapitel.

Ich stelle fest, dass ich viel seltener Depressionen und Gefühle der Wertlosigkeit erlebe. Ich kann morgens leichter aufstehen und finde die Motivation, vor dem Schlafengehen öfter den blöden Abwasch zu erledigen.

* * *

Ich bin glücklicher. Viel, viel glücklicher. Ich leide normalerweise an einer Winterdepression und wurde vor einigen Jahren mit einer leichten klinischen Depression diagnostiziert, aber in diesem Herbst/Winter fühle ich mich großartig. Ich habe mehr Energie.

* * *

Als Mann mit einer genetisch bedingten Depression hat es mir mehr gebracht, pornofrei zu sein als alle Medikamente, die ich jemals nehmen musste. Es ist, als ob mich das wacher, aufmerksamer und glücklicher macht als die Antidepressiva oder die anderen Medikamente, die ich alle eingeworfen habe.

* * *

Meine lebenslangen (so dachte ich) Ängste, Depressionen und psychische Probleme haben sich scheinbar aufgelöst und sind nicht mehr länger diese brüllenden Löwen in meinem Inneren. Ich habe in den letzten beiden Jahren ein Serotonin-Medikament genommen und konnte es vollständig absetzen. In diesen 90 Tagen habe ich meinen bisher bestbezahlten und lohnendsten Job bekommen, mich viel besser mit Freunden und Familie verbunden und habe einen Überschuss an Energie und Elan gehabt, von dem ich nie gedacht hätte, dass er möglich ist. Aufgrund meiner neu gefundenen Selbstbeherrschung habe ich mehr Geld auf meinem Bankkonto. Ich bemerke mehr Respekt von anderen, weil es scheint, als ob sie intuitiv spüren, dass ich mich selbst respektiere.

* * *

Aufhören ist kein Allheilmittel für Ihre Lebensprobleme – aber es ist das Fundament, ein gepflügtes Feld, auf dem Sie die Saat für eine neue Zukunft säen können. Und diese Zukunft ist nicht durch die Heimlichtuerei und Scham beeinträchtigt, die mit dem Sturz in die scheinbar unausweichliche Grube der pornobedingten Verzweiflung einhergeht – eine Verzweiflung, die so viele von uns kennen. Ein Leben voller Hoffnung und Stärke – und nicht voller vollgewichster Papiertaschentücher, Eifersucht, Verbitterung, Selbsthass, Abneigung und unerfüllter Träume.

Inzwischen korrelieren fast ein Dutzend Studien den Pornokonsum oder den problematischen Pornokonsum mit Depressionen (siehe beispielsweise [11, 14, 75]). Zu den in diesen (oder anderen) Studien mit dem Pornokonsum korrelierten Zusammenhängen gehören auch Psychotizismus, paranoides Denken, Stress,[76] psychosomatische Symptome[77] und Narzissmus.[78]

Angesichts dieses umfangreichen, informellen Experiments scheint es klar, dass die weit verbreitete Ansicht, dass Pornografie, insbesondere Online-Pornografie, harmlos ist, dringend überdacht werden sollte. Wir können nicht davon ausgehen, dass sich Tausende von Menschen irren, die ihre Genesung von übermäßigem Pornokonsum beschreiben. Tatsächlich bestätigen die bisher veröffentlichten Forschungsergebnisse ihre Erfahrungen in überwältigender Mehrheit.

Wie wir im Folgenden sehen werden, ist es durchaus plausibel, dass

- die von ihnen beschriebenen Symptome real sind,
- die Nutzung von Online-Pornografie sie verursacht und
- eine Verhaltensänderung erhebliche Vorteile bringen kann.

In jedem Fall haben Pornokonsumenten, die unter den oben beschriebenen Symptomen leiden, wenig zu verlieren, wenn sie die Internetpornografie für einige Monate einstellen, um zu sehen, ob ihre Symptome abklingen.

KAPITEL 2

DAS GEHIRN LÄUFT AMOK

Die Wahl zu haben, ist eine subtile Form von Krankheit.
Don DeLillo, Bluthunde

Schon mal etwas vom Coolidge-Effekt gehört? Er ist ein anschauliches Beispiel dafür, wie unerbittlich sexuelle Neuheit das Verhalten steuern kann. Der Effekt zeigt sich bei Säugetieren, vom Widder bis zur Ratte, und so funktioniert er: Man steckt eine männliche Ratte in einen Käfig mit einer empfänglichen weiblichen Ratte. Zuerst kann man einen regelrechten Kopulationsrausch erkennen. Dann, nach und nach, sinkt das Interesse des Männchens an diesem Weibchen. Selbst wenn sie mehr will, hat er genug. Ersetzt man jedoch das ursprüngliche Weibchen durch ein anderes, erwacht das Männchen sofort wieder zum Leben und kämpft tapfer darum, sie zu befruchten. Sie können diesen Prozess mit neuen Weibchen so lange wiederholen, bis das Männchen vollständig verausgabt ist. Die Fortpflanzung hat für die Gene schließlich die oberste Priorität. Bestes Beispiel dafür ist der männliche Antechinus, ein mausartiges Geschöpf aus Australien, das sich in einen so wütenden Paarungsrausch steigert, dass es sein eigenes Immunsystem zerstört und daraufhin stirbt.

Offensichtlich ist die menschliche Paarung im Allgemeinen komplexer. Zum einen gehören wir zu den eigentümlichen drei bis fünf Prozent der Säugetierarten mit der Fähigkeit zu langfristigen Bindungen. Doch auch sexuelle Neuerungen können uns begeistern.

Der Coolidge-Effekt selbst hat seinen Namen von US-Präsident Calvin Coolidge. Er und seine Frau waren einst auf einer Farm unterwegs.

Während der Präsident woanders war, zeigte der Landwirt Mrs. Coolidge stolz einen Hahn, der den ganzen Tag lang, Tag für Tag, mit den Hennen kopulieren konnte. Mrs. Coolidge schlug vor, dass der Farmer dies Mr. Coolidge erzählte, was er auch tat. Der Präsident dachte einen Moment nach und fragte dann: „Immer mit der gleichen Henne?“. „Nein, Sir“, antwortete der Bauer. „Erzählen Sie das mal Mrs. Coolidge“, erwiderte der Präsident.

Die Vorliebe für einen neuen Partner hilft, die Nutzung von Internetpornos voranzutreiben. Auf seiner grundlegendsten Ebene ist dieser Impuls der Weg der Evolution, um sicherzustellen, dass kein Weibchen unbefruchtet bleibt. Was aber treibt die Verlockung der Neuheit auf der physischen Ebene an?

Primitive Schaltkreise im Gehirn steuern Emotionen, Triebe, Impulse und unbewusste Entscheidungen. Sie erledigen ihre Arbeit so effizient, dass die Evolution schon lange vor dem Menschen keine Notwendigkeit gesehen hat, sie zu verändern.[79] Der Wunsch und die Motivation, Sex zu haben, entspringen weitgehend der neurochemischen Substanz Dopamin.[80] Dopamin verstärkt das Herzstück eines primitiven Teils des Gehirns, der als Belohnungssystem bekannt ist. Dort erleben Sie Begierden und Vergnügen, und dort werden auch die Süchte gebildet.

Belohnungssystem (vereinfacht)

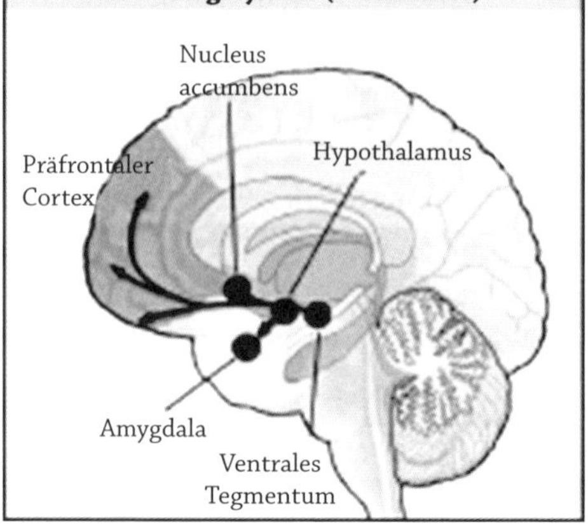

Dieses uralte Belohnungssystem zwingt Sie dazu, Dinge zu tun, die Ihr Überleben fördern und Ihre Gene weitergeben. Ganz oben auf unserer Liste menschlicher Belohnungen stehen Nahrung,[81] Sex,[82] Liebe,[83] Freundschaft und Neuheit[84]. Diese werden als „natürliche Belohnungen“ bezeichnet, im Gegensatz zu süchtig machenden Chemikalien (die sich eben diesen Kreislauf zu eigen machen können).

Der evolutionäre Zweck von Dopamin besteht darin, Sie zu motivieren, das zu tun, was Ihren Genen dient.[85] Je größer der Spritzer Dopamin ist, desto mehr wollen oder sehnen Sie sich sogar nach etwas. Gibt es kein Dopamin, ignorieren Sie es einfach. Kalorienreicher Schokoladenkuchen und Eiscreme – ein Riesenspaß. Sellerie – nicht so sehr. Dopaminschübe sind das Barometer, mit dem Sie den potenziellen Wert jeder Erfahrung bestimmen. Sie sagen Ihnen, was Sie tun oder vermeiden und worauf Sie Ihre Aufmerksamkeit richten müssen. Darüber hinaus teilt Ihnen Dopamin mit, woran Sie sich erinnern müssen, indem es Ihnen hilft, Ihr Gehirn über neue oder stärkere Nervenverbindungen neu zu verdrahten.[86] Sexuelle Stimulation und Orgasmus bilden zusammen den größten natürlichen Ausstoß von Dopamin und Opioiden, der Ihrem Belohnungssystem zur Verfügung steht.

Obwohl Dopamin manchmal als das „Glückshormon“ bezeichnet wird, geht es eigentlich um das Suchen und Streben nach Lust,[87] nicht um die Lust selbst. Daher steigt Dopamin mit der Vorfreude an.[88] Es ist Ihre Motivation und Ihr Antrieb, potenzielles Vergnügen oder langfristige Ziele zu verfolgen.[89] Es wirkt in den Synapsen von Nervenzellen, indem es sich an Rezeptoren bindet, um elektrische Impulse zu stimulieren, wie die folgende Abbildung zeigt.

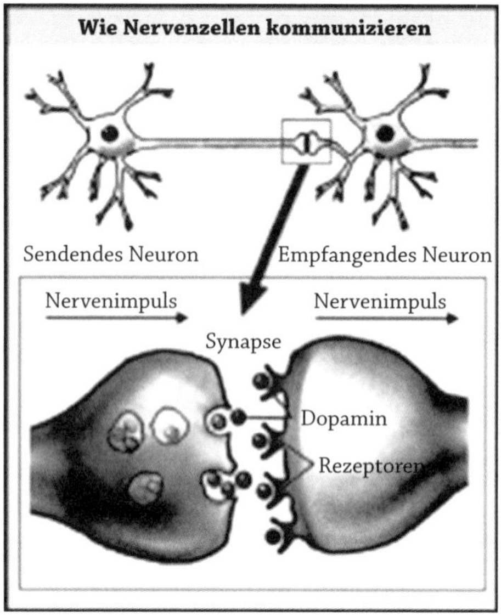

Die letztendliche Belohnung oder das, was wir als Glücksgefühle erleben, ist die Freisetzung endogener Opioide. Diese morphinähnlichen Chemikalien binden auch an Rezeptoren innerhalb des Belohnungssystems. Die Lust des Höhepunktes scheint aus einer riesigen Freisetzung von Opioiden zu entstehen. Ein Beispiel für ein weniger intensives Opioid-Erlebnis wären die Ahhhh-Gefühle, die auftreten, wenn Sie Ihr Lieblingsdessert genießen oder an einem heißen, sonnigen Tag kaltes Wasser trinken. Im Gegensatz dazu drängen Spritzer von Dopamin Sie dazu, mit einem Orgasmus abzuschließen, das Dessert auszulöffeln oder einen Brunnen zu finden.

Stellen Sie sich Dopamin als *Verlangen* und Opioide als *Vorliebe* vor, obwohl diese Funktionen im Gehirn nicht so einfach voneinander getrennt sind.[90] Wie die Psychologin Susan Weinschenk erklärte, „bewirkt Dopamin, dass wir wollen, begehren, streben und suchen".[91] Aber „das Dopaminsystem ist stärker als das Opioidsystem. Wir suchen mehr, als dass wir zufrieden sind. Das Suchen hält uns eher am Leben, als wenn wir in einem zufriedenen Dämmerzustand herumsitzen."

Eines der wichtigsten Ungleichgewichte bei chronischer Überstimulation und letztlich bei Sucht ist, dass das Verlangen und die Begierde zunehmen, während das Vergnügen oder die Vorliebe abnehmen. Süchtige wollen „es" mehr, mögen „es" aber allmählich weniger. Sucht kann man vergleichen mit dem *Verlangen danach, Amok zu laufen*.[92]

NEUHEITEN, IMMER MEHR NEUHEITEN

Dopamin wird durch Neuheit beeinflusst.[84] Ein neues Auto, ein gerade erst veröffentlichter Film, das neueste Gerät ... wir alle jagen nach Dopamin. Der Nervenkitzel lässt nach, wenn das Dopamin sinkt. Im obigen Beispiel stößt das Belohnungssystem der Ratte bei dem derzeitigen Weibchen immer weniger Dopamin aus, produziert aber einen großen Dopaminschub bei einem neuen Weibchen.

Kommt Ihnen das bekannt vor? Als australische Forscher wiederholt denselben Erotikfilm vorführten, zeigten sowohl die Penisse als auch subjektive Berichte der Testpersonen eine fortschreitende Abnahme der sexuellen Erregung.[93] Immer wieder dasselbe wird einfach langweilig. Gewöhnung deutet auf einen Rückgang des Dopaminspiegels hin. Nach 18 Vorführungen – gerade als die Testpersonen einnickten – setzten die Forscher für die 19. und 20. Vorführung neuartige Erotika ein (siehe Grafik unten). Volltreffer! Die Testpersonen und ihre Penisse wurden wieder wach. (Ja, Frauen zeigten ähnliche Effekte.[94]) Männer ejakulieren mit einem größeren Volumen und beweglicheren Spermien, und das schneller, wenn sie sich eine neue Pornodarstellerin ansehen.[95] Das primitive Gehirn geht scheinbar davon aus, dass es reale Menschen befruchtet, wenn man zu Bildern masturbiert.

Internetpornos sind besonders verlockend, weil die Neuheit immer nur einen Klick entfernt ist. Es könnte eine neuartige „Partnerin" sein, eine ungewöhnliche Szene, ein seltsamer sexueller Akt oder irgendetwas anderes Neues. Beliebte Porno Tube Sites präsentieren auf jeder

Seite Dutzende verschiedener Clips und Genres. Sie fesseln uns mit unerschöpflicher sexueller Neuheit.

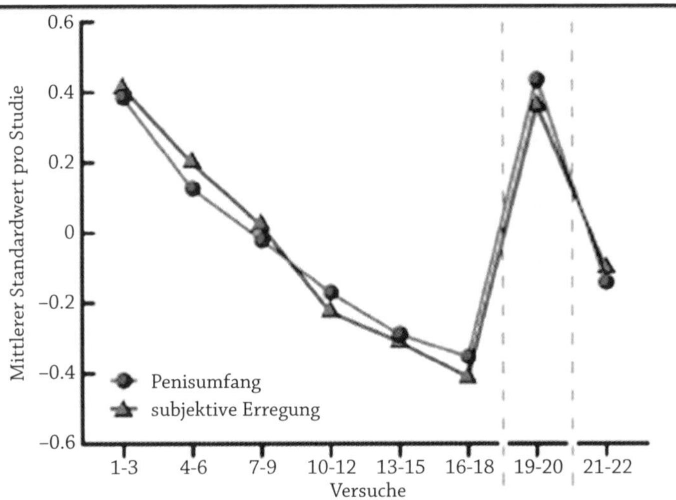

Quelle : "Changes in the magnitude of the eyeblink startle response during habituation of sexual arousal" Eric Koukounas, Ray Over. Behaviour Research and Therapy 38 (2000) 573-584

Wenn man dort mehrere Registerkarten öffnet und stundenlang darauf klickt, kann man alle zehn Minuten mehr neuartige Sexualpartner „durchlaufen", als unsere Jäger- und Sammler-Vorfahren in ihrem ganzen Leben erlebt haben. Die Realität sieht natürlich anders aus. Was sich wie ein Füllhorn an Reichtümern anfühlt, ist die Zeit, die man vor einem Bildschirm verbringt, auf der Suche nach etwas, das anderswo existiert.

> Ich habe in meinem Browser immer mehrere Fenster geöffnet, jedes mit vielen, vielen Registern. Die Hauptsache, die mich erregt, ist die Neuheit. Neue Gesichter, neue Körper, neue „Wahlmöglichkeiten". Ich habe sogar sehr selten eine komplette Pornoszene angesehen und kann mich nicht erinnern, wann ich mal einen ganzen Film gesehen hätte. Zu langweilig. Ich wollte immer etwas Neues.

ÜBERNORMALER SCHLÜSSELREIZ

Erotische Wörter, Bilder und Videos gibt es schon lange – ebenso wie den neurochemischen Rausch durch neue Partner. Was also macht die heutigen Pornos so einzigartig fesselnd? Nicht nur ihre unendliche Neuheit. Dopamin löst auch andere Emotionen und Reize aus, die in Internetpornos oft eine wichtige Rolle spielen:

- Überraschung,[96] Schock (Was ist in heutigen Pornos nicht schockierend?)
- Bruch der Erwartungen[97] („Dieses Genre ist anders als alles, was ich je gesehen habe.")
- Angst[98] (Pornos, die mit Ihren Werten oder Ihrer Sexualität unvereinbar sind)
- Streben[99] und Suchen (Manche Wissenschaftler nennen das Belohnungssystem den „Suchkreislauf".)

Würde irgendjemand *Playboy*- oder Softcore-Videos als „schockierend" oder „angsterzeugend" bezeichnen? Würde eins von beiden die Erwartungen eines Jungen über 13 Jahren, der gute Computerkenntnisse hat, verletzen? Weder das eine noch das andere ist vergleichbar mit einer Google-Pornosuche mit mehreren Registern. Viele dieser emotionalen Zustände (Angst, Scham, Schock, Überraschung) erhöhen nicht nur den Dopaminspiegel, sondern verstärken auch Stresshormone und Neurotransmitter (Noradrenalin, Adrenalin, Cortisol). Diese Stressneurochemikalien erhöhen die Erregung[100] und verstärken die bereits starke Wirkung von Dopamin. Im Laufe der Zeit kann das Gehirn eines Pornokonsumenten Angstgefühle[101] oder Risikobereitschaft mit Gefühlen sexueller Erregung verwechseln.[54] Dies könnte erklären, warum einige Pornokonsumenten zu immer extremeren Pornos masturbieren. Sie brauchen diesen zusätzlichen neurochemischen Ruck, um zum Orgasmus zu kommen.

Tatsächlich ähneln Internetpornos sehr stark dem, was Wissenschaftler als *einen übernormalen Schlüsselreiz* bezeichnen.[102] Vor Jahren entdeckte der Nobelpreisträger Nikolaas Tinbergen, dass Vögel, Schmetterlinge und andere Tiere so getäuscht werden können, dass sie falsche Eier und Partner bevorzugen. Weibliche Vögel bemühten sich zum Beispiel, auf Tinbergens überlebensgroßen, lebhaft gefleckten Gipseiern zu sitzen, während ihre eigenen blassen, gefleckten Eier ohne jegliche Fürsorge blieben. Männliche Prachtkäfer ignorieren echte Partnerinnen zugunsten vergeblicher Bemühungen, mit den braunen Flaschenböden von Bierflaschen zu kopulieren.[103] Für einen Käfer sieht eine Bierflasche wie das heißeste Weibchen aller Zeiten aus.

Mit anderen Worten: Anstatt dass die instinktive Reaktion an einem „Sweet Spot" aufhört, an dem das Tier nicht vollständig aus dem Paarungsspiel herausgelockt wird, löst diese angeborene Programmierung weiterhin begeisterte Reaktionen auf unrealistische, synthetische Stimuli aus. Tinbergen nannte solche Täuschungen „supranormale Stimuli", die heute oft als „übernormaler Schlüsselreiz" bezeichnet werden. Supranormale Stimuli sind übertriebene Versionen normaler Reize, welche die Eigenschaften verstärken, die wir besonders anziehend finden (z. B. sexuelle Neuheit). Interessanterweise – obwohl es unwahrscheinlich ist, dass ein Affe Bilder einer echten Partnerin vorzieht – haben Affen dafür „bezahlt" (auf Saftprämien verzichtet), um Bilder von weiblichen Affenhintern zu sehen.[104] Vielleicht ist es also gar nicht so verwunderlich, dass die heutigen Pornos unsere Instinkte täuschen können.

Wenn wir einen künstlichen, übernormalen Schlüsselreiz zu unserer obersten Priorität machen, dann deshalb, weil er einen größeren Dopaminschub im Belohnungssystem unseres Gehirns ausgelöst hat als sein natürliches Gegenstück. Für die meisten User konnten die Pornomagazine von gestern nicht mit echten Partnern konkurrieren. Ein Poster aus dem *Playboy* duplizierte nicht die anderen Qualitäten, die die damaligen Porno-User mit echten Partnern assoziierten: Augenkontakt, Berührung, Geruch, der Nervenkitzel beim Flirten und Tanzen, Vorspiel, Sex und so weiter.

Die heutigen Internetpornos sind jedoch mit übernormalen Schlüsselreizen durchsetzt, und die meisten User konsumieren sie heute, bevor sie beginnen, sexuellen Kontakt mit einer realen Person zu haben. Erstens bietet der Porno endlos neue heiße Frauen auf einen Schlag. Untersuchungen bestätigen, dass sich die Erwartung auf Belohnung und die Neuheit gegenseitig verstärken, um die Erregung zu steigern und das Belohnungssystem des Gehirns neu zu verdrahten.[105] So kann ein Pornokonsument während seiner dritten Masturbationssitzung in der Nacht zu einem neuen Genre wechseln, um die schwindende sexuelle Erregung und das zurückgehende Dopamin zu verstärken.

Zweitens bieten Internetpornos unzählige künstlich vergrößerte Brüste und durch Medikamente gigantisch aufgeblasene Penisse, übertriebene Lustgeräusche, hämmernde Stöße, doppelte oder dreifache Penetration, Gang-Bangs und andere praxisferne, aber fesselnde Szenarien.

Drittens sind statische Bilder nicht vergleichbar mit den heutigen hochauflösenden Videos, in denen Menschen intensiven Sex haben,[13] ganz zu schweigen von Virtual-Reality (VR)-Pornos. Bei Standbildern mit nackten Playboy-Bunnies war alles, was man hatte, die eigene Fantasie. Man wusste immer, was als Nächstes passieren würde, was im Fall eines 13-Jährigen in Zeiten vor dem Internet nicht viel war. Im Gegensatz dazu verstößt ein endloser Strom von „Ich kann nicht glauben, was ich gerade gesehen habe“-Videos ständig gegen Ihre Erwartungen.[97] Zu bedenken ist ebenfalls, dass Menschen sich dazu entwickelt haben, etwas zu lernen, indem sie anderen dabei zusehen, wie sie Dinge tun.

Wäre Tinbergen Science-Fiction-verrückt gewesen, hätte er wahrscheinlich gesagt: „Ich hab’s euch gesagt“, und es bewahrheitet sich darin, dass die heutigen Porno-User digitale Erotik oft anregender als echte Partner finden. Die Konsumenten möchten vielleicht gar nicht stundenlang vor einem Computer hockend vor sich hinstarren und zwanghaft klicken. Sie ziehen es vielleicht sogar vor, Zeit mit ihren Freunden zu verbringen und potenzielle Partner zu treffen. Doch die Realität hat es schwer, auf der Ebene der Gehirnreaktion zu konkurrieren, insbesondere angesichts der Unsicherheiten und Umkehrungen der sozialen Interaktion. Wie Noah Church es in seinem Memoir *Wack: Addicted to Internet Porn* ausdrückte: „Es ist nicht so, dass ich keinen richtigen Sex wollte, es ist nur so, dass er so viel schwieriger und verwirrender zu bekommen war als Pornografie." Und dies findet ein Echo in zahlreichen Berichten von Betroffenen:

> Ich war lange Zeit Single, und in dieser Zeit gab es nur sehr wenige Verabredungsmöglichkeiten, und da begann ich, häufig zu Pornos zu masturbieren. Ich war erstaunt, wie schnell ich da reingezogen wurde. Ich fing an, ganze Arbeitstage mit dem Surfen auf Pornoseiten zu verbringen. Mir war gar nicht richtig bewusst, was mit mir geschah, bis ich mit einer Frau im Bett war und mich dabei ertappte, wie ich verzweifelt versuchte, mich an Pornobilder zu erinnern, um einen Ständer zu bekommen. Ich hätte nicht gedacht, dass mir das passieren könnte. Glücklicherweise hatte ich vor dem Pornokonsum eine lange Zeit gesunden Sex gehabt, sodass ich erkannte, was vor sich ging. Nachdem ich aufgehört hatte, hatte ich auch wieder Sex, und zwar oft. Und kurz danach lernte ich meine Frau kennen.

Heutzutage ist kein Ende der supranormalen Stimulation in Sicht. Im Wettbewerb mit Robotern[106] und Sexspielzeug, das mit Pornos[107] oder mit anderen Computern synchronisiert wird[108], könnte VR die Zukunft des Online-Pornos sein. Wissenschaftler, die die Auswirkungen untersuchten, berichteten Folgendes:[109]

> Wir stellten fest, dass das Potenzial eines VR-Pornos für die meisten Menschen die Türen zu einer scheinbar „perfekten" sexuellen Erfahrung öffnete – ein Szenario, dem in der realen Welt niemand gerecht werden konnte. Für andere bedeu-

tete es, die Grenzen zu erweitern, oft mit sehr expliziten und gewalttätigen Bildern, und wir wissen aus der aktuellen Pornoforschung, dass die Exposition gegenüber diesen Inhalten das Potenzial hat, im Laufe der Zeit süchtig zu machen und extremer zu werden.

Einfach ausgedrückt: Gefahr lauert, wenn:

- etwas sich als besonders „wertvoll" erweist, d. h. als übertriebene Version einer Sache, die der Mensch unwiderstehlich findet,
- etwas bequem in einem unbegrenzten, in der Natur nicht vorkommenden Angebot erhältlich ist,
- etwas in vielen Varianten vorkommt (reichlich Neuheit),
- und wir es chronisch übermäßig konsumieren.

Billiges, reichlich vorhandenes Junkfood passt in dieses Modell und wird allgemein als ein übernormaler Schlüsselreiz anerkannt. Sie können einen 1-Liter-Softdrink und eine Tüte mit salzigen Knabbereien ohne viel Nachdenken herunterschlingen, aber versuchen Sie mal, das kalorische Äquivalent in getrocknetem Wildfleisch und gekochten Wurzeln zu konsumieren!

In ähnlicher Weise verbringen Zuschauer routinemäßig Stunden damit, in Pornogalerien zu surfen, um das richtige Video für den Abschluss zu finden, wobei das Dopamin über ungewöhnlich lange Zeiträume erhöht bleibt. Stellen Sie sich mal vor, ein Jäger und Sammler hätte Stunden damit verbracht, zu demselben Strichmännchen an einer Höhlenwand zu masturbieren. Das dürfte nie passiert sein.

Bei Streaming Tube Sites kann ein Anwender sein Dopamin (und damit seine sexuelle Erregung) mit einem Klick oder einem Fingerwisch kontrollieren. Sobald das Dopamin zu sinken beginnt, kann er auf einen neuen Clip oder ein unerforschtes Pornogenre klicken, um die abnehmenden Dopaminwerte zu erhöhen. Dies war mit früheren

Pornos nicht möglich. Nicht mit Zeitschriften, nicht mit VHS-Kassetten, auch nicht mit dem Internet vor Tube Sites.

Pornografie birgt einzigartige Risiken, die über einen übernormalen Schlüsselreiz hinausgehen. Erstens ist sie leicht zugänglich, rund um die Uhr verfügbar, kostenlos und privat. Zweitens fangen die meisten User in der Pubertät an, sich Pornos anzusehen. Ihre Gehirne sind auf dem Höhepunkt ihrer Dopaminempfindlichkeit, Plastizität und Anfälligkeit für Sucht und unbeabsichtigter Neuverdrahtung von sexuellen Vorlieben.

Und schließlich gibt es Grenzen für den Verzehr von Nahrungsmitteln: die Magenkapazität und die natürliche Abneigung, die einsetzt, wenn wir keinen Bissen mehr runter bekommen. Im Gegensatz dazu gibt es keine physischen Grenzen für den Internetporno-Konsum, abgesehen von der Notwendigkeit von Schlaf- und Toilettenpausen. Ein User kann stundenlang zu Pornos masturbieren, ohne zum Höhepunkt zu kommen, ohne Gefühle der Sättigung oder Abneigung auszulösen.

Der Überkonsum von Pornos fühlt sich wie ein Versprechen des Vergnügens an, aber denken Sie daran, dass die Botschaft von Dopamin nicht „Befriedigung“ ist. Sie lautet: „Weitermachen, die Befriedigung ist d-i-r-e-k-t um die Ecke.“

> Ich habe mich immer bis kurz vor dem Orgasmus erregt, dann aufgehört, mir weiter Pornos angesehen und blieb auf mittlerem Niveau, immer kurz davor. Es ging mir mehr darum, den Porno zu sehen als zum Orgasmus zu kommen. Die Pornos fesselten meine gesamte Aufmerksamkeit, bis ich schließlich einfach erschöpft war und nur noch aus Kapitulation zum Orgasmus kam.

SEXUELLE ERREGUNG UND SUCHTMITTEL HABEN GEMEINSAME NEUROLOGISCHE MECHANISMEN

Interessanterweise zeigen Untersuchungen an Ratten, dass Methamphetamin und Kokain dieselben Nervenzellen des Belohnungszentrums übernehmen, die sich für die sexuelle Konditionierung entwickelt haben.[110] Einige der Forscher fanden auch heraus, dass Sex mit Ejakulation die Zellen, die Dopamin durch das Belohnungssystem pumpen, schrumpfen lässt (mindestens eine Woche lang). Dieselben Dopamin produzierenden Nervenzellen schrumpfen bei Heroinabhängigkeit.[111]

Vereinfacht ausgedrückt: Suchtstoffe wie Meth und Heroin sind zwanghaft, weil sie genau die Mechanismen, die sich für den Sex entwickelt haben, übernehmen. Auch andere Vergnügungen aktivieren das Belohnungszentrum, aber die damit verbundenen Nervenzellen überschneiden sich nicht so vollständig mit dem Sex. Daher fühlen sich nicht-sexuelle natürliche Belohnungen anders und weniger zwingend an.

Sexuelle Erregung und Orgasmen induzieren höhere Dopamin- und Opioidspiegel als jede andere natürliche Belohnung. Studien an Ratten zeigen, dass die bei sexueller Erregung auftretenden Dopaminspiegel denen entsprechen, die durch die Gabe von Morphin oder Nikotin induziert werden. Unterhalb unserer bewussten Wahrnehmung liegen andere Unterscheidungen. Sowohl der Sex[112] als auch der Drogenkonsum[113] führen zur Anhäufung von DeltaFosB, einem Protein, das Gene aktiviert, die an der Sucht beteiligt sind. Die molekularen Veränderungen, die es hervorruft, sind sowohl bei der sexuellen Konditionierung *als auch* beim chronischen Drogenkonsum nahezu identisch.[112] Unabhängig davon, ob es sich um Sex oder Drogenmissbrauch handelt, verdrahtet ein hohes DeltaFosB-Niveau das Gehirn neu, um nach „ihm“ zu verlangen – was auch immer „es“ ist. Suchtstoffe kooptieren also dieselben Lernmechanismen, die sich entwickelt haben, um uns Lust auf sexuelle Aktivität zu machen.

Obwohl es zu komplex ist, um dies hier aufzuklären, treten beim Orgasmus[114] mehrere vorübergehende neurologische und hormonelle Veränderungen auf, die bei anderen natürlichen Belohnungen nicht vorkommen. Dazu gehören verringerte Androgenrezeptoren im Gehirn, erhöhte Östrogenrezeptoren, ansteigende hypothalamische Enkephaline und gesteigerte Prolaktinwerte. Sie helfen unserem Gehirn auch dabei, das Knabbern von Chips von einem Orgasmus zu unterscheiden. Dopamin ist nur ein Element in einem komplexen System, das unsere Erfahrung von Verlangen, Lust, Orgasmus und postkoitaler Zärtlichkeit oder Traurigkeit untermauert.

Und so werden altbekannte Sprüche wie dieser tatsächliche Kommentar eines akademischen Sexualwissenschaftlers widerlegt: „Nun, viele Aktivitäten erhöhen den Dopaminspiegel, sodass Internetpornografie nicht süchtig machender ist als das Betrachten von Sonnenuntergängen oder das Golfspielen." Nicht zu übertreffen ist die Behauptung eines häufig zitierten Anti-Pornosucht-Psychologen, dass das Anschauen von Hardcore-Pornos sich neurologisch nicht von der Betrachtung von Bildern niedlicher Welpen unterscheidet. Diese unbegründeten Behauptungen täuschen die Öffentlichkeit in dem falschen Glauben, dass alle natürlichen Belohnungen biologisch und psychologisch gleich harmlos seien.

Übrigens ist die Behauptung, das Anschauen von Sonnenuntergängen sei nicht anders als das Anschauen von Pornos, in einer Gehirnscan-Studie aus dem Jahr 2000 tatsächlich getestet und widerlegt worden.[115] Kokainabhängige und gesunde Kontrollpersonen sahen sich Filme an: 1. mit explizit sexuellem Inhalt, 2. von Naturszenen im Freien und 3. von Personen, die Crack rauchen. Die Ergebnisse: Kokainabhängige hatten nahezu identische Gehirnaktivierungsmuster, wenn sie sowohl Pornos als auch eine Crackpfeife ansahen. Bei allen Testpersonen unterschieden sich jedoch die Gehirnaktivierungsmuster beim Betrachten von Naturszenen völlig von den Mustern beim Ansehen von Pornos. Alle Probanden hatten die selben Gehirnaktivierungsmuster bei Pornos. Wichtig ist, dass Drogen die „Sex"-Neuronen aktivieren und *ohne* tatsächlich stattfindenden Sex einen Kick auslösen können. Das gilt auch für Internetpornos. Aber nicht für Golf und Sonnenuntergänge.

Da der Orgasmus unser stärkster natürlicher Verstärker und die Reproduktion die wichtigste Aufgabe unserer Gene ist, hat das Masturbieren zu Streaming-Porno-Videos keine neurologische Entsprechung. Ich sage das, weil selbst Menschen, die der These zustimmen, dass Pornokonsum Probleme oder sogar Abhängigkeiten verursachen kann, ihn manchmal fälschlicherweise mit Suchtmitteln oder Videospielen gleichsetzen. Sicherlich haben Verhaltens- und Substanzabhängigkeit einige Veränderungen im Gehirn gemeinsam. Doch solche Analogien ignorieren den Elefanten im Raum: Unsere neuronalen Netze für Sex sind während der Adoleszenz besonders anfällig (und in gewisser Weise auch lebenslang verletzlich).

Teenager spielen keine Videospiele, um zu lernen, wie sie professionelle Attentäter werden können. Dennoch sehen Teenager heute echten Menschen beim echten Sex zu, in einer Zeit, in der das Gehirn darauf eingestellt ist, alles Sexuelle zu lernen und sich daran zu erinnern. Alkohol, Kokain und Ego-Shooter können das Dopamin im Belohnungszentrum (das für suchtbedingte Gehirnveränderungen erforderlich ist) erhöhen. Aber im Gegensatz zu Internetpornos hat keines von ihnen die Macht, unsere umfangreichen Sex- und Reproduktions-Gehirnschaltkreise zu formen oder unseren sexuellen Geschmack zu verändern.

NORMALE BEFRIEDIGUNG AUßER KRAFT SETZEN

Ein „Binge-Mechanismus“ ist ein evolutionärer Vorteil in Situationen, in denen das Überleben durch übergeordnete Sättigungsmechanismen gefördert wird („Ich bin satt“, „Ich bin fertig“).[116] Ein übermäßiger Nahrungs- oder Sexualkonsum signalisiert dem Gehirn, dass Sie den evolutionären Jackpot geknackt haben,[117] und ist ein starker neurochemischer Anreiz, sich mehr Kicks zu holen. Denken Sie an Wölfe, die bis zu zwanzig Pfund einer einzigen Beute auf einmal verputzen müssen. Oder an die Paarungszeit,[118] wenn es einen Harem zu befruchten gilt. Solche Gelegenheiten sind selten, vergehen schnell und müssen ergriffen werden.

Jetzt jedoch bietet das Internet endlose „Paarungsgelegenheiten", die ein primitiver Teil des Gehirns als wertvoll empfindet, weil sie so erregend sind. Wie es jedes gute Säugetier tun würde, so versuchen die Zuschauer, ihre Gene so weit wie möglich zu verbreiten, aber die Paarungszeit eines Pornozuschauers nimmt kein Ende. Er kann unbegrenzt weitermachen, indem er sein Dopamin mit allem aufbläst, was nötig ist.

Klick, klick, kurz davor, klick, kurz davor, klick, klick. Die Sitzungen können stundenlang dauern, Tag für Tag, und manchmal wird der entwickelte „Binge-Mechanismus" des Zuschauers zum Überlaufen gebracht. Die Evolution hat das Gehirn nicht auf diese Art von Nonstop-Stimulation vorbereitet.

Was soll ein Gehirn tun, wenn es unbegrenzten Zugang zu einer super-stimulierenden Belohnung hat, für deren Handhabung es sich nie entwickelt hat? Manche Gehirne passen sich an – und das nicht auf eine gute Art und Weise. Zuerst löst die Verwendung von Pornos und das Masturbieren bis zum Orgasmus sexuelle Spannungen auf und wird als befriedigend registriert. Aber wenn Sie sich selbst chronisch überstimulieren, kann Ihr Gehirn anfangen, gegen Sie zu arbeiten.

SOWOHL SEXUELLE KONDITIONIERUNG ALS AUCH SUCHT BEGINNEN MIT SENSIBILISIERUNG

Sie haben bereits erfahren, dass sexuelle Erregung und Suchtmittel (Meth und Kokain) dieselbe Gruppe von Nervenzellen des Belohnungssystems stimulieren. Gleichzeitig lösen sie Mechanismen aus, die dazu führen, dass der Konsument mehr will. Es ist also nicht überraschend, dass sexuelle Konditionierung („das macht mich an") und das Verlangen nach Drogenkonsum die gleiche Gehirnveränderung mit sich bringt: *Sensibilisierung*.

Dopaminspitzen setzen die neurochemischen Ereignisse in Gang, die eine Sensibilisierung bewirken.[119] Der eigentliche molekulare Schalter für die Sensibilisierung ist jedoch das Protein DeltaFosB.[112] Dopaminschwankungen lösen die Produktion von DeltaFosB aus. Es reichert sich dann langsam im Belohnungssystem an, proportional zur Menge des Dopamins, das freigesetzt wird, wenn wir uns chronisch natürlichen Belohnungen[120] (Sex,[112] Zucker,[120] Fett,[121] aerobes Training[122]) oder praktisch jeder anderen Missbrauchsdroge hingeben.

DeltaFosB wird von Wissenschaftlern als „Transkriptionsfaktor" bezeichnet. Er schaltet einen ganz bestimmten Satz von Genen ein, die das Belohnungssystem physikalisch und chemisch verändern.[113] Stellen Sie sich Dopamin als Vorarbeiter auf einer Baustelle vor, der die Befehle bellt, und DeltaFosB als Arbeiter, der den Zement gießt. Dopamin schreit: „Diese Tätigkeit ist wirklich wichtig, und Sie sollten sie immer wieder ausführen." Die Aufgabe von DeltaFosB ist es, dafür zu sorgen, dass Sie sich an die Aktivität erinnern und sie wiederholen.

Dazu verdrahtet es Ihr Gehirn neu, sodass Sie das wollen, womit Sie sich vollgestopft haben. Es kann eine Spirale entstehen, in der Wollen/Verlangen zum Tun führt, das Tun dann weitere Dopaminschübe auslöst und dieses Dopamin bewirkt, dass sich DeltaFosB ansammelt – und der Drang, das Verhalten zu wiederholen, wird mit jeder Schleife stärker.

Die Sensibilisierung beruht auf dem neurologischen Prinzip: „Nervenzellen, die zusammen feuern, verdrahten sich miteinander". Kurz gesagt, das Gehirn verbindet die Nervenzellen für sexuelle Erregung (im Belohnungssystem) mit den Nervenzellen, die Erinnerungen an die mit der Erregung verbundenen Ereignisse speichern (die Anblicke, Geräusche, Empfindungen, Gerüche und Emotionen). Wiederholte Aktivität stärkt die Zellverbindungen.

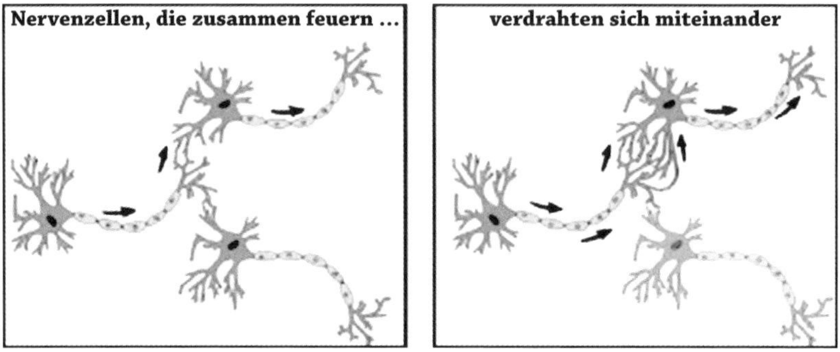

Diese in Nervenverbindungen gespeicherten Assoziationen werden von Suchtexperten als „Auslöser“ oder „Trigger“ bezeichnet. Alles, was diese Bahnen aktiviert, erregt unsere Aufmerksamkeit, indem es das Dopamin des Belohnungssystems erhöht. Während der Evolution wirkte sich die Fähigkeit, auf Auslöser zu reagieren, zu Gunsten unserer Vorfahren aus, weil sie dadurch keine wertvollen Gelegenheiten verpassten.

Für einen Alkoholiker könnte es ein Trigger sein, an einer Kneipe vorbeizugehen oder Bier zu riechen. Für einen Heroinsüchtigen könnte es eine Spritze sein. Für einen Pornokonsumenten könnte es der Anblick seines Smartphones oder der Name einer Pornoseite sein. Wenn Trigger aktiviert werden, sprengen sensibilisierte Nervenbahnen das Belohnungssystem mit einem Anstieg der elektrischen Aktivität und erzeugen so ein schwer zu ignorierendes Verlangen nach dem Konsum.

Dies alles geschieht unbewusst. Sie wissen nur, dass Sie sofort ein überwältigendes „Bedürfnis“ haben, sich Pornos anzusehen. Es kann sich wie eine Frage von Leben und Tod anfühlen, sodass alle Ihre Vorsätze zunichte gemacht werden. Bei Drogensüchtigen kann die Trigger-induzierte Dopaminsteigerung genauso hoch sein wie der Anstieg bei der tatsächlichen Einnahme der Droge[123], und dies trifft wahrscheinlich auch auf einige Pornokonsumenten zu.

> Ich habe neulich einen Blick auf ein Pornofoto erhascht, und in meinem Gehirn war eine deutliche Begeisterung zu spüren, fast wie eine Hitzewallung. Glücklicherweise hat mich das so erschreckt, dass ich es problemlos sein lassen konnte.

Die durch DeltaFosB ausgelösten Veränderungen im Gehirn führen dazu, dass wir zu viel konsumieren oder, im Falle von Internetpornos, an dem festhalten, was das Gehirn als Befruchtungsfest wahrnimmt. Aber diese neurochemischen Dominosteine haben sich offensichtlich nicht entwickelt, um Süchtige hervorzubringen. Sie wurden entwickelt, um die Tiere dazu zu drängen, „sich etwas zu holen, solange die Gelegenheit günstig ist". Der Punkt ist, dass der Mechanismus des erhöhten Dopamins, der zur Anhäufung von DeltaFosB führt, sowohl sexuelle Konditionierung als auch Sucht auslöst (mehr zur Sucht später). Beide beginnen mit einem pawlowschen Super-Gedächtnis des Vergnügens (Sensibilisierung), das dann einen starken Drang nach „Mach's noch mal!" auslöst.

Wenn ein Süchtiger mit dem Konsum aufhört, baut sich DeltaFosB langsam ab und ist etwa zwei Monate nach der letzten Einnahme wieder auf einem normalen Niveau. Die sensibilisierten Pfade bleiben jedoch bestehen, vielleicht ein Leben lang. Wie Sie bereits wissen, besteht der Zweck von DeltaFosB darin, die Neuverdrahtung des Gehirns so zu fördern, dass man von etwas, was man übermäßig konsumiert hat, einen größeren Kick bekommt. Diese Erinnerung – oder das tief verwurzelte Lernen – bleibt noch lange nach den auslösenden Ereignissen bestehen.

So unwahrscheinlich es auch erscheinen mag, diese einzige neurobiologische Entdeckung widerlegt die Behauptung, dass es keine Pornosucht gibt. Die Ansammlung von DeltaFosB im Belohnungszentrum des Gehirns gilt heute als anhaltender molekularer Schalter sowohl für Verhaltens- als auch für Substanzabhängigkeit.

DAS GEHIRN SCHLÄGT ZURÜCK: EIN ZWEISCHNEIDIGES SCHWERT

Da erhöhtes Verlangen den User dazu zwingt, Pornos im Übermaß zu konsumieren, führt eine Überstimulierung der Belohnungsschaltungen zu einer lokalisierten Rebellion. So wie DeltaFosB das Gaspedal für den Überkonsum ist, fungiert das Molekül CREB als Bremse. CREB dämpft unsere Lustreaktion.[124] Es hemmt Dopamin. CREB versucht, die Freude am Überkonsum zu nehmen, sodass Sie eine Pause einlegen können.

Seltsamerweise stimulieren hohe Dopaminspiegel sowohl die Produktion von CREB *als auch* von DeltaFosB. Unser Körper ist mit unzähligen Rückkopplungsmechanismen ausgestattet, um uns am Leben zu erhalten und gut zu funktionieren. Es macht durchaus Sinn, dass Säugetiere *zusätzlich* ein Bremssystem für das Übermaß an Nahrungsaufnahme oder Sex entwickelt haben. Es kommt eine Zeit, in der wir uns anderen Prioritäten widmen und uns um die Kinder kümmern oder vielleicht jagen und sammeln müssen. Aber der Fehler beim Balanceakt CREB/DeltaFosB besteht darin, dass er sich schon lange, bevor Menschen solch mächtigen Verstärkern wie Whisky, Kokain, Eiscreme oder Porno Tube Sites ausgesetzt waren, entwickelt hat. Alle haben das Potenzial, die entwickelten Sättigungsmechanismen, einschließlich der Bremsen des CREB, außer Kraft zu setzen.

Vereinfacht ausgedrückt, hat CREB im Zeitalter supranormaler Reize, weit verbreiteter verschreibungspflichtiger Medikamente und illegaler Drogen kaum eine Chance. Was soll CREB bei einem Abendessen mit Burger, Pommes Frites und Milchshake, gefolgt von einer dreistündigen *Call-of-Duty*-Sitzung, bei der literweise Limo getrunken wird, und danach bei zwei Stunden Surfen auf *PornHub* inklusive Rauchen eines Joints tun? Welchen Verlockungen ist ein 19-jähriger Jäger und Sammler begegnet, um sein Dopamin zu steigern? Vielleicht eine zweite Portion verkochtes Kaninchenfleisch oder das Beobachten der vier Mädchen beim Sonnenbaden, die er seit seiner Geburt kennt.

Die durch CREB hervorgerufene betäubte Lustreaktion wird oft als *Desensibilisierung* bezeichnet. Sie führt zu Toleranz, d. h. zur „Notwendigkeit einer höheren Dosis, um die gleiche Wirkung zu erzielen". Toleranz ist ein Hauptmerkmal der Sucht, kann jedoch auftreten, ohne dass alle Veränderungen im Gehirn entwickelt werden, die bei einer ausgewachsenen Sucht auftreten. Substanzabhängige versuchen, die Auswirkungen von CREB durch die Einnahme höherer Dosen zu überwinden. Spielsüchtige können größere Wetten abschließen.

Heutige Internetpornokonsumenten stellen vielleicht fest, dass sie mehr Videos oder VR-Pornos oder Cam-2-Cam benötigen oder vielleicht einen Fetisch ausleben, um den Kick zu bekommen, den ihr Gehirn verzweifelt sucht. Meistens versuchen sie, die Toleranz mit neuen, meist extremeren oder sogar verstörenden Genres zu überwinden. Wie wir gesehen haben, kann eine intensivere Stimulation das Dopamin (und die Erregung) erhöhen.

Aber die Wirkungen von CREB beschränken sich nicht auf die „Droge" der Wahl des Konsumenten. Andere Dinge, die einem Porno-User früher ein gutes Gefühl gegeben haben, wie z. B. soziale Kontakte, das Anschauen eines Films oder das Spielen eines Lieblingsspiels, verblassen wegen der dämpfenden Wirkung von CREB. Die Desensibilisierung lässt uns gelangweilt, weniger zufrieden und oft auf der Suche nach irgendetwas zur Erhöhung des Dopaminspiegels zurück. Sie kann einen Pornofan direkt zurück zum Porno führen.

Die Natur spielt uns einen grausamen Streich. Der Versuch von CREB, Dopamin und endogene Opioide zu unterdrücken, um übermäßige Konsumenten zu einer Pause zu drängen, wirkt einem chronischen Pornokonsumenten entgegen. Die Betäubung seiner Lustempfindung kann ihn dazu treiben, sich nach extremerem Material umzusehen und oft von Clip zu Clip zu springen auf der Suche nach dem, was seinen Dopaminspiegel wiederherstellt. Vereinfacht ausgedrückt kann CREB zu Toleranz führen, wodurch sich zwanghafter Pornokonsum und Eskalation entwickeln können. Sie fragen sich vielleicht, wie eine chronische Überstimulation zwei scheinbar gegensätzliche Wirkungen hervorrufen kann. Erstens kann sie die

Dopaminaktivität erhöhen (Sensibilisierung durch DeltaFosB). Zweitens kann sie die Dopaminaktivität verringern (Desensibilisierung durch CREB[124]). Die Antwort ist, dass es vor allem auf das Timing ankommt. Aber es geht auch um die neurologischen Unterschiede zwischen Wollen und Mögen.[90]

Sensibilisierung führt als Reaktion auf die mit dem Konsum verbundenen Trigger und Auslöser zu hohen Dopaminspitzen. Die Dopaminspitzen treten *vor* der Einnahme der Droge oder vor der Masturbation zu Pornos auf und werden als heftiges Verlangen auf den Konsum erlebt. Bei Exposition gegenüber denselben alten Reizen wird jedoch weniger Dopamin (und weniger Opioide) freigesetzt (Desensibilisierung). Diese Dämpfung der Lust tritt *während* des Drogenkonsums oder beim Masturbieren zu Pornos auf. Die Aktivität wird als weniger lustvoll empfunden, wodurch das Verlangen nach mehr gesteigert wird.

So haben zwei Mechanismen, die unseren tierischen Vorfahren einst zugutekamen, im Zeitalter der Porno Tube Sites und des allgegenwärtigen Junkfoods unerwünschte Folgen. Sensibilisierung führt zu größerem Verlangen oder intensiverem Verlangen, während Desensibilisierung zu weniger Lust oder einem Rückgang des allgemeinen Vergnügens führt.[90] Diese Ungleichheit wirkt wie ein zweischneidiges Schwert, das den zwanghaften Gebrauch antreibt: übermächtiges Verlangen nach Konsum (Sensibilisierung) kombiniert mit weniger Erfüllung sowohl durch alltägliche Aktivitäten als auch durch die problematischen Verhaltensweisen (Desensibilisierung). Hirnscan-Studien bestätigen, dass Pornosüchtige in der Verlangen-Phase (Wollen) eine stärkere Aktivierung des Belohnungssystems haben, dass sie jedoch Pornos nicht mehr mögen als Nicht-Süchtige.[11, 58]

SEXUELLE KONDITIONIERUNG IN DER ADOLESZENZ

Ein Ergebnis des chronischen Pornokonsums ist ein unvorhergesehener sexueller Zustand – was bei den Babyboomern, die den *Playboy* benutzten, unwahrscheinlich war. Jemand aus der Millennium-Generation kann seine sexuelle Erregung leicht mit einem Bildschirm, ständiger Neuheit, Voyeurismus oder bizarren Handlungen verbinden. Im schlimmsten Fall benötigt er schließlich sowohl den Inhalt eines Pornos als auch ständige Neuheiten per Mausklick, um eine Erektion zu erreichen oder die Erregung aufrechtzuerhalten.

> Bevor ich aufhörte, hatte ich die größten Schwierigkeiten, zu kommen. Ich musste tatsächlich meine Augen schließen und mir einen KONSTANTEN Strom von Pornos vorstellen, um den Höhepunkt zu erreichen. Ich habe mehr oder weniger die Körper meiner Freundinnen benutzt, um mir beim Wichsen zu helfen. Nach einer langen Phase ohne Pornos konnte ich leicht zum Höhepunkt kommen, ohne darüber nachzudenken. Es war ein Wunder. Es war das beste Gefühl überhaupt.

Nachrichten über jugendlichen Pornokonsum neigen dazu, sich auf bewusstes Lernen zu konzentrieren. Sie gehen davon aus, dass wir Teenagern nur sagen müssen, dass Pornos nicht wie echter Sex sind und alles gut sein wird.[125] Dieses Mittel ignoriert jedoch die unbewussten Auswirkungen des Pornokonsums.

Zur gleichen Zeit, in der der junge Jamie bewusst lernt, dass Frauen „es lieben", wenn auf ihr Gesicht ejakuliert wird, lernt er vielleicht unbewusst, dass ihn das Ejakulieren auf das Gesicht von Frauen sexuell erregt. Diese Art des unbewussten, konditionierten Lernens findet bis zu einem gewissen Grad jedes Mal statt, wenn er Pornos aufregend findet.[126] Natürlich mag das, was Jamie im Alter von 14 Jahren anmacht, wenig mit dem Femdom- oder Inzest-Porno zu tun haben, zu dem er mit 16 Jahren masturbiert.

Oberflächliche Konditionierung (oder Lernen) lässt sich folgendermaßen zusammenfassen: *„So haben Menschen also Sex, und so sollte ich es auch tun“.* Eine unbewusste sexuelle Konditionierung kann wie folgt zusammengefasst werden: *„Das macht mich an“* oder, auf der Ebene des Gehirns, *„Das ist es, was mein Dopamin und meine Opioide in die Höhe treibt“.* Es könnte so einfach sein wie die Bevorzugung von Rothaarigen. Oder vielleicht sprechen zierliche Füße oder Brustmuskeln jemanden mehr an als Brüste. Wie auch immer unsere Vorlieben aussehen mögen: Unser Gehirn hat sich so entwickelt, dass es erfasst, was uns anmacht, und uns dafür sensibilisiert. Doch wenn man einmal einen neuen Auslöser verdrahtet hat, kann man nicht wissen, wann er in Zukunft eine Reaktion auslösen wird. So wie der pawlowsche Hund gelernt hat, zu sabbern, wenn die Glocke bimmelt, können heutige Pornokonsumenten lernen, unerwartete Reize auf ihre Erektionen zu übertragen. Das primitive Belohnungssystem des Gehirns ist sich nicht bewusst, dass die Glocke kein Essen oder dass der neue Porno nicht „mein“ Porno ist. Sein Motto ist schlicht: „Erregung ... das will ich.“

Bereits 2004 berichteten schwedische Forscher, dass 99 % der jungen Männer bereits Pornografie konsumiert haben. Mehr als die Hälfte war der Ansicht, dass sich dies auf ihr Sexualverhalten ausgewirkt hat.[127] Wie bereits erwähnt, ergab eine Studie aus dem Jahr 2016, dass 49 % der Männer berichteten, Pornografie angesehen zu haben, die sie zuvor nicht interessierte oder die sie einst als „ekelhaft“ empfanden. Interessanterweise gaben 20 % der Teilnehmer auch an, dass sie Pornos benutzten, „um die Erregung mit meiner Partnerin aufrechtzuerhalten“.

Selbst wenn Sie sich softe Pornos ansehen und keine pornografisch bedingten Fetische entwickelt haben, kann die Frage, wie Sie sich vergnügen, Auswirkungen haben. Trainieren Sie sich für die Rolle des Voyeurs, brauchen Sie etwas Erregenderes beim geringsten Rückgang des Dopamins, oder suchen Sie wie verrückt nach genau der richtigen Szene für den Höhepunkt? Masturbieren Sie in einer vor dem Computer gebückten Haltung, oder nutzen Sie dafür Ihr Smartphone vor dem Schlafengehen im Bett?

Jeder dieser Trigger oder Auslöser feuert das Belohnungssystem mit dem Versprechen von Sex an … der kein Sex ist. Nervenzellen verfestigen dann diese Assoziationen mit Erregung, indem sie neue Zweige sprießen lassen, um die Verbindungen zu stärken. Das Ergebnis? Möglicherweise *müssen* Sie letztendlich ein Voyeur sein, auf neues Material klicken, Pornos verwenden, um einzuschlafen, oder das perfekte Ende suchen, um endlich kommen zu können.

Eine der wichtigsten evolutionären Aufgaben der Adoleszenz (Pubertät bis etwa zum 24. Lebensjahr) besteht darin, alles über Sex zu lernen – sowohl bewusst als auch unbewusst. Um dies zu erreichen, verdrahtet das hochgradig formbare adoleszente Gehirn sexuelle Signale in der Umgebung.[128] Jugendliche verdrahten Erfahrungen und Erregung viel schneller und leichter als junge Erwachsene nur wenige Jahre später.[129] Teenager sind besonders anfällig, weil ihr Belohnungssystem auf Hochtouren läuft.[130] Als Reaktion auf die Neuerungen im Internet produzieren ihre Gehirne höhere Dopaminspitzen, langweilen sich aber leichter. (Dieser Effekt wird bei problematischen Porno-Usern verstärkt.[57]) Ihre Gehirne sind auch empfindlicher gegenüber Dopamin[131] und produzieren mehr DeltaFosB[113] (zum „Erinnern und Wiederholen“). Die Überempfindlichkeit des jugendlichen Gehirns gegenüber Belohnungen bedeutet auch, dass sein Besitzer anfälliger für Sucht ist.[130]

Erregende Stimuli können die Welt eines Heranwachsenden in einer Weise erschüttern, wie sie es in einem Erwachsenenhirn nicht tun würden. Dies zeigte sich sogar in den Gehirnscans junger Pornokonsumenten in einer Cambridge-Studie aus dem Jahr 2014.[11] Die neurochemische Realität bereitet junge Gehirne vor und drängt sie dazu, den Sex danach zu definieren, was den größten sexuellen Kick bietet.

Wenn das noch nicht beängstigend genug ist, denken Sie daran, dass ein natürlicher Formungsprozess die Wahlmöglichkeiten eines Teenagers im Erwachsenenalter einschränkt.[132] Das Gehirn schrumpft tatsächlich nach dem 12. Lebensjahr, wenn Milliarden von Nervenverbindungen beschnitten und neu organisiert werden (siehe Abbildung).[133] Das „Use-it-or-lose-it-Prinzip" bestimmt, welche Nervenverbindungen überleben, wodurch der Teenager mit gut eingespielten Lebenserfahrungen zurückbleibt.[132] Ein Teenager-Gehirn kann sich daher mit überraschender Leichtigkeit auf Internetpornos einstellen, sodass sich echter Sex für manche letztendlich wie eine fremde Erfahrung anfühlt.

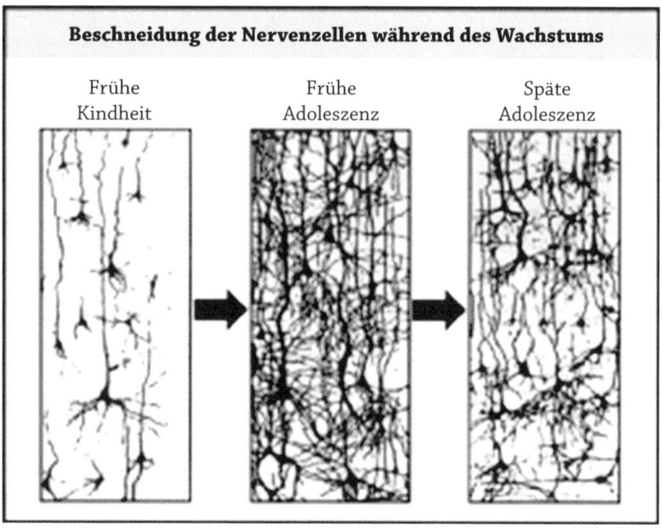

Sobald sich neue Verbindungen bilden, halten Teenager-Gehirne an diesen Assoziationen fest. Tatsächlich entstehen unsere stärksten und dauerhaftesten Erinnerungen in der Adoleszenz – ebenso wie unsere schlimmsten Gewohnheiten.[134] In seinen Zwanzigern wird unser Teenager vielleicht nicht gerade in der sexuellen Konditionierung festhängen, in die er in der Adoleszenz gerät, aber es kann wie ein tiefer Riss in seinem Gehirn sein – schwer zu ignorieren oder neu zu konfigurieren.

ENTWICKLUNG VON PERVERSIONEN

Die Forschung zur Konditionierung der sexuellen Reaktion bei Menschen ist begrenzt, zeigt aber, dass sexuelle Erregung konditionierbar ist[56], und zwar insbesondere vor dem Erwachsenenalter.[135] Wenn Männer beispielsweise Pornos und asexuelle Gegenstände, wie beispielsweise einen schwarzen Stiefel[136] oder ein Glas voller Münzen,[137] zur gleichen Zeit anschauten, wurden sie später allein durch den Stiefel oder das Münzglas erregt (und haben Erektionen bekommen). Dazu sind keine Pornos notwendig.

Die sexuelle Leistung und Anziehungskraft bei Tieren kann auf eine Reihe von Reizen konditioniert werden, die normalerweise nicht sexuell erregend sind, darunter Frucht-/Nussdüfte, das Tragen winziger Jacken und sogar gleichgeschlechtliche Partner.[126] In einem dramatischen Beispiel der Konditionierung besprühten Forscher sexuell empfängliche, weibliche Ratten mit Leichengift (dem Geruch von verwesendem Fleisch) und legten sie in Käfige mit begierigen jungen, jungfräulichen Männchen. Normalerweise meiden die Ratten verwesendes Fleisch. Das ist angeboren; es ist kein erlerntes Verhalten. Sie begraben tote Artgenossen und sogar Holzdübel, die mit Cadaverin getränkt wurden. Da jedoch ihr Dopamin voller Vorfreude in die Höhe schnellte, paarten sich diese Männchen und ejakulierten mehrmals.

Einige Tage später wurden die jungen Männchen in einen großen Käfig mit normal riechenden Weibchen sowie Weibchen, die nach Tod rochen, gesetzt. Die mit Cadaverin konditionierten Ratten paarten sich wahllos. Normale, erfahrene Kontrollmännchen wären nicht in die Nähe der Weibchen gegangen, die nach Tod stanken. Wie tief war die Konditionierung? Einige Tage später erhielten die konditionierten Ex-Jungfrauen einen Holzdübel, der mit Leichengift getränkt war. Sie spielten damit, und viele nagten daran – genau so, wie sie es getan hätten, wenn der Dübel mit etwas getränkt worden wäre, das sie normalerweise lieben, wie Schokolade oder Vaginalsekrete. Bei menschlichen Frauen kann das Anschauen von Pornos dazu führen, dass Ekelgefühle überwunden werden und der gesteigerte Wunsch entsteht, etwas zu tun, das eine Frau, die sich keine Pornos anschaut, möglicherweise als abstoßend empfindet.[138] Solche Beobachtungen zeigen eine Parallele zur Eskalation junger Männer zu Pornos, die sie einst abstoßend fanden oder die nicht ihrem früheren sexuellen Geschmack entsprachen. Es überrascht nicht, dass Studien einen Zusammenhang zwischen dem früheren Beginn des Pornokonsums und der Eskalation zu extremerem Material herstellen.[139]

Die sexuelle Konditionierung hat sich in drei Gehirnscan-Studien (fMRT) gezeigt, in denen sich zwanghafte Pornokonsumenten Pornos anschauten, während die Forscher die Hirnaktivität beurteilten. Wie erwartet, spiegelte die Hirnreaktion der zwanghaften Pornokonsumenten das wieder, was bei Drogenabhängigen auftritt (größere Reaktion auf Schlüsselreize (Cue Reactivity) oder Sensibilisierung). Aber diese drei Studien fügten noch eine Wendung hinzu. Statt nur Pornobilder zu zeigen, wurde in den Studien jedem Bild ein *Symbol* vorangestellt, das entweder ein Pornobild oder ein Nicht-Pornobild (etwa ein Baum oder ein Stuhl) vorhersagte. Beispielsweise konnten die Probanden Sekunden vor dem Erscheinen eines Pornos ein Quadrat sehen. Nach mehreren Runden dieses Verfahrens verbanden die Testpersonen bewusst und unbewusst ein Quadrat mit Pornografie und sexueller Erregung.[57, 58, 140] Alle Testpersonen konditionierten ihre Erregung schnell mit den Symbolen, die Pornografie vorhersagten. Doch im Vergleich zur Kontrollgruppe reagierten die Belohnungssysteme der zwanghaften Porno-User stärker auf die Trigger (Symbole), und die Konditionierung erfolgte schneller.

Auf diese Weise untersuchen Wissenschaftler die Sensibilisierung im Labor. Sie konditionieren die sexuelle Erregung von Pornokonsumenten und die Dopaminaktivierung auf Gegenstände, die normalerweise nicht erregend sind. Solche Forschungen helfen bei der Erklärung, warum das Einschalten des Geräts oder die akustische Wahrnehmung, dass die Eltern das Haus verlassen, dazu führen kann, dass sich der Hosenstall ausbeult.

Eine dieser Studien ergab auch, dass Pornosüchtige sich schneller an sexuelle Bilder gewöhnen. Ihre Belohnungssysteme leuchteten bei vertrauten Pornos weniger auf. Um eine Gewöhnung zu verhindern, muss der Pornosüchtige einen ständigen Nachschub an neuartigen Pornos suchen und sich dabei vielleicht auf neue Genres einstellen.

Vor dem Rund-um-die-Uhr-Streaming von Pornos waren die üblichen sexuellen Trigger andere Teenager oder ein gelegentliches Poster aus einem Pornoheft oder vielleicht ein Erwachsenenfilm. Das Ergebnis war ziemlich vorhersehbar: Gleichaltrige törnten einen an. Heute sieht es jedoch so aus:

> Ich bin 25, aber ich habe seit meinem 12. Lebensjahr einen Highspeed-Internetzugang und habe angefangen, Pornovideos zu streamen. Meine sexuelle Erfahrung ist sehr begrenzt, und die wenigen Male, die ich Sex hatte, waren totale Enttäuschungen: keine Erektion. Ich versuche seit 5 Monaten, damit aufzuhören und habe es endlich geschafft. Mir ist klar, dass ich soweit konditioniert bin, dass meine sexuellen Triebe tief mit einem Computerbildschirm verbunden sind. Frauen machen mich nicht an, es sei denn, sie sind in 2D hinter meinem Monitor.

Insbesondere in einem überaktiven jugendlichen Gehirn kann eine solche unbewusste Verdrahtung zu unerwarteten Veränderungen des sexuellen Geschmacks führen. Wenn die Mehrzahl der Masturbationssitzungen eines Teenagers pornografisch motiviert ist, dann können z. B. Hirnkarten, die sich auf Jessica aus derselben Klasse beziehen, verdrängt werden. Wenn Sie Jahre vor Ihrem ersten Kuss vor einem Bildschirm mit zehn geöffneten Tabs sitzen und die zweifelhafte Fähigkeit beherrschen, mit der linken Hand zu masturbieren und gleichzeitig mit der rechten Hand durch Sexpraktiken zu klicken, von denen Ihr Vater noch nie etwas gehört hat, bereitet Sie das nicht darauf vor, Ihren ersten Geschlechtsverkehr, geschweige denn ein befriedigendes Liebesleben zu haben.

In einem Artikel aus dem Jahr 2014 schrieb Norman Doidge: „Wir befinden uns mitten in einer Revolution des sexuellen und romantischen Geschmacks, wie es ihn in der Geschichte noch nie gegeben hat, ein soziales Experiment, das an Kindern und Teenagern durchgeführt wird … Dieses Ausmaß der Pornografie ist ziemlich neu. Werden sich diese Einflüsse und Geschmäcke als oberflächlich erweisen? Oder werden sich die neuen Pornoszenarien tief verankern, weil sich die Teenager noch in einer prägenden Phase befinden?“[141]

Glücklicherweise funktioniert die Plastizität des Gehirns auch in umgekehrter Richtung. Ich sehe, dass viele Männer den Pornokonsum beenden und Monate später feststellen, dass die Fetische, die sie für unauslöschlich hielten, verblasst sind. Irgendwann können sie nicht mehr glauben, dass sie einmal bei diesem oder jenem Fetisch (und vielleicht sogar ausschließlich bei diesem) gekommen sind.

Die sexuelle Konditionierung in der Adoleszenz erklärt wahrscheinlich auch die Tatsache, dass junge Männer mit pornoinduzierter erektiler Dysfunktion oft Monate länger brauchen als ältere Männer, um ihre normale Sexualfunktion wiederherzustellen. Die älteren Männer begannen nicht damit, ihre sexuelle Reaktion auf Bildschirme zu verdrahten und verfügen möglicherweise über gut entwickelte „echte Partner“-Nervenbahnen oder Erregungskarten. In der Regel hatten sie jahrelang zuverlässige Erektionen mit Partnerinnen, bevor sie auf Highspeed Tube Sites trafen. Im Gegensatz zu jüngeren Männern, die mit dem Internet aufgewachsen sind, lernen letztere einfach um.

WEITERE INFORMATIONEN ZU PORNOINDUZIERTEN SEXUELLEN FUNKTIONSSTÖRUNGEN

Während nur wenige Studien dokumentiert haben, dass Männer mit dem Pornokonsum aufhören, um chronische sexuelle Funktionsstörungen zu heilen, haben 19 weitere Studien sexuelle Probleme oder geringere Erregung mit Pornokonsum und Pornosucht in Verbindung gebracht. In dem Artikel, den ich zusammen mit Ärzten der US-Navy verfasst habe, stellten wir die Hypothese auf, dass pornoinduzierte sexuelle Funktionsstörungen durch eine Kombination aus sexueller Konditionierung (Sensibilisierung) und Desensibilisierung des Belohnungssystems entstehen.[25] Wie beschrieben, kann ein Pornokonsument seine Erregung auf alles konditionieren, was mit seinem Pornokonsum zusammenhängt, wie z. B. die Perspektive eines Voyeurs, ständiges Suchen, eine Reihe von neuartigen „Sexualpartnern" oder Fetischmaterial.

Nichts davon entspricht jedoch echten sexuellen Begegnungen. Echter Sex ist berühren, berührt werden, riechen, sich mit einer Person verbinden und mit ihr interagieren, und das alles ohne die Sichtweise eines Voyeurs.

Dopamin ist seltsam. Es schießt in die Höhe, wenn etwas besser ist als erwartet (was die Erwartungen verletzt), sinkt aber, wenn die Erwartungen nicht erfüllt werden.[142] Beim Sex ist es fast unmöglich, den Überraschungsgrad, die Vielfalt und die Neuartigkeit von Internetpornos zu erreichen. Wenn sich ein junger Mann einmal stark an Pornos gewöhnt hat, kann es also sein, dass der Sex seine unbewussten Erwartungen nicht erfüllt. Unerfüllte Erwartungen bewirken einen Rückgang des Dopaminspiegels – und der Erektionen. (Ein stetiger Strom von Dopaminschüben ist unerlässlich, um sexuelle Erregung und Erektionen aufrechtzuerhalten.) Unabhängig davon, ob man 25 oder 55 Jahre alt ist, ist die Diskrepanz zwischen echtem Sex und dem Masturbieren zu Internetpornos ein Schlüsselfaktor für pornoinduzierte sexuelle Funktionsstörungen. Zu Pornos zu masturbieren, um sich auf den Sex vorzubereiten, ist wie jahrelanges Golfspielen, um in Wimbledon anzutreten. Es ist ein Training für die falsche Sportart.

Obwohl die sexuelle Konditionierung die wichtigste Gehirnveränderung ist, die für pornoinduzierte ED verantwortlich ist, kann sie allein nicht alle Symptome erklären, die Männer erleben. Zwei der häufigsten, aber schwer zu erklärenden Symptome sind der Verlust der Morgenlatte (nächtliche Erektionen) und die gefürchtete Nulllinie. Das Ausbleiben nächtlicher Erektionen tritt in der Regel auf, bevor der User den Pornokonsum einstellt. Urologen verwenden das Fehlen nächtlicher Erektionen oft zur Unterscheidung zwischen psychologischer ED und organischer ED (d. h. Blutgefäß- oder Nervenprobleme). Es ist möglich, dass bei einigen Männern mit pornoinduzierter ED, die keine Morgenlatte mehr bekommen, fälschlicherweise eine organische ED diagnostiziert wird. Im Gegensatz dazu tritt die vorübergehende Nulllinie *nach* dem Beenden des Pornokonsums auf. Sie manifestiert sich typischerweise durch leblose Genitalien, keine Libido und den Verlust der Anziehungskraft auf echte Menschen.

Verlauf der Erektion

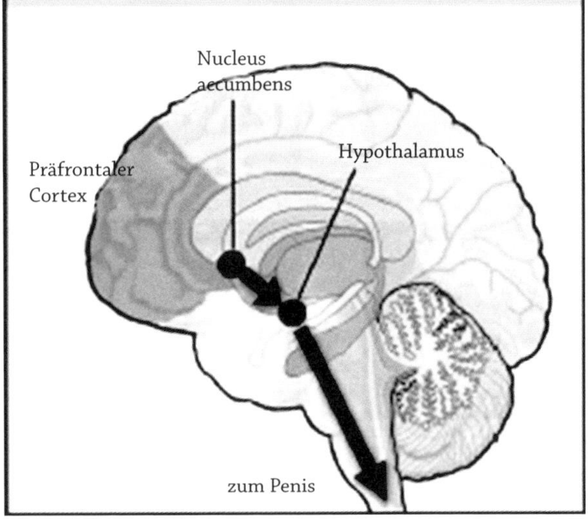

Beide Symptome deuten auf Veränderungen in tieferen Gehirnstrukturen hin, die direkt an der Erregung und der Erektion beteiligt sind. Die Forschung zeigt, dass Erektionen ausreichend Dopamin im Belohnungssystem[80] *und* in den männlichen Sexualzentren des Gehirns benötigen.[82] Vor nicht allzu langer Zeit scannten italienische Forscher die Gehirne von Männern mit „psychogener ED" (im Gegensatz zu „organischer ED", die durch Probleme unterhalb der Gürtellinie entsteht). Ihre Scans zeigten eine Atrophie der grauen Substanz im Belohnungszentrum des Gehirns (Nucleus accumbens) und in den sexuellen Zentren des Hypothalamus.[143] Verlorene graue Substanz ist gleichbedeutend mit dem Verlust von Nervenzellverzweigungen und Verbindungen mit anderen Nervenzellen. Ihr Achtzylinder-Motor stottert nur noch auf drei Zylindern dahin. Dies führt zu einer verminderten Dopamin-Signalisierung (verminderte Erregung).

Die Studie ist ein Beweis dafür, dass psychogene ED nicht immer durch den Geisteszustand eines Individuums verursacht wird (z. B. durch Leistungsangst). Sie kann eine Folge von Veränderungen in den Belohnungssystemen sein, die zu einer anhaltend reduzierten Dopamin-Signalgebung führen. Dies könnte eine Erklärung dafür sein, warum die Nulllinie und das Fehlen der Morgenlatte oft mit pornoinduzierten sexuellen Funktionsstörungen einhergehen – und es kann Monate dauern, bis sich dies umkehrt.

Dieser Befund stimmt mit den Ergebnissen einer deutschen Hirnscan-Studie mit Pornokonsumenten überein, die in der Fachzeitschrift *JAMA Psychiatry* veröffentlicht wurde.[10] Beide Studien zeigen weniger graue Substanz in den Belohnungssystemen. In der deutschen Studie hatten die Personen, die die meisten Pornos konsumierten, weniger graue Substanz und zeigten weniger Erregung für sexy Bilder. Beide Studien enthüllen möglicherweise die strukturellen Veränderungen, die hinter der langjährigen Desensibilisierung stehen. Um die uralte Frage zu beantworten: Ja, die Größe spielt eine Rolle, zumindest wenn es um die graue Substanz geht.

Desensibilisierung und andere Gehirnveränderungen, die durch chronischen Überkonsum entstehen, können oft in Hirnscans erfasst werden, aber die sexuelle Konditionierung zeigt sich nicht in Bildern des Gehirns. Die Bestätigung dieser Wirkung muss durch Selbstberichte über Symptome und Genesungen erfolgen. Die Tatsache, dass junge Männer oft länger brauchen, um sich zu erholen, deutet auf eine tiefe sexuelle Konditionierung während der Adoleszenz hin.

Wie wir gesehen haben, ist die Adoleszenz ein zentrales Entwicklungsfenster, in dem Gehirne von Säugetieren darauf vorbereitet werden, ihr Paarungsverhalten an erregende Signale in der Umwelt anzupassen. Danach beginnen die Gehirne, ungenutzte Schaltkreise zu entfernen – vielleicht genau die Schaltkreise, die mit der Suche nach echten Partnern zusammenhängen und die die jugendlichen Vorfahren dieser Männer ganz selbstverständlich entwickelt und gestärkt hätten.[144]

Dies ist ein typischer Bericht eines jüngeren Mannes, der seine Sexualität stark mit Internetpornografie verdrahtet hatte:

> Was Sie sich wahrscheinlich fragen, ist: „Um Himmels willen, wird die ED besser oder quäle ich mich völlig ohne Grund?" Das habe ich mich auch gefragt. Die Antwort lautet: „Irgendwie schon", dann „Ja!" Was Sie wahrscheinlich erleben werden, wenn Sie sich auf Sex einlassen, ist, dass Ihr Gehirn sagt: „Was soll das denn?" Es ist nicht daran gewöhnt, dass Geschlechtsverkehr seine primäre Art ist, sexuell zu sein. Echter Kontakt startet den Prozess der „Neuverdrahtung". Sie werden sich wieder für den tatsächlichen Sex sensibilisieren. Sex nach dem Neustart und der Neuverdrahtung fühlt sich WESENTLICH BESSER an. Ich kann es nicht einmal mit Worten beschreiben. Es wird also einen Prozess der Neuverdrahtung geben, bei dem Sie vielleicht stottern und ein paar Fehlzündungen haben, aber schließlich feuern Sie auf allen Zylindern. Wie es bei mir mittlerweile ist? Null ED, darüber muss ich nicht einmal nachdenken.

Was schlagen Männer vor, die sich erfolgreich von pornoinduzierter ED erholt haben? Vorschlag Nummer eins ist, Pornos und auch Porno-Ersatz wegzulassen und sich an die Pornos zu erinnern, die Sie gesehen haben. Oder um es anders auszudrücken, Sie sollten alle künstlichen sexuellen Stimulationen eliminieren. Mit künstlich ist folgendes gemeint: Pixel, Audio und Literatur. Kein Pornoersatz, wie z. B. Surfen von Bildern auf Facebook, Snapchat oder Dating-Apps, Surfen auf Craigslist, Unterwäschewerbung, YouTube-Videos, erotische Literatur usw. Wenn es nicht das wirkliche Leben ist, sagen Sie einfach „Nein". Es geht nicht so sehr um den Inhalt, sondern vielmehr darum, ob Sie die Verhaltensweisen nachahmen, die Ihr Gehirn so verdrahtet hat, dass Sie neuartige, bildschirmbasierte Stimulation benötigen. Der zweite Vorschlag ist, Ihre sexuelle Erregung auf reale Menschen zu übertragen. Obwohl dies allen

Männern bei der Genesung hilft, könnte es für junge Männer mit wenig oder gar keiner sexuellen Erfahrung eine Schlüsselkomponente sein. Das bedeutet nicht, dass Sie Sex haben müssen, um Ihre Erregung neu zu verdrahten. Tatsächlich ist es wahrscheinlich viel besser, jemanden langsam kennenzulernen. Miteinander Zeit verbringen, berühren und rummachen hilft, sexuelle Erregung und Zuneigung mit einer echten Person zu verbinden. Das kann für die Genesung essenziell sein.

PORNOSUCHT

Eine zweite Anpassung, die durch übermäßigen Pornokonsum entstehen kann, ist die *Sucht*. Wie erläutert, erhöhen oder vermindern Suchtmittel nur die normalen physiologischen Mechanismen. Allen gemeinsam ist die Fähigkeit, das Dopamin in unserem Belohnungszentrum (Nucleus accumbens) signifikant zu erhöhen. Sexuelle Erregung induziert Dopaminspiegel, die mit Morphin vergleichbar sind, und aktiviert dieselben Nervenzellen, die von Kokain und Meth übernommen werden (im Gegensatz zu anderen natürlichen Belohnungen). Die Pornosucht könnte sich als die „reinste" Verhaltensabhängigkeit erweisen, da die bei Pornosüchtigen festgestellten Veränderungen im Gehirn denen bei Drogenabhängigen am ähnlichsten sein könnten.

Wissenschaftlern ist bekannt, dass alle Süchte trotz ihrer Unterschiede festgelegte Kernveränderungen des Gehirns mit sich bringen.[145] Diese wiederum zeigen sich als erkannte Anzeichen, Symptome und Verhaltensweisen, wie sie in diesem Standardtest zur Beurteilung von Sucht aufgeführt sind:

1. Verlangen und Beschäftigung damit, die Substanz zu besorgen, zu konsumieren und sich von dem Konsum der Substanz oder des Verhaltens zu erholen;
2. Kontrollverlust beim Gebrauch der Substanz; oder das Einlassen auf das Verhalten mit zunehmender Häufigkeit oder

Dauer, größerer Menge oder Intensität oder die Erhöhung des Risikos bei Gebrauch und Verhalten, um die gewünschte Wirkung zu erzielen; und

3. negative Folgen in physischen, sozialen, beruflichen, finanziellen oder psychologischen Bereichen.

Wie groß ist das Risiko einer Pornosucht? Es ist allgemein bekannt, dass Dopamin-erhöhende Substanzen wie Alkohol oder Kokain Abhängigkeiten verursachen können. Doch nur etwa 10 bis 15 % der Menschen oder Ratten, die Suchtmittel (mit Ausnahme von Nikotin) konsumieren, werden jemals süchtig. Bedeutet das, dass der Rest von uns vor einer Sucht geschützt ist? Wenn es um Drogenmissbrauch geht, vielleicht ja.

Wenn es jedoch um den uneingeschränkten Zugang zu überstimulierenden Versionen natürlicher Belohnungen wie Junkfood geht,[146] lautet die Antwort Nein,[147] obwohl sicherlich nicht jeder Konsument süchtig wird. Der Grund dafür, dass hochstimulierende Versionen von Nahrung und sexueller Erregung uns süchtig machen können – auch wenn wir ansonsten nicht anfällig für Sucht sind – liegt darin, dass unser Belohnungssystem sich so entwickelt hat, dass es uns zu Nahrung und Sex treibt, nicht zu Drogen oder Alkohol. Die heutigen fettreichen[148]/zuckerhaltigen Lebensmittel[149] haben weit mehr Menschen in destruktive Verhaltensmuster hineingezogen als illegale Drogen: 70 % der amerikanischen Erwachsenen sind übergewichtig, 37,7 % fettleibig.[150] In Deutschland sind dem Robert-Koch-Institut zufolge 67 % der Männer und 53 % der Frauen übergewichtig, 24 % der Erwachsenen sind adipös.

Wir wissen nicht, wie viele Menschen negativ von der Nutzung von Internetpornografie betroffen sind. Die liegt an der Privatsphäre, die diese Nutzung umgibt, und der Tatsache, dass die Konsumenten die Nutzung von Pornografie nicht unbedingt mit ihren Symptomen in Verbindung bringen. In einer Umfrage aus dem Jahr 2014 unter 1.000 erwachsenen US-Amerikanern dachten jedoch

33 % der Männer zwischen 18 und 30 Jahren entweder, dass sie pornosüchtig oder sich dessen unsicher seien. Im krassen Gegensatz dazu dachten nur 5 % der Männer zwischen 50 und 68, dass sie süchtig seien oder sein könnten.[151] Wie sieht es mit Studien aus? In zwei Studien aus dem Jahr 2016 wurden männliche Pornokonsumenten zu problematischem Pornokonsum befragt. Eine Gruppe wurde auf Sucht untersucht, die andere Gruppe erstattete Selbstberichte. Bei beiden lagen die Raten bei 28 %.[31, 32]

Supranormale Versionen natürlicher Belohnungen haben die Fähigkeit, die Sättigungsmechanismen unseres Gehirns außer Kraft zu setzen – das „Ich bin fertig"-Gefühl.[152] Es ist also kaum verwunderlich, dass unbegrenzte erotische Neuheiten für weite Teile der Bevölkerung, darunter auch viele, die nicht anfällig für Drogenabhängigkeit wären, unwiderstehlich sind.

> Ich trinke gelegentlich, aber nicht allzu viel. Ich habe keine Süchte außer Pornos. Ich bin mit dem Gedanken aufgewachsen, dass das eine normale Sache ist und dass es jeder macht. Ich dachte, dass es sogar gut für mich sein könnte.

* * *

> Ich habe jahrelang mit der Pornosucht gekämpft, während ich die Entscheidung, mit dem Rauchen aufzuhören, einfach getroffen und nie zurückgeblickt habe. Anders als das Rauchen ist die Pornosucht an ein biologisches Grundbedürfnis gebunden, das mit der Sucht verschmilzt und alles erschwert.

Einige Psychologen und Kliniker außerhalb des Bereichs der Sucht-Neurowissenschaften behaupten, es sei ein Fehler, die Suchtwissenschaft einzusetzen, um Verhaltensweisen wie zwanghaftes Glücksspiel und außer Kontrolle geratenen Internetpornokonsum zu verstehen. Sie argumentieren, dass Sucht nur Sinn macht, wenn es um Substanzen wie Heroin, Alkohol oder Nikotin geht. Diese Sichtweise findet häufig Eingang in die Medien. Neueste Forschungen über das Wesen der Sucht widersprechen dem jedoch. Es mag Ihnen vielleicht nicht bewusst sein, aber die Sucht ist vielleicht die am besten untersuchte psychische Störung. Im Gegensatz zu den meisten psychischen Störungen, die im *Handbuch der Differenzialdiagnosen* (*DSM-5*) aufgeführt sind, kann Sucht bei Versuchstieren nach Belieben reproduziert werden. Die Forscher untersuchen dann die kausalen Mechanismen und die daraus resultierenden Veränderungen im Gehirn bis auf die molekulare Ebene.

Unabhängig davon, ob sie Sexualverhalten, Glücksspiel, Alkohol, Nikotin, Heroin oder Crystal Meth untersuchen, bestätigen Tausende von Gehirnstudien, dass alle Abhängigkeiten dieselben grundlegenden Gehirnmechanismen[124] modifizieren und eine anerkannte Reihe anatomischer und chemischer Veränderungen hervorrufen.[153] Suchtexperten zweifeln nicht mehr daran, dass Verhaltens- und Substanzabhängigkeit grundsätzlich eine einzige Störung sind.

Bereits 230 Gehirnstudien zu Internetabhängigen zeigen, dass bei Substanzabhängigen dieselben grundlegenden Hirnveränderungen auftreten.[154] Wenn der Internetgebrauch selbst potenziell süchtig macht, dann ist es offensichtlich, dass auch der Gebrauch von Internetpornos süchtig macht. Tatsächlich bestätigen dies Hirnstudien mit Internetporno-Usern inzwischen.

Die vier primären Veränderungen des Gehirns, die mit der Sucht zusammenhängen, wurden kürzlich in einem bahnbrechenden Bericht des Direktors des National Institute on Alcohol Abuse and Alcoholism (NIAAA), George F. Koob, und seiner Mitautorin, der Direktorin des National Institute on Drug Abuse (NIDA), Nora D. Volkow, umrissen.[155] Übrigens wurde in dem Bericht auch „Sex“ als eine Verhaltenssucht erwähnt:

> Wir kommen zu dem Schluss, dass die Neurowissenschaften weiterhin das Gehirnkrankheitsmodell der Sucht unterstützen. Die neurowissenschaftliche Forschung in diesem Bereich bietet nicht nur neue Möglichkeiten für die Prävention und

Behandlung von Substanzabhängigkeiten und damit verbundene Verhaltensabhängigkeiten (z. B. nach Essen, Sex und Glücksspiel) ...

Was sind also die vier grundlegenden Veränderungen des Gehirns, die Sucht anscheinend verursachen? In einfachen, sehr weit gefassten Begriffen sind dies 1. Sensibilisierung, 2. Desensibilisierung, 3. dysfunktionelle präfrontale Schaltkreise (Hypofrontalität) und 4. ein gestörtes Stresssystem. Studien mit Pornokonsumenten/Sexsüchtigen finden mittlerweile Beweise für jede dieser Veränderungen (Quellen sind jeweils im Anschluss aufgeführt).

Die ersten beiden haben wir bereits eingehend diskutiert, da sie für Symptome im Zusammenhang mit unerwünschter sexueller Konditionierung gleichermaßen relevant sind.

1. Sensibilisierung oder eine unbewusste Übererinnerung an das Vergnügen, die bei Aktivierung ein starkes Verlangen auslöst. Sind Sie plötzlich viel geiler, wenn Ihre Frau einkaufen geht? Unwahrscheinlich. Aber vielleicht haben Sie das Gefühl, dass Sie auf Autopilot eingestellt sind oder dass jemand anderes Ihr Gehirn steuert. Vielleicht spüren Sie einen Rausch, einen schnellen Herzschlag, sogar Zittern, und alles, woran Sie denken können, ist sich bei Ihrer Lieblings-Tube-Site einzuloggen. Sensibilisierte Suchtpfade schreien: „Mach es jetzt!" Bis August 2017 gab es 19 Studien, die von einer Sensibilisierung oder Cue-Reaktivität bei Porno-Usern/Sexsüchtigen berichten.[11, 14, 57, 58, 69, 140, 156–168]

Es ist wichtig zu wissen, dass sensibilisierte Pornopfade während der Abstinenz für eine Weile noch stärker werden. Das ist so, als würde Ihr Belohnungssystem nach Stimulation schreien, die nur die Sucht befriedigen kann. Die Verzweigungen (Dendriten) auf Nervenzellen, die suchtbedingte Belohnungssignale verarbeiten, werden „super stachelig".[112] Dieses Überwachsen mit kleinen Noppen ermöglicht mehr Nervenverbindungen und eine größere Erregung. Es ist so, als würden Ihnen bei einem Heavy-Metal-Konzert vier zusätzliche Ohrenpaare wachsen. Wenn nun die Auslöser auf Ihr Belohnungssystem einhämmern, erreicht Ihre Lustskala die Elf.

Wird die Sensibilisierung verstärkt, aktivieren die Signale das Belohnungszentrum, wobei dieselben Mechanismen wie beim normalen Lernen und Gedächtnis eingesetzt werden.[169] Sie können schwächer werden, bleiben aber hartnäckig. Lange nach dem Abklingen des bewussten Verlangens können sensibilisierte Pornopfade durch alles aktiviert werden, was mit dem vorherigen Gebrauch zusammenhängt (Trigger, Stress usw.). Die Besorgnis über die Reaktivierung schlafender Suchtpfade ist der Grund, weshalb die 12-Stufen-Organisation Anonyme Alkoholiker zur völligen Abstinenz rät. Im Falle von Nicht-Substanz-Abhängigkeiten wie Internet, Essen und erotischen Bildern ist es jedoch schwieriger, Nüchternheit zu definieren.

2. Desensibilisierung oder eine betäubte Reaktion auf das Vergnügen. Reduzierte Dopamin- und Opioidsignale und andere Veränderungen lassen den Süchtigen weniger empfindlich auf alltägliche Vergnügungen reagieren und machen ihn „hungrig" nach dopaminerzeugenden Aktivitäten und Substanzen. Desensibilisierung ist wahrscheinlich die erste suchtbezogene Veränderung im Gehirn, die Pornokonsumenten auffällt. Sie brauchen immer mehr Stimulation, um den gleichen Kick zu erreichen („Toleranz").

Wie bereits erwähnt, löst chronischer Überkonsum CREB aus, das das Dopamin des Belohnungssystems hemmt. Aber wenn der Süchtige sich enthält, sinken die CREB-Werte rasch ab. Aus diesem Grund kann CREB nicht für den Lustverlust oder die Depression des Süchtigen verantwortlich gemacht werden, die oft mehrere Monate andauern können. Human- und Tierstudien weisen einen Rückgang der Dopamin- oder Opioidrezeptoren und den Verlust der grauen Substanz als dauerhaftere Ursachen der Desensibilisierung aus. Anstatt sich durch eine Senkung der neurochemischen Werte vor übermäßiger Stimulation zu schützen, entfernt das Gehirn einige der Rezeptoren. Dadurch reagiert man weniger empfindlich auf die Opioide und das Dopamin, die man produziert.

Stellen Sie es sich so vor: Wenn jemand für lange Zeit schreit, halten Sie sich die Ohren zu. Wenn Dopamin sendende Nervenzellen weiterhin Dopamin ausschütten, halten sich die empfangenden Nervenzellen ihre „Ohren" zu, indem sie die Dopamin-D2-Rezeptoren reduzieren. (Es gibt fünf Arten von Dopaminrezeptoren.) Erschwerend kommt hinzu, dass die D2-Rezeptoren dazu beitragen, den übermäßigen Konsum zu bremsen, sodass ihr Verlust bedeutet, dass das Verlangen schwerer zu bekämpfen ist. Desensibilisierung ist kein „Schaden". Nervenzellen könnten verloren gegangene Dopamin- oder Opioidrezeptoren blitzschnell wieder aufbauen. Vielmehr stellt die Desensibilisierung ein negatives Rückkopplungssystem im Overdrive dar (das wahrscheinlich durch epigenetische Veränderungen aufrechterhalten wird).

Die deutsche Forscherin Simone Kühn erklärte: „Wir gehen davon aus, dass Probanden mit hohem Pornokonsum immer stärkere Anreize benötigen, um das gleiche Belohnungsniveau zu erreichen. Das würde perfekt zu der Hypothese passen, dass das Belohnungssystem immer mehr Stimulation benötigt."[10]

Eine Hauptursache für Sucht ist dieses Ungleichgewicht zwischen dem überwältigenden Verlangen nach Konsum, das durch Sensibilisierung verursacht wird, und dem gleichzeitigen Erleben von weniger Freude an alltäglichen Aktivitäten, das durch Desensibilisierung hervorgerufen wird.[170] Sechs neurologische Studien haben bisher über Desensibilisierung oder Gewöhnung bei Pornokonsumenten/Sexsüchtigen berichtet.[10, 57, 166, 171–173]

Wenden wir uns nun den beiden verbleibenden Aspekten der Sucht zu, die wir noch nicht erörtert haben.

3. Dysfunktionale präfrontale Schaltkreise manifestieren sich als geschwächte Willenskraft kombiniert mit einer Hyperreaktivität gegenüber Suchtmerkmalen. Der präfrontale Cortex (der hinter der Stirn liegt) ist der Sitz dessen, was Wissenschaftler als „exekutive Kontrolle" bezeichnen. Er ist für Problemlösung, Aufmerksamkeit, Planung, vorausschauende Konsequenzen und die Regulierung zielgerichteten Verhaltens zuständig. Wichtig für die Sucht ist, dass der präfrontale Cortex die Willenskraft steuert und Verhaltensweisen hemmt, die wir später möglicherweise bereuen könnten.

Um uns bei der Kontrolle von Impulsen zu helfen, nutzt der präfrontale Cortex zwei Arten von Nervenbahnen in unserem Belohnungssystem: die „Mach es"-Bahn und die „Lass uns innehalten und darüber nachdenken"-Bahn. Diese Bahnen fungieren als Gaspedal und Bremsen für das weniger reflektierende Belohnungssystem. Wenn zum Beispiel die emotionalen Zentren in Ihrem Belohnungssystem (Amygdala) Sie dazu drängen, Ihren Chef zu schlagen, berechnet Ihr präfrontaler Cortex schnell die Konsequenzen und feuert Nachrichten über die „Denke darüber nach"-Bahnen ab, um Sie zu hemmen. Bei Sucht verstärken die immer stärker werdenden „Mach es"-Bahnen das Verlangen, Pornos zu konsumieren, während es den physiologisch geschwächten „Denk darüber nach"-Bahnen schwerer fällt, Ihre Triebe zu hemmen. Es ist die neurologische Entsprechung eines Teufels auf der einen und eines Engels auf der anderen Schulter – wobei der Teufel King Kong ähnelt.

Physische Beweise für gestörte präfrontale Schaltkreise können in fMRT-Studien beobachtet werden, und spezialisierte psychologische Tests können eine schlechtere exekutive Kontrolle aufzeigen. Inzwischen gibt es 13 Studien, die von veränderten präfrontalen Schaltkreisen oder einer schlechteren exekutiven Kontrolle (Hypofrontalität) bei Porno-Usern/Sexsüchtigen berichten.[10, 22, 69–71, 73, 140, 159, 173–177]

4. Ein funktionsgestörtes Stresssystem äußert sich in verstärktem Verlangen, gehemmter Willenskraft und unzähligen Entzugssymptomen. Unser Stresssystem bereitet uns nicht nur darauf vor, um unser Leben zu kämpfen oder vor Gefahren zu fliehen, es verändert auch das Gehirn und den Körper, um längerfristige Stressfaktoren zu ertragen. Einige Experten betrachten Sucht als eine Stressstörung, weil sie nicht nur zirkulierende Stresshormone (Cortisol und Adrenalin) beeinflusst, sondern auch vielfältige Veränderungen im Stresssystem des Gehirns hervorruft.

Drei dieser Veränderungen machen es sehr schwierig, aufzuhören.[178] Erstens erhöht Stress Dopamin und Cortisol und verwandelt selbst geringfügige Stressoren in starkes Verlangen. Sogar in Abwesenheit von Triggern aktiviert Stress sensibilisierte Suchtpfade. Zweitens hemmt Stress den präfrontalen Cortex und die exekutive Funktion, einschließlich der Impulskontrolle und der Fähigkeit, die Folgen unseres Handelns vollständig zu begreifen.

Last but not least: Wenn ein Süchtiger sein Gehirn seiner Fixierung beraubt, wird sein Stresssystem auf Hochtouren gebracht. Es verursacht viele der häufigen Entzugserscheinungen, von denen Süchtige berichten, wie Angstzustände, Depressionen, Müdigkeit, Schlaflosigkeit, Reizbarkeit, Schmerzen und Stimmungsschwankungen. Der Süchtige fühlt sich mies, was ihn oft in die Sucht zurückdrängt. Bis heute haben drei Studien dysfunktionale Stresssysteme bei Pornokonsumenten/Sexsüchtigen nachgewiesen.[179–181] Interessanterweise deckte eine der Studien tatsächlich epigenetische Veränderungen in den Stressgenen von Sexsüchtigen auf.

Wenn diese vier neuroplastischen Veränderungen sprechen könnten, würde die *Desensibilisierung* stöhnen: „Ich kann keine Befriedigung bekommen". Gleichzeitig würde die *Sensibilisierung* Sie in die Rippen stoßen und sagen: „Hey, ich habe genau das, was du brauchst", was zufällig genau das ist, was die Desensibilisierung verursacht hat. Die *Hypofrontalität* (dysfunktionaler präfrontaler Schaltkreis) würde mit den Schultern zucken und seufzen: „Schlechte Idee, aber ich kann dich nicht aufhalten." Ihr *funktionsgestörtes Stresssystem* würde schreien: „Ich BRAUCHE JETZT etwas, um die Anspannung zu vermindern!"

Diese Phänomene sind der Kern aller Süchte. Ein genesender Pornosüchtiger brachte sie so auf den Punkt: „Ich werde nie genug von dem bekommen, was mich nicht befriedigt, und es befriedigt mich niemals." Die Genesung kehrt diese Veränderungen um. Langsam lernt der Süchtige wieder, wie er normal „wollen" kann.

Einst verkündeten Neinsager, dass das Fehlen von Studien zu Entzugssymptomen und Toleranz (das Bedürfnis nach mehr Stimulation, um den gleichen Effekt zu erzielen) bei Pornokonsum bedeutete, dass es „keine Pornosucht gibt". Tatsächlich sind weder Toleranz noch brutale Entzugssymptome eine Voraussetzung für Sucht. So können z. B. Zigaretten- und Kokainabhängige durchaus süchtig sein, aber ihre Entzugserfahrung ist im Vergleich zu Alkoholikern oder Heroinabhängigen typischerweise mild.[182] (Was alle Suchtbeurteilungsstudien gemeinsam haben, ist „anhaltender Konsum trotz negativer Folgen". Das ist ein zuverlässiger Nachweis der Sucht.)

In den Foren, die ich beobachte, berichten ehemalige Pornokonsumenten jedoch regelmäßig über überraschend schwere Entzugssymptome, die an den Drogenentzug erinnern: Schlaflosigkeit, Angstzustände, Reizbarkeit, Stimmungsschwankungen, Kopfschmerzen, Unruhe, Konzentrationsschwäche, Müdigkeit, Depressionen, soziale Lähmung und der plötzliche Verlust der Libido, den die Männer als „Nulllinie" bezeichnen (anscheinend einzigartig beim Pornoentzug).

Erst 2017 befragten zwei Forschungsteams Internetporno-User direkt zu Entzugserscheinungen. Beide berichteten über Entzugserscheinungen bei „problematischen Pornokonsumenten".[183, 184] Auch die Universitäten von Swansea und Mailand berichteten, dass Internetsüchtige, von denen die meisten auf Pornos oder Glücksspiele zugegriffen hatten,[185] eine Art kalten Entzug erlitten, als sie aufhörten, das Internet zu nutzen – genau wie Menschen, die einen Drogenentzug machen.[186]

Was die Toleranz betrifft, so haben jetzt drei Studien Pornokonsumenten speziell nach der Eskalation in neue Genres oder zur Toleranz befragt und beides bestätigt.[183, 184, 187] Unter Verwendung verschiedener indirekter Methoden haben weitere 14 Studien Ergebnisse gemeldet, die im Einklang zu der Gewöhnung an „normale Pornos" oder der Eskalation in extremere und ungewöhnlichere Genres stehen.[188]

ABER „PORNOSUCHT" IST NICHT ANERKANNT, ODER?

Die American Psychiatric Association (APA) hat es bisher versäumt, den süchtig machenden/zwanghaften Pornokonsum in ihr Diagnosehandbuch aufzunehmen. Bei der letzten Aktualisierung des Handbuchs im Jahr 2013 (*DSM-5*) berücksichtigte sie formell nicht die „Internetpornosucht", sondern entschied sich stattdessen für eine Diskussion um die Aufnahme der „hypersexuellen Störungen". Der letztgenannte Oberbegriff für problematisches Sexualverhalten wurde von den Vorsitzenden aller Arbeitsgruppen des *DSM-5* nach jahrelanger Überprüfung zur Aufnahme empfohlen. In einer elftstündigen Sitzung (nach Angaben eines Vorsitzenden der Arbeitsgruppen) lehnten die Beamten des DSM-5-Gipfels jedoch Hypersexualität einseitig ab und führten Gründe an, die als unlogisch beschrieben wurden.[189]

Dabei ignorierte das *DSM-5* formale Beweise, weit verbreitete Berichte von Betroffenen und ihren Ärzten über die Anzeichen, Symptome und Verhaltensweisen im Zusammenhang mit Zwang und Sucht sowie die formale Empfehlung Tausender medizinischer und Forschungsexperten der American Society of Addiction Medicine (ASAM).

Im Jahr 2011 hatte die ASAM eine umfangreiche öffentliche Erklärung mit häufig gestellten Fragen (FAQs)[190] erarbeitet. In dieser wurde eindeutig festgestellt, dass Süchte aufgrund sexuellen Verhaltens real sind und dass Sucht eine primäre Störung ist, die auf zugrundeliegende Veränderungen im Gehirn hinweist. Aus den ASAM-FAQs:

FRAGE: Diese neue Definition von Sucht bezieht sich auf Sucht im Zusammenhang mit Glücksspiel, Essen und Sexualverhalten. Glaubt ASAM wirklich, dass Essen und Sex süchtig machen?

ANTWORT: Die neue ASAM-Definition weicht von der Gleichsetzung von Sucht mit reiner Substanzabhängigkeit ab, indem sie beschreibt, wie Sucht auch mit lohnenden Verhaltensweisen zusammenhängt. Diese Definition besagt, dass es bei

> der Sucht um das Funktionieren und die Schaltkreise des Gehirns geht und wie sich die Struktur und Funktion des Gehirns von Personen mit Sucht von der Struktur und Funktion des Gehirns von Personen ohne Sucht unterscheidet. Ernährungs- und Sexualverhalten sowie Spielverhalten können mit dem in dieser neuen Definition von Sucht beschriebenen „krankhaften Streben nach Belohnung" in Verbindung gebracht werden.

Das *DSM* wurde von Thomas Insel, dem damaligen Direktor des National Institute of Mental Health, kritisiert. Er sprach sich gegen seinen Ansatz aus, die zugrundeliegende Physiologie und medizinische Theorie zu ignorieren, um seine Diagnosen ausschließlich auf Symptome zu gründen. Letzteres erlaube erratische, politische Entscheidungen, die der Realität trotzen. Beispielsweise hat das *DSM* einmal fälschlicherweise Homosexualität als psychische Störung eingestuft.

Kurz vor der Veröffentlichung des *DSM-5* im Jahr 2013 warnte Insel, es sei an der Zeit, dass der Bereich der psychischen Gesundheit aufhört, sich auf das *DSM* zu verlassen. Seine „Schwäche ist seine mangelnde Gültigkeit“, erklärte er, und „wir können keinen Erfolg haben, wenn wir die DSM-Kategorien als ‚Goldstandard‘ verwenden“. Er fügte hinzu: „Deshalb wird das NIMH seine Forschung weg von den DSM-Kategorien neu ausrichten“.[191] Mit anderen Worten: Das NIMH würde aufhören, Forschung zu finanzieren, die ausschließlich auf DSM-Kategorien (und deren Abwesenheit) basiert.

Seit der Veröffentlichung des *DSM-5* sind Hunderte weitere Studien über Internetsucht und Internetspielsucht sowie Dutzende von Studien über Internetpornosucht erschienen. Sie unterbieten weiterhin die Position des *DSM-5*. Übrigens haben trotz der Aufmerksamkeit der Medien für die Haltung des *DSM-5* Ärzte, die mit Menschen mit problematischem Sexualverhalten arbeiten, solche Probleme weiterhin diagnostiziert. Sie verwenden eine andere Diagnose im *DSM-5* („andere spezifizierte sexuelle Funktionsstörungen“) sowie eine Diagnose aus dem aktuellen Diagnoseprogramm der Weltgesundheitsorganisation, dem *ICD-10* („andere sexuelle Funktionsstörungen, nicht verursacht durch eine organische Störung oder Krankheit").[192]

Nachdem ich die Version dieses Textes von 2017 fertiggestellt hatte, hat die Weltgesundheitsorganisation die übertriebene Vorsicht der APA korrigiert. Der *ICD-11* enthält eine Diagnose für „zwanghafte Sexualverhaltensstörung", die sich für die Diagnose derjenigen eignet, die mit Pornografie zu kämpfen haben.[1] Top-Neurowissenschaftler, die die Auswirkungen von Internetpornografie untersucht haben, sind jedoch der Ansicht, dass zwanghaftes Sexualverhalten aufgrund seiner neurobiologischen Ähnlichkeit mit anderen Verhaltensstörungen wie dem Glücksspiel am besten als Suchterkrankung eingestuft werden sollte.[193]

Damit sind wir bei der Diskussion „Zwang" versus „Sucht" angelangt. Außerhalb des Suchtbereichs finden sich Neinsager, die darauf bestehen, dass Spielsucht, Videospielsucht und Pornosucht keine Süchte, sondern Zwänge sind. Dies ist ein Ablenkungsmanöver. Ich habe diese Pessimisten gefragt: „Wie unterscheiden sich die neuronalen Korrelate für einen Zwang, etwas zu benutzen, von den neuronalen Korrelaten für eine Sucht nach etwas?" (Neuronale Korrelate beziehen sich auf die neuronalen Netze, Neurochemikalien, Rezeptoren und Gene, die einer Störung zugrunde liegen).

Die Befürworter des „Zwanges" antworten nie, weil es auf Gehirnebene tatsächlich keinen physischen Unterschied zwischen einer Spielsucht und einem Zwang zum Spielen gibt – beide beinhalten eine Sensibilisierung. Es gibt nur ein Belohnungszentrum und ein Belohnungssystem. Die bei Verhaltensabhängigkeit beobachteten Veränderungen im Kern des Gehirns treten bei Drogenabhängigkeit und Konsumzwang gleichermaßen auf. Dies sind die Veränderungen des Gehirns im Zusammenhang mit Suchtverhalten, egal wie sie bezeichnet werden. Wenn es läuft, spricht und quakt wie eine Ente, dann ist es eine Ente. (Natürlich hat jede spezifische Sucht auch einzigartige Eigenschaften. Zum Beispiel reduziert die Heroinabhängigkeit die Opioidrezeptoren im ganzen Körper drastisch, was zu besonders schweren Entzugserscheinungen führen kann). Wie die ASAM in ihrer Definition von Sucht erklärt:

> Diese neue Definition macht deutlich, dass es bei der Sucht nicht um Drogen geht, sondern um das Gehirn. Es sind nicht die Substanzen, die ein Mensch konsumiert, die ihn süchtig machen; es ist nicht einmal die Menge oder die Häufigkeit des Konsums. Bei der Sucht geht es darum, was im Gehirn eines Menschen passiert, wenn er belohnenden Substanzen oder belohnenden Verhaltensweisen ausgesetzt ist …

WANN ÜBERSCHREITET MAN DIE GRENZE?

Viele stellen die offensichtliche Frage: „Wie viel ist zu viel?" Diese Frage setzt voraus, dass die Auswirkungen von Pornos binär sind.[194] Das heißt, Sie haben entweder kein Problem, oder Sie sind pornosüchtig (oder haben andere pornobezogene Probleme). Die Frage, wo man die Grenze überschreitet, ignoriert jedoch das Prinzip der Neuroplastizität: Das Gehirn lernt ständig, verändert sich und passt sich in der Reaktion auf die Umwelt an.

Studien zeigen, dass selbst eine kleine Menge an supranormaler Stimulation das Gehirn schnell umgestalten und das Verhalten verändern kann. So dauerte es beispielsweise nur fünf Tage, um bei gesunden jungen Erwachsenen eine ausgeprägte Sensibilisierung für Videospiele hervorzurufen.[195] Die Spieler waren (noch) nicht süchtig, aber die erhöhte Hirnaktivität spiegelte das subjektive Verlangen zu spielen wider. In einem anderen Experiment überfraßen sich fast alle Ratten mit ungehindertem Zugang zu fettreicher, zuckerreicher Nahrung bis zur Fettleibigkeit.[146] Es brauchte nur wenige Tage des Junkfoodkonsums, bis die Dopaminrezeptoren der Ratten abnahmen (was ihre Zufriedenheit verringerte). Weniger Zufriedenheit trieb die Ratten zum Überfressen.

Was ist mit Pornokonsumenten? Eine deutsche Hirnscan-Studie (nicht bei Süchtigen) korrelierte den Pornokonsum mit suchtbedingten Veränderungen im Gehirn und einer geringeren Hirnaktivierung mit Pornos.[10] Eine italienische Studie berichtete, dass 16 % der Oberstufenschüler, die mehr als einmal pro Woche Pornos konsumierten, ein geringes sexuelles Verlangen verspürten. (Null Prozent der Nicht-Porno-Konsumenten berichteten über ein geringes sexuelles Begehren.)[36] Merken sollte man sich, dass für messbare Veränderungen im Gehirn oder negative Auswirkungen keine Sucht erforderlich ist.

Während wir lernen und uns an unser sexuelles Umfeld anpassen, treten sexuelle Konditionierung, Sensibilisierung und andere suchtbedingte Veränderungen im Gehirn in einem Spektrum auf. Sie können unser Gehirn, unsere Wahrnehmungen, Prioritäten und sogar unsere Sexualfunktion verändern.

Deshalb sind Fragen wie „Zählt dieses Bild als Porno?“ oder „Wie viel Pornokonsum macht süchtig?“ fehlgeleitet. Ersteres ist wie die Frage, ob es Spielautomaten oder Blackjack sind, die zu einer Spielsucht führen. Letzteres ist so, als ob man eine Lebensmittelsüchtige fragt, wie viele Minuten sie mit dem Essen verbringt. Tatsache ist, dass das Belohnungszentrum des Gehirns nicht weiß, was Pornografie ist. Es registriert nur die Stimulation durch Dopamin- und Opioidspitzen. Die mysteriöse Interaktion zwischen dem Gehirn des einzelnen Users und den gewählten Reizen entscheidet darüber, ob dieser in die Sucht abrutscht oder nicht.

ABGRENZUNG VON URSACHE UND WIRKUNG

Suchtleugner bestehen häufig darauf, dass alle Pornokonsumenten, die Probleme entwickeln, Vorerkrankungen wie Depressionen, Kindheitstraumata oder Zwangsstörungen hatten. Sie behaupten, dass übermäßiger Pornokonsum das Ergebnis und nicht die Ursache dieser

Probleme sei. Natürlich haben einige Porno-User bereits bestehende Probleme und benötigen zusätzliche Unterstützung.

Niemand gerät jedoch in eine Sucht, ohne sich auf eine chronische Überstimulation einzulassen. Darüber hinaus stützt die Forschung nicht die Annahme, dass junge Menschen ohne Vorerkrankungen exzessiven Drogenkonsum betreiben können ohne das Risiko einzugehen, Symptome zu entwickeln.[196] Zum Beispiel hat eine seltene Längsschnittstudie über einen längeren Zeitraum junge Internet-User überprüft. Bei der Kontrolle potenzieller Störfaktoren wurde festgestellt, dass „junge Menschen, die zunächst frei von psychischen Problemen sind, aber das Internet pathologisch nutzen", 2,5-mal häufiger Depressionen entwickeln.[197]

Ein faszinierendes Experiment, das im Westen unmöglich zu wiederholen wäre, war die Messung der psychischen Gesundheit ankommender Studenten durch chinesische Forscher.[198] Eine Teilmenge dieser Studenten hatte vor ihrer Ankunft an der Universität noch nie Zeit im Internet verbracht. Zwölf Monate später bewerteten Wissenschaftler die psychische Gesundheit der Internet-Neulinge erneut. 59 von rund 2.000 Studienanfängern hatten bereits eine Internetsucht entwickelt. Die Forscher berichteten dazu:

> Nach ihrer Sucht wurden signifikant höhere Werte für die Dimensionen Depression, Angst, Feindseligkeit, zwischenmenschliche Sensibilität und Psychotizismus beobachtet, was darauf hindeutet, dass es sich dabei um Folgen einer Internetsuchtstörung handelt.

Die Wissenschaftler verglichen die Werte der Neulinge in Bezug auf die psychische Gesundheit vor und nach der Sucht und stellten fest, dass dies auf eine Internetabhängigkeit zurückzuführen ist:

- Bevor sie vom Internet abhängig wurden, lagen die Werte für Depression, Angst und Feindseligkeit bei Studenten mit Internetabhängigkeit unter der Norm.
- Nach ihrer Abhängigkeit (ein Jahr später) stiegen die Dimensionen ... signifikant an, was darauf hindeutet, dass Depression, Angst und Feindseligkeit die Ergebnisse der Internetabhängigkeit waren und nicht Vorläufer der Internetabhängigkeit.

Die Forscher erklärten:

> Wir können keinen soliden pathologischen Prädiktor für die Internetsuchtstörung finden. Die Internetsuchtstörung kann den Abhängigen einige pathologische Probleme bereiten.

Kurz gesagt, haben die Internetgewohnheiten der Studenten offenbar ihre psychologischen Symptome verursacht. In jüngerer Zeit haben taiwanesische Forscher gezeigt, dass es eine Korrelation zwischen Selbstmordgedanken/-versuchen von Teenagern und Internetabhängigkeit gibt, selbst nachdem sie auf Depressionen, Selbstwertgefühl, familiäre Unterstützung und demographische Daten untersucht wurden.[199]

Chinesische Forscher haben auch bestätigt, dass Internetsüchtige mit hohem Risiko zwar deutliche Anzeichen von Depressionen (wie z. B. Interessenverlust, aggressives Verhalten, depressive Stimmung und Schuldgefühle) aufweisen, aber kaum Anzeichen einer dauerhaften Depression.[200] Mit anderen Worten: Ihre Symptome können eher auf ihren Internetmissbrauch zurückzuführen sein als auf zugrundeliegende, bereits vorhandene Merkmale.

In einer anderen chinesischen Studie wurden Depression, Feindseligkeit, soziale Ängste und Internetabhängigkeit bei 2.293 Zwölf- und Dreizehnjährigen im Abstand von einem Jahr zweimal gemessen. Diejenigen, die süchtig geworden waren, wiesen im Vergleich zur nicht süchtigen Gruppe eine erhöhte Depression und Feindseligkeit auf. Darüber hinaus zeigten diejenigen, die als Süchtige begannen, aber am Ende des Jahres nicht mehr abhängig waren, im Vergleich zu denjenigen, die abhängig blieben, einen Rückgang von Depressionen, Feindseligkeit und sozialen Ängsten.[201]

In zwei Studien aus dem Jahr 2017 verzichteten Internet-User auf bestimmte Internetanwendungen. Dänische Facebook-User sahen bei einer einwöchigen Abstinenz signifikante Verbesserungen der Lebenszufriedenheit und der Stimmung,[202] während chinesische Spieler nach einer Pause von 3 bis 6 Monaten weniger Verlangen und Depressionen verspürten.[203] Die Psychiaterin Victoria Dunckley berichtete von ähnlich dramatischen Verbesserungen bei ihren jungen Patienten, die eine Pause von interaktiven Geräten einlegten.[204] Umgekehrt stellten belgische Forscher bei der Bewertung der akademischen Leistung 14-jähriger Jungen zu zwei Zeitpunkten fest, dass „eine verstärkte Nutzung von Internetpornografie die akademische Leistung der Jungen sechs Monate später verschlechtert hatte".[72]

Diese Schlussfolgerungen stimmen mit den Ergebnissen überein, die informell von Tausenden von Mitgliedern der Genesungsforen berichtet wurden, die mit dem Pornokonsum aufhörten und Vorteile in Bezug auf Stimmung, Motivation, akademische Leistung, soziale Ängste usw. erlebten. Schwere Symptome, gefolgt von spürbaren Verbesserungen, untergraben die Behauptung, dass Internetprobleme nur bei Menschen mit bereits bestehenden Störungen oder Merkmalen auftreten.

WERDEN MANCHE PORNOKONSUMENTEN FEHLDIAGNOSTIZIERT?

Obwohl Symptome wie erektile Dysfunktion, soziale Ängste, Konzentrationsprobleme und Depressionen recht unterschiedlich sind, haben sie in der wissenschaftlichen Literatur einen gemeinsamen Befund. Wie bereits erläutert, ist eine der auftretenden Gehirnveränderungen die Desensibilisierung. Wiederum bezieht sich dieser Begriff auf eine allgemeine Verringerung der Reaktionsfähigkeit einer Person auf jegliches Vergnügen – ein Grundabfall von Dopamin und eine verminderte Dopaminempfindlichkeit. Beweise für eine Desensibilisierung wurden sogar bei moderaten Pornokonsumenten gefunden.[10]

Ein Rückgang der Dopamin-Signalgebung ist verbunden mit:

- vermindertem Sexualverhalten,[144] einer möglichen Ursache für träge Erektionen/Höhepunkte,
- geringerer Risikobereitschaft[205] und erhöhter Ängstlichkeit, verbunden mit einer Tendenz zu wütender Überreaktion,[206] was die Bereitschaft zu sozialen Kontakten verringern kann,
- Unfähigkeit, sich zu konzentrieren,[207] was Konzentrations- und Gedächtnisprobleme erklären kann, und
- Mangel an Motivation[208] und gesunder Antizipation, was zu Apathie,[209] und Zögerlichkeit führen und zu Depressionen beitragen kann.[210]

Als ein Medizinstudent den Ärzten mutig erlaubte, sein Dopamin kurzzeitig mit einem Arzneimittel abzubauen,[211] passierte Folgendes:

> Während des zunehmenden Dopaminabbaus tauchten in diesem Fall eine Reihe von subjektiven Erfahrungen auf und verschwanden nacheinander wieder.
>
> Diese Erlebnisse ähnelten negativen Symptomen [Motivationsverlust, abgestumpfte Sinne, verminderte Sprachkompetenz,

> schlechtere Stimmung, Müdigkeit, Konzentrationsschwäche, Angstzustände, Unruhe, Schamgefühle, Sorgen], Zwangssymptomen, Denkstörungen sowie Angstzuständen und depressiven Symptomen. [Die in Klammern gesetzten Punkte werden an anderer Stelle des zitierten Artikels aufgeführt].

Suchtforscher haben einen Rückgang des Dopamins und der Dopaminempfindlichkeit in den Gehirnen vieler Süchtiger, einschließlich Internetabhängiger, gemessen.[212]

Die Kehrseite davon ist, dass sexuelle Anziehung, Geselligkeit, Konzentration, sexuelle Reaktionsfähigkeit und Gefühle des Wohlbefindens müheloser sind, wenn Dopamin und verwandte Neurochemikalien richtig reguliert werden. Ich vermute, dass eine Rückkehr zum normalen Dopamin-Signalweg erklärt, warum viele Männer nach dem Absetzen von Pornos über ähnliche Erlebnisse bei verschiedenen Verbesserungen berichten. Auch hier zeigen vorläufige Ergebnisse, dass eine vierwöchige Abstinenz von Pornos Menschen risikofreudiger, extrovertierter, gewissenhafter, altruistischer, besser dazu in der Lage, die Befriedigung hinauszuzögern und weniger neurotisch macht.[28]

Leider gehen viele Gesundheitsdienstleister immer noch davon aus, dass Pornokonsum keine Symptome wie Depressionen, Brain Fog, geringe Motivation oder Angstzustände verursachen kann. Sie diagnostizieren Internetporno-User versehentlich fälschlicherweise als primär gestört, ohne sich nach ihren Internetgewohnheiten zu erkundigen. Pornokonsumenten sind dann überrascht, wenn der Ausstieg aus dem Pornokonsum ihre Symptome behebt:

> Ich glaube nicht, dass die Gesellschaft weiß, was Internetpornografie wirklich mit einem Mann macht. Alles, womit sie Pornos wirklich in Verbindung bringen, ist ED. Pornos verwandeln einen Mann in einen verängstigten Jungen. Ich war sozial unbeholfen, deprimiert, hatte keine Motivation, konnte mich

nicht konzentrieren, war sehr unsicher, hatte einen schwachen Muskeltonus, meine Stimme war schwächer, und ich hatte absolut keine Kontrolle über mein Leben.

Männer gehen zu Ärzten, die ihnen alle möglichen Medikamente verschreiben, während es in Wirklichkeit oft um Pornos geht und darum, was das mit dem Gehirn und dem Körper macht. Ich konsumiere jetzt keine Pornos mehr und fühle mich so gut wie seit Jahren nicht mehr.

* * *

Aufhören ist das Antidepressivum, das ich brauchte. Vor 9 Monaten war ich ein 25-jähriger Studienabbrecher, der einen Job ausübte, den ich hasste und der mich deprimierte. Ein paar Monate, nachdem ich mit den Pornos aufgehört hatte, bekam ich meine Superkräfte. Ich machte viele Dinge zum ersten Mal, unter anderem küsste ich ein Mädchen innerhalb von zwei Minuten, nachdem ich sie kennengelernt hatte, und wurde in die Wohnung eines anderen Mädchens eingeladen. Ich glaube, dass ich keine Depressionen mehr habe. Es gibt immer noch schlechte Tage, aber das ist nicht mehr vergleichbar mit vorher, wo ich keine Energie für irgendetwas und Selbstmordgedanken hatte. Mein Geheimnis? Im letzten Monat habe ich das Internet vielleicht eine Stunde lang benutzt. Ich habe beschlossen, im September wieder mit dem Studium zu beginnen, obwohl ich alles selbst bezahlen muss.

Im Hinblick auf pornoinduzierte sexuelle Probleme wurden Fachleute, die vor den Zeiten der Highspeed-Pornos ausgebildet wurden, oft darin geschult, dass sexuelle Vorlieben so angeboren sind wie die sexuelle Orientierung. Anstatt die Patienten zu ermutigen, mit dem Aufhören zu experimentieren, um den pornoinduzierten Geschmack umzukehren, schlagen sie möglicherweise eine drastischere Behandlung vor:

> Im Jahr 2012 versuchte ich, Hilfe von einem professionellen Psychotherapeuten/Sexualwissenschaftler zu bekommen. Ich fasste den Mut, dem Therapeuten zu sagen, dass ich auch ein 20-jähriges Problem mit zwanghaftem Pornokonsum habe. Und stieß auf eine Mauer des Unverständnisses. Dieser Psychotherapeut versuchte, mich davon zu überzeugen, dass es sich um ein hohes sexuelles Verlangen (hypersexuelle Störung) und irreversible Paraphilie (Analsex und harte Pornoszenen) handelte. Der Therapeut sagte, es gebe keine Pornosucht, und wollte mir ein starkes Antiandrogen verschreiben, um den Sexualtrieb zu verringern. Ich stimmte dem nicht zu, da ich mir der Nebenwirkungen, wie Gynäkomastie [Brustwachstum], bewusst war.

Offensichtlich behandeln Gesundheitsdienstleister auch einige junge Männer, die einfach mit Pornos aufhören müssten, wegen erektiler Dysfunktion und verzögerter Ejakulation. An einem einzigen Tag habe ich zwei Beiträge zu diesem Thema gelesen. Der Onkel des ersten jungen Mannes war ein Psychiater, der ihm gesagt hatte, dass eine pornobedingte Erektionsstörung unmöglich sei. Der junge Mann hatte trotzdem experimentiert und sich erholt. Der andere war ein 32-jähriger Mann, dessen Arzt schließlich ein Penisimplantat empfahl, falls die Injektionen (geschweige denn Viagra) nicht funktionierten. Er widersetzte sich dem, entdeckte die Informationen darüber, wie Pornos ED verursachen können, experimentierte und erholte sich. Ein anderer Mann sah sich mit einer ähnlichen Situation konfrontiert:

> Die Ärzteschaft ist weit hinter der Zeit zurückgeblieben. Ich gab Tausende von Dollars für Ärzte aus, darunter für einen bekannten Urologen, der sich auf ED spezialisiert hat (dafür musste ich stundenlang reisen); Tausende Dollar für Tests; Tausende für Pillen. „Erektionen bei Pornos bedeuten, dass es in Ihrem Kopf ist ... nehmen Sie mal Viagra." Nicht ein einziges

Mal sagte ein Arzt zu mir: „Hey, zu häufiger Pornokonsum kann sexuelle Funktionsstörungen verursachen". Stattdessen boten sie andere Erklärungen an, von denen nicht bewiesen ist, dass sie mit ED zusammenhängen und die typischerweise sowieso nicht auf mich zutrafen (z. B. Angst, Stress ... obwohl ich keine Anzeichen von beiden zeigte; Diät ... obwohl mein Gewicht normal war und ich mich ausgewogen ernähre, niedriger Testosteronspiegel ... obwohl niedriges T nicht mit ED in Verbindung gebracht wurde, außer in extremen Fällen, und mein T nicht wirklich niedrig ist).

Dann gibt es absolut schreckliche Ratschläge von „Sexualforschern", die so sehr darauf bedacht sind, „sexuell-positiv" zu sein, dass sie nicht nur die möglichen negativen Folgen des Pornokonsums leugnen, sondern auch aktiv die Vorstellung von pornoinduzierter ED lächerlich machen.[213] Obwohl ich mich dumm fühle, dass ich selbst die Verbindung zwischen Porno und ED nicht hergestellt habe, ist es doch so, dass ich professionellen Rat suchte und Pornos nie zur Sprache gebracht wurden, außer in einem positiven Licht: „Jeder macht es, es ist normal ... es ist sogar gesund." Ich evaluierte die Möglichkeit eines chirurgischen Eingriffs. Er hätte mich zwischen 25.000 und 30.000 US-Dollar aus eigener Tasche gekostet, und die Ergebnisse sind nicht ermutigend (Revaskularisierung des Penis). Am Tag nach diesem Termin stolperte ich über diese Information. Oh mein Gott, ... was für eine Offenbarung und Erleichterung.

Und es funktioniert. Ich bin nicht hundertprozentig geheilt, aber ich habe mich dramatisch verbessert und die Dinge werden immer besser. Alles, was ich tun musste, war aufzuhören, zu Pornos zu wichsen. Unglaublich. Ehrlich gesagt, bin ich ein bisschen wütend, da ich Lösungen von Fachleuten, auch von Spezialisten, gesucht habe, die mein hart verdientes Geld gnädig akzeptiert, mich aber schlecht beraten haben.

Wie viele Männer erhalten veraltete Informationen und Behandlungen, die sie nicht benötigen? Brauchen ihre Gehirne in erster Linie eine Pause, um wieder normal auf Sex reagieren zu können? Die Genesung von pornoinduzierten Problemen kann eine natürliche Folge sein, wenn die chronische Überstimulation aufgegeben wird.

Unterm Strich erscheint es angesichts dessen, was wir über die Zusammenhänge zwischen Verhalten und Gehirnfunktion wissen, leichtsinnig, jungen Menschen Psychopharmaka zu verschreiben, ohne sich vorher mit einer möglichen Überbeanspruchung des Internets zu befassen. Und es ist auch verantwortungslos, ihnen Medikamente zur sexuellen Stimulation zu verordnen, ohne sich mit dem Internetpornokonsum auseinanderzusetzen.

KAPITEL 3

DIE KONTROLLE WIEDERERLANGEN

Der Weg der Exzesse führt in den Palast der Weisheit.

William Blake

Obwohl die Menschen von vielen Vorteilen der Genesung berichten, besteht das größte Geschenk darin, die Kontrolle über ihr Leben zurückzugewinnen. Dies erklärt ein geheilter Pornokonsument so:

> Ungeachtet dessen, was einige Leute sagen, wird der Pornoverzicht Sie nicht zu einem Mensch voller Vertrauen und Leistungsfähigkeit machen, obwohl es sich in den ersten Monaten wirklich so anfühlen wird. Das Aufhören wird Ihnen mehr Kontrolle über Ihr eigenes Leben geben. Es ist ein bisschen wie der Übergang von der Adoleszenz ins Erwachsenenalter. Anstatt aus einem Impuls heraus zu handeln, werden Sie Selbstbeherrschung und Achtsamkeit für einen Ihrer ursprünglichsten Instinkte lernen. Dies fließt in jeden Teil Ihres Lebens ein und sorgt dafür, dass Ihre Lebensentscheidungen ganz von Ihnen abhängen.
>
> Als ich vor 500 Tagen damit begann, hatte ich Schwierigkeiten, mich zu konzentrieren; ich konnte mich nicht länger als jeweils eine Woche auf ein Ziel festlegen. Immer, wenn ich einen Tag frei hatte, vergeudete ich ihn faulenzend, obwohl ich wusste, dass ich mehr mit meiner Zeit anfangen könnte. Jetzt kann ich regelmäßig 50 bis 60 Stunden pro Woche arbeiten,

> ohne es überhaupt zu merken. Ich kann nun zu festen Zeiten Sport treiben und auch dabei bleiben. Ich bin jetzt in einer Beziehung, wie ich sie noch nie erlebt habe, weil ich meine Partnerin endlich als einen anderen Menschen behandeln kann, anstatt sie manchmal als Objekt der Begierde zu betrachten (ich weiß nun aus erster Hand, dass meine eigenen Wünsche nicht so wichtig sind, wie ich glaubte, dass sie es sind). Jetzt verbessere ich mich ständig, anstatt mir nur zu wünschen, dass ich es könnte.

Der erste Schritt zur Wiedererlangung der Kontrolle besteht darin, Ihrem Gehirn für mehrere Monate eine Pause von allen *künstlichen sexuellen Stimulationen* zu gönnen. Verlagern Sie Ihre Aufmerksamkeit auf das wirkliche Leben. Dies wird Ihnen unter anderem dabei helfen, festzustellen, ob ein chronischer Überkonsum von Pornografie oder ein anderes Problem Ihren Symptomen zugrunde liegt.

Idealerweise können Sie mit einer längeren Auszeit auch die folgenden Dinge erreichen:

- die Sensibilität des Belohnungssystems Ihres Gehirns wiederherstellen, damit Sie wieder alltägliche Vergnügungen genießen können,
- die Intensität der „Das muss ich haben!“-Hirnströme reduzieren, die Sie zum Konsum antreiben,
- Ihre Willenskraft wiederherstellen (den präfrontalen Cortex des Gehirns stärken) und
- die Auswirkungen von Stress so reduzieren, dass dieser kein starkes Verlangen auslöst.

Als Nächstes bleiben Sie konsequent, da es viele Monate oder sogar ein paar Jahre dauern kann, bis die „Ich will jetzt Pornos gucken!“-Pfade weniger häufig abfeuern – und dann abklingen.

Manche Menschen nennen diesen Prozess „Neustart“. Es ist eine Möglichkeit, ganz neu zu entdecken, wie Sie ohne Pornos in Ihrem Leben sind. Die Idee dahinter ist, durch die Vermeidung künstlicher sexueller Stimulation das Gehirn herunterzufahren und es neu zu starten und sogar seine ursprünglichen Werkseinstellungen wiederherzustellen.

Die Metapher ist nicht perfekt. Man kann nicht zu einem „Wiederherstellungspunkt“ zurückgehen oder alle Daten löschen, wie man es beim Reinigen der Festplatte eines Computers tun würde. Viele Menschen kehren jedoch ihre pornografischen Probleme um, indem sie dem Gehirn eine wohlverdiente Pause von Pornos, Pornofantasien und Pornosubstituten gönnen. Und oft ist die Metapher ein nützlicher Teil des Prozesses. Schließlich sind die problematischen Verhaltensweisen und Symptome der Pornosucht materieller Natur. Sie sind in die Strukturen des Gehirns eingeschrieben. Indem wir das Verhalten ändern, modifizieren wir diese Strukturen. Mit der Zeit spiegeln sich neue Lebensweisen in Veränderungen der Gehirnfunktion wider. Durch Versuch und Irrtum haben Neustarter herausgefunden, dass das Surfen auf Facebook, Dating-Apps oder Erotik-Websites mit Bildern wie ein Wechsel vom Alkohol zu kalorienreduziertem Bier ist: kontraproduktiv. Kurz gesagt, künstliche sexuelle Stimulation umfasst alles, was Ihr Gehirn in der Art und Weise nutzen könnte, wie es Pornos verwendet: erotische Begegnungen mit Cam2Cam, Sexting, Lesen von Erotik, Friendfinder-Apps, Fantasieren über Pornoszenarien… Sie wissen nun sicher, was gemeint ist.

Das Ziel ist es nun, Ihr Vergnügen darin zu suchen, mit echten Menschen zu interagieren – ohne dass ein Bildschirm zwischen Ihnen ist – und Ihren Appetit auf Leben und Liebe zu wecken. Zunächst empfindet Ihr Gehirn reale Menschen möglicherweise nicht als besonders anregend. Wenn Sie sich jedoch konsequent weigern, die Pornopfade in Ihrem Gehirn zu aktivieren, verschieben sich seine Prioritäten allmählich.

> Ich habe tatsächlich ganze 6 Monate lang keine Pornoseite besucht. Als ich das nächste Mal eine sah, war ich überrascht, wie geschmacklos und kitschig Pornos aussehen. Seitdem hatte ich wirklich nicht mehr viel Interesse daran, welche anzusehen. Porno ist für Sex das, was das Ansehen eines Ferrari-Fotos für das Fahren eines Ferraris ist.
>
> * * *
>
> Als ich gestern von einer Konferenz zurückkam, war ich körperlich und geistig erschöpft. Aber diesmal entdeckte ich ein inneres Reservoir an Energie, das ich nie erwartet hätte. Der Sex war unglaublich, leidenschaftlich und unfassbar. Ich fühlte mich wieder wie 20. Nach 5 Jahren, in denen ich „zu müde" war, um in Zeiten wie diesen Sex zu haben, weiß ich jetzt, dass das Problem nicht darin bestand, dass die Chemie zu meiner Frau verblasste, sondern darin, dass ich meine sexuelle Energie damit verschwendete, die ganze Zeit zu Pornos zu wichsen.

Der Neustartprozess ist anfangs eine Herausforderung. Ihr Gehirn kann sehr gereizt werden, wenn es Sie zu einem bestimmten Verlangen auffordert und seinen Kick nicht bekommt. Die Freiheit liegt jedoch darin, ihm zu erlauben, zu seiner normalen Sensibilität zurückzukehren und alle Suchtpfade zu schwächen. Nur dann werden Sie wirklich frei sein, Ihre eigenen Prioritäten zu setzen.

Ein Mann hat den Prozess so beschrieben:

> Wenn man eine Quelle des Vergnügens aus dem Gehirn entfernt, ist das so, als ob man das Bein eines Tisches wegnimmt. Das Ganze wird wackelig und instabil. Das Gehirn hat zwei Möglichkeiten: erstens, Sie auf jede erdenkliche Weise höllisch zu verletzen, indem es Sie „ermutigt", das Tischbein wieder anzubringen. Oder zweitens, zu akzeptieren, dass das Tischbein wirklich weg ist, und herauszufinden, wie Sie das Gleichgewicht

> ohne selbiges wiederherstellen können. Natürlich versucht es zuerst Option eins. Dann, nach einer Weile, macht es sich an Option zwei, während es immer noch Option eins ausprobiert. Irgendwann scheint sich das Gehirn wieder auszubalancieren, sodass es die erste Option aufgibt und die zweite Option voll zum Erfolg führt.

In diesem Kapitel beginnen wir mit Standardtipps, die Neustarter häufig miteinander austauschen. Dann sehen wir uns die häufigsten Herausforderungen und Fallstricke beim Neustart an. Abschließend werden wir einige häufig gestellte Fragen beantworten.

Denken Sie daran, dass jedes Gehirn, jede Geschichte und die Umstände bei allen Menschen unterschiedlich sind. Es gibt keine Wunderwaffe, die für alle gut funktioniert. Wählen Sie die Tipps aus, die Ihnen bei der Umschulung Ihres Gehirns helfen könnten. Verstricken Sie sich nicht in die Frage: „Mache ich das richtig?“ Sie sind es, der die Dauer und die Parameter Ihres Neustarts bestimmt, je nach Ihren Zielen und der aktuellen Situation. Viele Neustarter (ohne pornoinduzierte ED) streben 100 Tage oder 3 Monate an, aufgeteilt in kürzere Zwischenziele. Diejenigen mit ED brauchen manchmal viel länger.

Ein Neustart ist Ihr Labor. Wenn Ihr Plan nicht die gewünschten Ergebnisse bringt, passen Sie ihn an. Machen Sie sich bewusst, dass es oft ein paar Monate dauert, bis Sie wissen, ob ein bestimmter Ansatz funktioniert. Wenn Sie also keinen Rückfall in den übermäßigen Pornokonsum hatten, sollten Sie den von Ihnen gewählten Kurs mindestens ein paar Monate lang beibehalten.

> Es ist erstaunlich, was man dabei lernt. Ich glaube, ich verstehe jetzt das Sprichwort „Wissen ist Macht" voll und ganz. Wenn man erst einmal weiß, wie etwas funktioniert und wie es sich auf einen auswirkt, ist es viel einfacher, den Willen aufzubringen, etwas zu ändern, wenn man das wirklich will.

Hier noch ein Rat: Ein Neustart ist keine Garantie dafür, dass eine Person, die Pornoprobleme hatte, irgendwann in der Zukunft wieder gefahrlos zu Internetpornos zurückkehren kann. Viele Leute lernen das auf die harte Tour. Sie gehen davon aus, dass ihre wiedererlangten Erektionen bedeuten, dass sie Pornos oder Pornosubstitute verwenden können, nur um am Ende wieder schwere Symptome zu bekommen.

EMPFEHLENSWERTE VORSCHLÄGE

Im Folgenden finden Sie einige der bekanntesten Tipps, die ich in den Genesungsforen gefunden habe:

Den Zugriff auf Pornos verwalten

1. Entfernen Sie sämtliche Pornos

Löschen Sie alle Pornos von Ihren Geräten. Natürlich ist das nur ein Werkzeug, aber diese Aktion sendet Ihrem Gehirn das Signal, dass Ihre Absicht, sich zu ändern, eisern ist. Denken Sie daran, auch Backups und den Papierkorb zu löschen. Löschen Sie auch die Lesezeichen der Pornoseiten und den Verlauf Ihres Browsers. Ein Typ behauptete, er habe „wertvolle Pornos", von denen er sich absolut nicht trennen könne. Er brannte sie auf eine Diskette, wickelte diese ein, klebte das Paket mit Klebeband zu, als enthielte es die geheime Formel für Coca-Cola, und bewahrte es an einem unzugänglichen Ort auf. Als er gesund war, warf er die Diskette weg.

2. Stellen Sie Ihre Möbel um

Umweltsignale, die mit dem Pornokonsum verbunden sind, können starke Auslöser sein, weil sie sensibilisierte Pfade in Gang setzen. Drogenabhängigen wird geraten, Freunde, Nachbarschaften und Aktivitäten zu meiden, die mit dem früheren Konsum in Verbindung stehen.

Sie können sich selbst nicht meiden oder umziehen, aber Sie können einige Änderungen vornehmen und dann darauf achten, dass Sie in der neuen Konfiguration keine Pornos konsumieren. Ziehen Sie zum Beispiel in Betracht, Ihre Online-Geräte nur an weniger privaten Orten zu benutzen, die Sie nicht mit dem Konsum von Pornos in Verbindung bringen. Schmeißen Sie Ihren „Masturbationsstuhl" weg oder stellen Sie einfach Ihre Möbel um:

> Die Neuausrichtung meiner Wohnung war wunderbar, da ich nicht mehr die gleichen Assoziationen empfinde wie in der bisherigen Einrichtung. Es ist seltsam, wie das Verschieben von Dingen um ein paar Meter und das Drehen von Gegenständen um ein paar Grad die Energie der mit dem Pornokonsum verbundenen Gegenstände verändern kann.

Weitere Ideen:

> Ich habe meinen Desktop-Computer entsorgt. Das ist das Gerät, das ich jahrelang zum Masturbieren genutzt habe, und es ist das Gerät, bei dem die Filterung am wenigsten zuverlässig ist. Ich benutzte ihn für nichts anderes als für Pornos und Zeitverschwendung. Ich kann alles, was ich für meine Arbeit brauche, auf meinem Laptop erledigen.

* * *

> Ich habe meinen Schreibtisch in ein Stehpult umgewandelt, was bei meinen schlechten Internet-Surfgewohnheiten Wunder gewirkt hat. Seitdem ich nicht mehr bequem auf einem Stuhl sitze, habe ich meine Computernutzung auf Dinge reduziert, die ich tun muss, statt auf das, was ich will.

3. Ziehen Sie einen Pornoblocker und einen Werbeblocker in Betracht

Pornoblocker sind nicht fehlerfrei. Sie sind wie Geschwindigkeitsschwellen. Sie geben Ihnen Zeit zu erkennen, dass Sie im Begriff sind, das zu tun, was Sie eigentlich nicht tun wollen. In einem frühen Stadium der Genesung, bevor Ihre Selbstbeherrschung wiederhergestellt ist, können Blocker recht hilfreich sein. Und irgendwann werden Sie sie nicht mehr brauchen. Kostenlose Pornoblocker sind auf diesen Websites erhältlich:

- Qustodio – www.qustodio.com/de
- Esafely – www.esafely.com
- OpenDNS – www.dnsfilter.com

Ich empfehle OpenDNS oder eine andere Art von Web-Filterdienst, bei dem die Verzögerung 3 Minuten beträgt, bevor neue Einstellungen wirksam werden. Auf diese Weise haben Sie, selbst wenn Sie zögern, in den 3 Minuten genug Zeit, um zu erkennen, dass Sie dies wirklich nicht tun wollen, und können diese Einstellungen rückgängig machen. Blockieren Sie alle sexuellen, Dating- und Blog-Kategorien. Die Plattform Tumblr ist eine hinterhältige Seite, die Sie nicht nutzen sollten.

Hinweis: Wenn Sie ein Video-Gamer sind, kann die Verwendung eines Pornoblockers riskant sein. Ihr Gehirn ist es gewohnt, einige seiner Dopamin-Ausstöße dadurch zu erhalten, dass es Wege um Hindernisse herum findet. Es kann sein, dass Sie den Pornoblocker gedankenlos wie einen gewöhnlichen Spielequest behandeln. Wenn dies geschieht, löschen Sie Ihren Pornoblocker und versuchen Sie ein Extinktionstraining (unten) oder einen anderen Ansatz.

Ziehen Sie in jedem Fall die Verwendung eines Werbeblockers in Betracht. Auf diese Weise müssen Sie keine wackelnden Bilder in Ihrer Seitenleiste sehen, wenn Sie Urlaubspläne schmieden oder Vitamine bestellen. Viele Leute finden Werbeblocker äußerst hilfreich, um der Versuchung zu widerstehen. *AdblockPlus* ist kostenlos.

4. Denken Sie über einen Tageszähler nach

Verschiedene Foren bieten kostenlose Tageszähler an. Unter Ihren Beiträgen zeigt ein Balkendiagramm Ihre Fortschritte auf dem Weg zu Ihrem Ziel an, die automatisch aktualisiert werden. Einige Leute finden es sehr befriedigend, ihren Fortschritt visuell zu verfolgen.

Die Zähler erhalten gemischte Bewertungen. Es besteht durchaus das Risiko, dass jemand, der wieder in den Pornokonsum zurückrutscht, seine Tage als Spielpunkte betrachtet. Er könnte dann seine neu reduzierte Tageszählung dazu einsetzen, die weitere Nutzung von Pornos für eine Weile zu rationalisieren, „weil ich nicht viele angesammelte Tage verlieren werde“. Solche Anfälle beeinträchtigen den Fortschritt mehr als einzelne Vorfälle. Wenn Sie also eine Tageszählung verwenden, sollten Sie eine langfristige Perspektive einnehmen. Seien Sie zufrieden mit Ihrer Gesamtzahl pornofreier Tage.

Letztlich kommt es nicht auf die Tage an, sondern auf das Gleichgewicht des Gehirns. Nicht alle Gehirne kehren nach einem festgelegten Zeitplan wieder ins Gleichgewicht zurück, und obwohl die Gehirne definitiv Zeit für einen Neustart benötigen, sind die angesammelten Tage nicht das einzig Wichtige. Die Gehirnbalance profitiert auch von Bewegung, Geselligkeit, Zeit in der Natur, gesteigerter Selbstkontrolle, besserer Selbstpflege, Meditation und so weiter.

Eine Alternative zur Festlegung eines langfristigen Tagesziels ist es, sich selbst Miniziele zu setzen. Auf diese Weise erhalten Sie immer wieder ein lohnendes Erfolgserlebnis, selbst wenn Sie langsam auf ein weiter entferntes Ziel zusteuern.

5. Extinktionstraining (nicht für jedermann)

Erinnern Sie sich an den pawlowschen Hund? Sie merken es vielleicht nicht, aber Pawlow hat seinem Hund nicht nur beigebracht, beim Klang einer Glocke zu sabbern. Später brachte er ihm bei, nicht mehr zur Glocke zu sabbern, indem er die Glocke läutete und dann (wiederholt) Fleisch zurückhielt.

Dieser Vorgang wird als „Cue Extinction“ bezeichnet. Hierbei schwächen Sie die Verbindung oder den Weg zwischen einem Reiz und einer gewohnheitsmäßigen Reaktion. Einige Pornokonsumenten sind in der Lage, dasselbe Prinzip zur Stärkung ihrer Selbstkontrolle anzuwenden:

> (Alter 16) Jedes Mal, wenn ich an meinem PC saß, öffnete ich eine Pornowebsite. Sobald die Website geöffnet war, schaltete ich sie aus, um meine Willenskraft zu testen. Die ersten zwei Wochen waren bei Weitem die schwierigsten, und ich weiß immer noch nicht, wie ich das geschafft habe. Nach 30 Tagen merkte ich, dass ich die Pornos vergessen hatte. Heute bin ich seit 90 Tagen clean, und ich denke kaum noch daran. Ich fühle mich wie ein neuer Mensch. Während dieser drei Monate habe ich ein paar Mal masturbiert (etwa 5 Mal), aber ich habe mir nie Pornos angesehen. Aussteigen ist einfach etwas, das jeder Teenager ab und zu tun muss.

Wenn ein Extinktionstraining zu riskant für Sie ist, weil Blicke auf Pornoseiten Sie in einen Überkonsum stürzen, versuchen Sie zuerst einen indirekten Ansatz, um Ihre Willenskraft zu stärken. Bewegung (oder jeder andere nützliche Stressor) und Meditation sind eine gute Wahl. Beide werden im Folgenden erörtert.

Unterstützung

1. Treten Sie einem Forum bei, suchen Sie sich einen Accountability-Partner

Die Beteiligung an einer Online-Gemeinschaft, in der andere mit dem Verzicht auf Pornografie experimentieren, kann Sie inspirieren. Es kann ein Ort sein, an dem Sie Dampf ablassen können und auch einer, der Ihnen die guten Gefühle vermittelt, die durch die Unterstützung anderer entstehen. Außerdem finden Sie hier neue Tipps zur Beschleunigung Ihres Fortschritts.

> Kämpfen Sie diesen Kampf nicht allein. Am Ende werden Sie derjenige sein, der sich selbst zum Erfolg drängt, aber eine Online-Community kann Ihnen dieses kleine bisschen zusätzliche Motivation geben, wenn Sie am absoluten Tiefpunkt angelangt sind.

Websites wie porno-sucht.com, NoFap.com und Reboot Nation erleichtern die Suche nach einem Accountability-Partner. Auf diese Weise können Sie und ein Mensch mit dem gleichen Problem sich gegenseitig unterstützen und gleichzeitig die Anonymität wahren. Eine Eins-zu-eins-Unterstützung ist für manche Menschen auf jeden Fall von Vorteil.

Die Kehrseite sowohl eines Accountability-Partners als auch der Forumsteilnahme ist, dass es sich eben um Online-Aktivitäten handelt. Da die problematische Nutzung von Internetpornografie nun einmal internetbasiert ist, müssten Sie eigentlich *weniger* Zeit online verbringen, nicht mehr. Die meisten Menschen stimmen zwar zu, dass ihnen ein Forum in der ersten Phase der Genesung geholfen hat. Aber es kann auch dazu führen, dem wirklichen Leben auszuweichen. Viele Menschen, denen dies geschieht, besuchen ein Forum nur noch dann, wenn sie Ermutigung brauchen.

Sucht hat einen sozialen Kontext, ebenso wie die Genesung. Ob man online oder offline Unterstützung und Anerkennung findet, ist weniger wichtig, als dass man sie *überhaupt* findet.

2. Therapie, Selbsthilfegruppen, Gesundheitswesen

Ein guter Therapeut kann sehr hilfreich sein. Sie sollten sich jemanden suchen, der versteht, wie die heutigen stark verbreiteten Online-Sex-Neuheiten die sexuelle Reaktionsfähigkeit auf Partner verändern können und dass Verhaltensabhängigkeiten so real sind wie alle anderen Süchte. Einige Therapeuten bieten auch Selbsthilfegruppen für Menschen an, die Schwierigkeiten haben, mit dem Pornokonsum aufzuhören. Zudem gibt es selbstverwaltete 12-Stufen-Gruppen, sowohl online als auch offline.

Wenn Sie mit zusätzlichen Problemen wie Kindheitstraumata, sexuellem Missbrauch oder familiären Problemen zu kämpfen haben, die emotionale Bindungen natürlich erschweren, kann ein fähiger psychologischer Berater eine gute Investition sein.

Auch hier gilt wieder: Wenn Sie glauben, dass Sie an Zwangsstörungen leiden, brauchen Sie möglicherweise für eine Weile Medikamente, wenn Sie versuchen, mit Pornografie aufzuhören, um die Angst vor dem Entzug zu lindern. Gehen Sie zu einem Arzt. Ein Betroffener mit einer Zwangsstörung sagte:

> Die Antidepressiva haben wirklich geholfen. Sie treten mir in den Hintern und zwingen mich, meine Situation positiv zu sehen und mich nicht so sehr in das Ganze zu verstricken.

3. Führen Sie Tagebuch

Führen Sie über Ihre Fortschritte Buch. Ein Neustart ist kein linearer Prozess. Es gibt gute und schlechte Tage, und an den schlechten Tagen wird Ihr Gehirn versuchen, Ihnen einzureden, dass Sie keine Fortschritte gemacht haben und nie machen werden. Das Lesen früherer Einträge aus Ihrem Tagebuch kann die Dinge schnell wieder ins rechte Licht rücken.

> Wenn das Verlangen schlimm war, schaute ich in mein Tagebuch und erkannte, dass ich schon viel zu weit gekommen war, um jetzt aufzuhören. Schützen Sie es mit einem Passwort, wenn Sie nicht wollen, dass jemand anders Zugriff darauf hat.

Tagebücher nehmen Ihnen Lasten von den Schultern, die Sie nicht gerne mit anderen Menschen teilen würden. Alternativ können Sie diese Dinge in einem anonymen, aber öffentlichen Online-Tagebuch teilen. In verschiedenen Foren können Sie kostenlos Tagebuch führen (NoFap.com, RebootNation.org, YourBrainRebalanced.com). Sie und die anderen Forenteilnehmer bieten sich gegenseitig Unterstützung und Beratung auf der Grundlage von Tagebucheinträgen an.

Stressbewältigung, Verbesserung der Selbstkontrolle und Selbstfürsorge

1. Sport, nützliche Stressoren

Von allen Techniken, mit denen Neustarter experimentieren, scheint Sport die gemeinhin vorteilhafteste zu sein. Er lenkt hervorragend vom Verlangen ab, verbessert das Selbstvertrauen und die Fitness und wird sogar mit einer besseren Erektionsfähigkeit bei Männern unter 40 in Verbindung gebracht.[214]

Bewegung ist ein solider Stimmungsregulator. Wissenschaftler vermuten, dass sie helfen kann, die Sucht zu lindern, da intensive Trainingseinheiten die Dopaminkonzentration erhöhen und regelmäßige Bewegung zu einem anhaltenden Anstieg des Dopaminspiegels und den damit verbundenen Anpassungen führt.[215] Dies hilft, dem chronisch niedrigen Dopaminsignal entgegenzuwirken, mit dem genesende Süchtige zu kämpfen haben, bevor ihr Gehirn neu startet.[216] Nachfolgend Kommentare von zwei Personen zu diesem Thema:

> Ich kann die Bedeutung von Liegestützen nicht genug betonen. Sie sind immer zugänglich, und man braucht nur etwa dreißig Sekunden oder so, um gute 20 zu machen. Sie bringen Ihr Herz in Schwung und lenken die Aufmerksamkeit Ihres Körpers fast augenblicklich von diesen Drängen ab. Wenn das Verlangen immer noch andauert, machen Sie Sätze mit ein paar Sekunden Pause, bis Sie das Gefühl haben, Ihre Arme würden abfallen.

* * *

> Gewichte heben. Das hilft. Wenn Sie noch unsicher sind, benutzen Sie diese Geräte anstelle von freien Gewichten. Das

> Personal im Fitnessstudio wird Ihnen helfen, wenn Sie keine Ahnung haben, wie man die Geräte benutzt.

Bewegung ist als ein „nützlicher Stressor" bekannt. Das bedeutet Folgendes: Wenn Sie Ihr System leicht stressen, reagiert es mit einem gesteigerten Gefühl des Wohlbefindens. Einige Neustarter berichten, dass vorteilhafte Stressoren die Empfindlichkeit des Gehirns gegenüber Vergnügen zurücksetzen. Besuchen Sie beispielsweise www.gettingstronger.org, um sich über die Physiologie hinter dem Sport, über intermittierendes Fasten, täglich kalte Duschen und so weiter zu informieren.

Letztere wurden einst als eine der Säulen viktorianischer Männlichkeitstheoretiker verhöhnt, aber täglich kalte Duschen erhalten begeisterte Kritiken von vielen, die einen schnellen Weg suchen, verlorene Willenskraft und emotionales Gleichgewicht wiederherzustellen. Kalte Duschen wurden sogar als medizinische Behandlung von Depressionen vorgeschlagen.[217]

> Ich habe gerade eine 81-tägige Durststrecke hinter mir und dusche so kalt wie möglich. Mein Wunsch zu fliehen ist stark, aber ich widersetze mich und verlasse die Dusche, als wäre ich der König der Welt.

Denken Sie daran, es geht darum, das zu finden, was für Sie funktioniert. Wenn eine kalte Dusche Ihre Stimmung verbessert und Sie dadurch weniger versucht sind, Zeit vor dem Computer zu verschwenden, dann ist sie nützlich, vor allem, wenn Sie mit dem Entzug zu kämpfen haben. Es ist keine gute Idee, etwas zu übertreiben, aber das wussten Sie ja bereits.

2. Gehen Sie an die frische Luft

Forscher haben herausgefunden, dass Zeit in der Natur gut für das Gehirn ist. Sie fördert Kreativität, Einsicht und Problemlösung.[218] Das haben auch Neustarter bemerkt:

> Es hat etwas sehr, sehr Mächtiges, weg von der Technologie und in einer natürlichen Umgebung zu sein, was meiner Erfahrung nach die Neudrahtung beschleunigt.

Wenn Sie in einer Stadt leben, gehen Sie in den Park. Laut Forschern der Universität Sheffield kann eine ruhige Lebensumgebung die Funktion des menschlichen Gehirns positiv beeinflussen.[219]

> Gehen Sie nach draußen ins natürliche Licht und atmen Sie frische Luft ein. Wir sollten nicht rund um die Uhr auf leuchtende Rechtecke schauen und recycelte Luft atmen.

3. Geselligkeit

Der Mensch hat sich zu stammesgebundenen, paarweise zusammenlebenden Primaten entwickelt. Unser Gehirn kann die Stimmung nicht ohne weiteres allein regulieren, zumindest nicht lange. Es ist nicht ungewöhnlich, sich ängstlich oder deprimiert zu fühlen (oder sich selbst mit einer Sucht zu behandeln), wenn man isoliert ist.

Aus dem gleichen Grund ist die Verbindung zu anderen Menschen eine der besten Krankenversicherungen, die der Planet bietet. Sie hilft, das Hormon Cortisol zu reduzieren, das sonst unter Stress das Immunsystem schwächen kann. „Es ist viel weniger Verschleiß für uns, wenn jemand da ist, der uns hilft, uns zu regulieren“, erklärte der Psychologe und Neurowissenschaftler James A. Coan in der *New York Times*.[220]

Wenn genesende Konsumenten ihre Aufmerksamkeit von ihrer gewohnten „Erleichterung“ abwenden, sucht ihr Belohnungssystem nach anderen Quellen des Vergnügens. Schließlich findet es die natürlichen Belohnungen, zu deren Auffinden es sich entwickelt hat: freundschaftliche Interaktion, echte Partner, Zeit in der Natur, Bewegung, Leistung, Kreativität und so weiter. All diese Dinge lindern das Verlangen.

Wenn Sie sich bisher unsozial gefühlt haben, legen Sie einfach los:

> Es gibt viele Orte, an denen Sie sich daran gewöhnen können, draußen und unter Menschen zu sein, die echt nicht bedrohlich sind. Hängen Sie in einer Bibliothek oder einem Buchladen ab und lesen Sie, oder nehmen Sie eine Zeitschrift mit in ein Café oder auf eine Parkbank. Oder machen Sie lange Spaziergänge im Freien. Ich bekomme dadurch den Kopf frei, und es gibt mir das Gefühl, ein Mitglied der Gesellschaft zu sein.

* * *

> Ich lächle einfach jedes Mal, wenn ich mich unbehaglich fühle, haha. Und es funktioniert.

* * *

> Ich baue Beziehungen zu Menschen auf, die ich auf Netzwerkveranstaltungen, in Clubs und so weiter kennengelernt habe. Ich habe einmal in der Woche ehrenamtliche Beratungsarbeit geleistet und versuche, jeden Tag mindestens einen „zufälligen Akt der Freundlichkeit" für einen völlig Fremden zu unternehmen. Das trägt definitiv dazu bei, ein gewisses Gleichgewicht herzustellen.

Eine andere einfache Möglichkeit ist die Teilnahme an Treffen, die eine feste Struktur haben, wie z. B. ein Verein oder ein Tanzkurs.

Was auch immer Sie wählen, üben Sie Blickkontakt mit den Menschen, an denen Sie vorbeikommen. Beginnen Sie mit älteren Menschen. Machen Sie ein Spiel daraus. Schauen Sie, ob Sie Ihre Punktzahl jedes Mal verbessern können. Fügen Sie ein Lächeln, ein Nicken oder eine verbale Begrüßung hinzu, bis sich Ihre natürliche Ausstrahlung automatisch einstellt.

4. Meditation, Entspannungstechniken

Die tägliche Meditation kann für jeden, der mit dem Stress des Entzugs kämpft, sehr beruhigend sein. Die Forschung zeigt auch, dass sie dem rationalen Teil, dem präfrontalen Cortex, hilft, das Kommando zu behalten.[221]

Gedanken der Forumsmitglieder zur Meditation:

> Ich habe gehört, dass man nicht darüber nachdenken sollte, seine Sucht aufzugeben. Stattdessen sollten Sie lernen, wie man meditiert. Je mehr Sie meditieren, desto stärker wird Ihr Geist und desto schwächer wird Ihre Sucht. Meine Gedanken an Pornos haben sich drastisch verringert.

* * *

> Wenn ich konsequent meditiere, hat der Teil meines Gehirns, der weiß, dass ich Pornos hinter mir lassen muss (der präfrontale Cortex), viel mehr Einfluss. Und wenn ich nicht regelmäßig meditiere, hat der Teil meines Geistes, der mit Rationalisierungen aufwartet, um Pornos als Mittel gegen Langeweile und Stress zu benutzen, mehr Einfluss. Es scheint, dass der Kampf zur Überwindung von Pornografie buchstäblich ein Kampf zwischen den rationalen, planenden Funktionen und den emotionaleren, reaktiven Teilen des Gehirns ist.

5. Kreative Beschäftigungen, Hobbys, Lebenszweck

Die ersten Wochen sind in erster Linie eine Kampf der Ablenkung. Ein Neustarter erklärte, wie wichtig es ist, seine Zeit anders zu füllen, indem man neue Dinge erforscht und lernt:

> Sie können nicht erwarten, genau denselben Lebensstil zu leben wie bisher (d. h. aufzustehen, ein wenig zu arbeiten, im Internet zu surfen, ein wenig mehr zu arbeiten, im Internet zu surfen, auf nicht jugendfreien Seiten zu surfen, ein wenig zu arbeiten, im Internet zu surfen usw.) und zu erwarten, dass sich etwas ändert. Dieses Muster wird ohne bewusste Anstrengung nicht auf magische Weise verschwinden.

Ihr Gehirn wird es Ihnen danken. Und genau wie das Erlernen neuer Dinge ist Kreativität sowohl eine gute Ablenkung als auch von Natur aus lohnend, weil man sich darauf freut, etwas Wichtiges zu erreichen:

> Ich genieße Musik, und das Aufhören hat sowohl meine kreativen musikalischen Fähigkeiten als auch meinen Hörgenuss verbessert. In den letzten Monaten seit dem Aufhören habe ich wahrscheinlich 20 Lieder in meinem Kopf „komponiert". Außerdem bin ich viel kreativer mit meinen Witzen und Gesprächsfäden. Plötzlich fühlen sich Gespräche wie Musik an. Ich habe vor, dem Improvisationsclub an der Universität beizutreten, und werde sehen, wohin mich das bringt. Ein Bühnenauftritt erscheint mir überhaupt nicht mehr entmutigend. Aufregend, wenn überhaupt.

* * *

> Ich bin Schriftsteller und Musiker, obwohl ich meine Kunst in den letzten Jahren auf der Strecke gelassen habe, als ich mich in die Pornografie zurückzog. Ich dachte, ich hätte es mit einer Schreibblockade zu tun, weil ich es mir nicht er-

> lauben konnte, Worte auf Papier zu bringen oder Noten auf Saiten erklingen zu lassen. Seit ich diese Reise begonnen habe, arbeite ich jedoch an drei Songs, wobei sich ein vierter Song aus mir herauszuarbeiten beginnt.

Viele Menschen berichten, dass sie beim Neustart ihre Hobbys, neue und alte, wieder aufnehmen. Dies sind die Kommentare von zwei Männern:

> Ich habe mit Kochen und Backen begonnen. Es ist eine große Ablenkung, es macht Spaß, und ich bekomme eine Belohnung, wenn ich fertig bin.

* * *

> Yoga bringt mich aus dem Haus und hilft mir, etwas Dampf abzulassen. Dort gibt es auch viele schöne Frauen. Sehr schöne Frauen. Mmh... Frauen.

Tipp: Schränken Sie Aktivitäten ein, die „leere" Dopaminhöhen verursachen, wie häufiges, intensives Videospielen, Junkfood, Glücksspiel, Abhängen auf Facebook, Instagram, Tumblr, Twitter und Tinder, bedeutungsloses Fernsehen und so weiter. Steuern Sie Aktivitäten an, die dauerhafte, nachhaltige Zufriedenheit erzeugen, auch wenn sie kurzfristig nicht so lohnend sind: ein gutes Gespräch führen, den Arbeitsplatz organisieren, kuscheln, Ziele setzen, jemanden besuchen, etwas bauen oder Gartenarbeit. Kurz gesagt: Alles, was Ihnen ein Gefühl der Verbundenheit vermittelt oder Sie zu längerfristigen Zielen führt.

Eine starke Ablenkung wie Internetpornografie kann eine Form der Selbstmedikation gegen Langeweile, Frustration, Stress oder Einsamkeit sein. Aber wenn Sie dieses Buch lesen, erkennen Sie wahrscheinlich, dass der chronische Gebrauch einer übernatürlich stimulierenden Ablenkung ein Teufelskreis ist, der Ihre Ziele und Ihr Wohlbefinden in Mitleidenschaft ziehen kann.

Je besser Sie sich fühlen, desto weniger müssen Sie sich selbst behandeln. Fit zu werden und zu lernen, sich gesund zu ernähren, ist ein Anfang. Jahrtausendelang mussten die Menschen mit der Herausforderung ringen, das Gleichgewicht im Gehirn ohne die heutigen Medikamente aufrechtzuerhalten. Viele haben aufschlussreiche, inspirierende Lösungen hinterlassen, die jetzt für alle über das Internet zugänglich sind. Es gibt keinen Grund, das Rad neu zu erfinden. Schauen Sie sich um. Denken Sie in großen Dimensionen. Nehmen Sie sich die Zeit, eine Lebensphilosophie zu entwickeln. Handeln Sie danach.

Einstellung, Bildung und Inspiration

1. Seien Sie sanft zu sich selbst

Diejenigen, die mit relativer Leichtigkeit neu starten, behalten einen Sinn für Humor, akzeptieren ihre Menschlichkeit, lieben Sex, respektieren dabei aber ihre Sexualität und steuern sich allmählich in einen neuen Groove. Sie knüppeln sich nicht selbst oder drohen sich mit dem Untergang.

Sex ist ein grundlegender Antrieb, und der Verzicht auf die intensiven Reize des regelmäßigen Pornokonsums ist eine große Umstellung für Ihr Gehirn. Erleichtern Sie sich den Übergang, verzeihen Sie sich, wenn Sie einen Ausrutscher haben (aber versuchen Sie, Überkonsum zu vermeiden), und machen Sie weiter. Das ist wie beim Snowboarding oder Surfboarding. Bleiben Sie flexibel. In dieser Hinsicht ist eine Akzeptanz- und Achtsamkeitstherapie vielversprechend für die Behandlung des problematischen Pornokonsums.[222]

2. Erfahren Sie mehr darüber, was in Ihrem Gehirn vor sich geht

Unabhängig davon, ob Neustarter viel oder wenig über die Wissenschaft wissen, legen sie im Allgemeinen Wert darauf, zu lernen, wie sie dorthin gekommen sind, wo sie sind, und wie sie den Kurs ändern können:

> Allein zu wissen, was im Gehirn vor sich geht und was die Ursache dafür ist, gibt mir ein Gefühl der Erleichterung. Es ist verrückt, wie schlau der Verstand einen austricksen kann. Mit diesem neuen Wissen habe ich das Gefühl, dass ich erkennen kann, was vor sich geht, und darauf reagieren kann, bevor es zu spät ist.

Die von mir erstellte Website www.yourbrainonporn.com ist eine Clearingstelle für relevante Wissenschaft. Die Ressourcen reichen von leicht verständlichen Artikeln und Videos von Laien bis hin zu umfangreichen Sammlungen medizinischer Abhandlungen und Studien über Verhaltensabhängigkeit und darüber, wie Pornografie die sexuelle Reaktionsfähigkeit verändert.

3. Lassen Sie sich inspirieren

Ein Neustart kann eine gewaltige Herausforderung sein. Dabei hilft es, eine Quelle der Inspiration zu finden, aus der man regelmäßig, sogar täglich, schöpfen kann. Vielleicht besuchen Sie ein Online-Forum, in dem es viel Ermutigung gibt. Möglicherweise haben Sie einen Lieblingsphilosophen oder ein spirituelles Buch, das Sie beruhigend und aufbauend finden:

> Mein Lieblingsbuch war ein Buch, in dem es heißt: „Nimm ein Ziel, das du erreichen willst; entscheide, welche Schritte du unternehmen musst, um dieses Ziel zu erreichen; und tue es, egal, wie du dich fühlst." Ich beschloss, ein besseres soziales Leben zu führen, also trat ich Universitätsclubs bei, obwohl mir

> nicht danach war. Ich meldete mich in einigen akademischen Clubs für mein Hauptfach an, auch wenn das gar nicht mein Ding war. Ich fing Gespräche mit Leuten in meinen Vorlesungen an, obwohl mir dies schwer fiel. Ich ging auf Partys, auch wenn ich keine Lust darauf hatte. Ich ging mit Leuten in Bars und Clubs, obschon ich auch daran kein Interesse hatte. Ich fragte Mädchen nach Verabredungen, auch wenn ich wirklich nervös deswegen war. Es war wirklich schwer, aber schließlich bekam ich eine wirklich tolle Gruppe von Freunden.

Auf www.yourbrainonporn.com finden Sie außerdem Tausende inspirierender Selbstberichte zur Genesung in englischer Sprache, die aus verschiedenen Foren stammen. Klicken Sie unter „Rebooting" auf „Rebooting Accounts".

Herausforderungen beim Neustart

1. Entzug

Die Schwere der Entzugssymptome kann diejenigen überraschen, die mit dem Pornokonsum aufhören. Das liegt daran, dass unsere Kultur die tatsächliche körperliche Suchtgefahr der heutigen Pornografie nur langsam erkannt hat.

> Entzugserscheinungen sind scheiße. Wir reden nicht genug darüber. Sie sind der Grund, warum wir versagen. Sie sind das Belohnungszentrum unseres Gehirns, das uns anfleht, uns bedroht, uns bestraft, bettelt und uns rational erklärt, warum wir Pornografie konsumieren müssen. Ein Entzug ist schmerzhaft, er ist körperlicher, geistiger und emotionaler Schmerz. Es sind die Nervosität, der Bammel, das Zittern, das Schwitzen, die seltsamen Schmerzen an merkwürdigen Stellen, der Brain Fog, den wir spüren, wenn wir aufhören, und die Art und Weise, wie unser Gehirn uns sagt, dass all diese Unannehmlichkeiten mit

> einem kleinen, harmlosen Kick verschwinden können. Als ich einen Entzug durchmachte, hatte ich das Gefühl, eine Nebenhöhlenentzündung zu haben, und ich hatte tatsächlich Zahnschmerzen. Ich hatte keine Nasennebenhöhlenentzündung, und meine Zähne waren in Ordnung. Aber mein Gehirn musste mir auf irgendeiner Ebene ein schlechtes Gefühl geben, damit ich versuchte, mich mithilfe eines neuen Pornokonsums gut zu fühlen.

Bei allen Abhängigkeiten kann die Beendigung des Konsums sehr reale neurochemische Ereignisse auslösen. Dazu gehören typischerweise eine übertriebene Stressreaktion und ein starkes Gefühl, dass die Welt hoffnungslos grau und bedeutungslos ist, wenn der fehlende Reiz nicht da ist. Die ersten zwei Wochen sind oft die schwierigsten:

> Lassen Sie mich Ihnen die Wahrheit sagen, wenn Sie sich entscheiden, die Herausforderung anzunehmen: Sie werden es nicht schaffen. Oder zumindest werden Sie das jeden Tag denken, und es wird sich so wahr anfühlen, dass Sie es einfach nicht mehr ertragen können. Sie werden die emotionalen Höhen und Tiefen des Entzugs durchmachen. Sie sind wie ein Mann, der sich aufmacht, einen hohen Berg zu besteigen, der aber noch nie zuvor gelaufen ist. Zuerst wird es unmöglich erscheinen, aber wenn Sie jeden Tag ein bisschen mehr gehen, werden Ihre Muskeln, d. h. Ihre Willenskraft, wachsen, und dann wird es möglich werden. Nehmen Sie also immer einen Tag nach dem anderen. Betrachten Sie das, was Sie tun, nicht als Krieg, den Sie führen, um X Tage lang aufzuhören, sonst erscheint es Ihnen zu groß, um es auf sich zu nehmen. Machen Sie sich klar, dass das, was Sie tun, nur einmal „Nein" sagen bedeutet. Wenn dieses Verlangen aufkommt, sagen Sie „Nein", schreien Sie in ein Kissen, schreien Sie innerlich, werfen Sie diese Gedanken weg, lenken Sie sich ab, und erkennen

> Sie an, wie viel besser es Ihnen ohne Pornos geht und wie viel Sie zu verlieren haben, wenn Sie einen Rückfall haben und neu anfangen und vielleicht nicht einmal so weit kommen wie jetzt. Lassen Sie dieses Verlangen nicht die Macht ergreifen. Und das war's. Nicht X Tage konstanter Willenskraft, sondern nur eine subtile Veränderung des Lebensstils, ein leises Nein, wann immer das zufällige Verlangen aufflackert und versucht, sich durchzusetzen.

Stimmungsschwankungen sind oft das erste Anzeichen dafür, dass sich etwas verschiebt:

> Mein Gehirn ist im Moment wie eine Wippe. Mein Tag kann sich innerhalb weniger Stunden von einem tollen in einen fast selbstmörderischen Tag verwandeln. Es ist schwer zu ertragen, aber es beruhigt mich, dass etwas versucht, sich selbst zu korrigieren.

Allmählich wird die Welt wieder bunt, die Begeisterung nimmt zu, und es herrscht Stabilität. In seinem TEDx-Vortrag „The Pleasure Trap" gibt der Psychologe Doug Lisle Beispiele dafür, wie Überesser Heißhungerattacken durch Fasten oder nur mit Saft umkehren. Dasselbe Prinzip der Steigerung der Sensibilität durch die Beseitigung von Überstimulation gilt für alle natürlichen Belohnungen, einschließlich der Masturbation zu Internetpornos.

Einige Pornokonsumenten berichten von geringen Entzugserscheinungen. Andere berichten über schwere Entzugserscheinungen. Dies ist der Bericht eines 26-jährigen, der langjähriger Porno-User war:

> In der ersten Woche hatte ich die schlimmste Art von Schlaflosigkeit, die man sich vorstellen kann. Ich kann mich nicht daran erinnern, dass ich in den ersten 6 Tagen überhaupt

> eingeschlafen bin. Meiner Meinung nach ließ das die Höllenwoche der Navy SEAL-Ausbildung leicht aussehen. In den folgenden Wochen stellten sich erste Erfolge ein, aber nach etwa 3 Monaten machten sie sich wirklich bemerkbar. Ich begann tatsächlich die Energie zu bekommen, mit der ich Dinge erledigen konnte.

Einige Leute hatten keinen Grund zu der Annahme, dass der Entzug so quälend sein würde:

> Da ich kein großes Pornoproblem hatte, nahm ich an, dass die Veränderungen nur marginal sein würden. Aber wenn Sie glauben, dass Sie nicht süchtig sind, versuchen Sie, aufzuhören und sehen Sie, was passiert. In meinem Fall war es eine Periode mit ziemlich bestrafenden Entzugssymptomen. Sie dauerten mindestens einen Monat lang an. Irgendwas hat mich neurochemisch offensichtlich zutiefst beeinträchtigt, denn innerhalb von 24 Stunden konnte ich die Extreme einer Art schimmernder, jubelnder Euphorie erleben, gefolgt von einer morbiden, depressiven Schwärze. Ungefähr nach einem Monat begann ich, mich deutlich besser zu fühlen, und die Dinge fingen an, sich zu zusammenzufügen. Die Leute schienen mir wohlgesonnener zu sein, meine Körpersprache verbesserte sich, ich begann, bei der Arbeit Witze zu machen und generell die schönere Seite des Lebens zu sehen.

Zu den häufigen Entzugssymptomen gehören: Reizbarkeit, Angst oder sogar Panik, ungewohnte Tränen, Unruhe, Lethargie, Kopfschmerzen, Brain Fog, Depressionen, Stimmungsschwankungen, Isolationsbedürfnis, Muskelverspannungen, Schlaflosigkeit und starkes Verlangen nach Pornos.

- Emotionale Dinge treten sehr verstärkt auf: Depressionen, seltsame Ängste, Gefühl der Wertlosigkeit. Das war alles, womit ich zu kämpfen hatte – alles auf einmal. Es war, als hätte ich einen wirklich schlechten Tag hoch 10! Und, natürlich, die Geilheit. Du fängst wirklich an zu lernen, deine Fantasien zu kontrollieren, denn wenn du es nicht tust, wirst du das Unbehagen spüren.

Zu den weniger häufigen, aber nicht ungewöhnlichen Symptomen gehören: häufiges Wasserlassen, Zittern, Übelkeit, Spannungen in der Brust, die zu Atembeschwerden führen, Verzweiflung, Hitzewallungen oder Kältegefühl selbst vor einem Feuer, Überessen oder Appetitlosigkeit, ungewohnte feuchte Träume, Samenaustritt beim Toilettengang und Völlegefühl, Druck oder Schmerzen in den Hoden (kaltes Wasser hilft).

> Ich habe Stimmungsschwankungen wie bei einem schwangeren 13-jährigen Mädchen. Ich sehe einen hübsch aussehenden Baum und weine dann darüber. Intensives, unstillbares Verlangen nach menschlichem Kontakt ... und doch eine schreckliche Angst davor, ihn tatsächlich zu bekommen. Unersättliches Verlangen nach Nahrung ... Habe in 24 Stunden fast einen ganzen Kuchen gegessen. Ich habe eine SEHR KURZE ZÜNDSCHNUR, du Idiot! LOL. Ich behandle Leute wie Scheiße, wenn ich mich so fühle. Das ist das schlimmste Symptom.

Eine weitere frustrierende Sache bei Entzugssymptomen ist, dass die Genesung nicht linear verläuft, sondern auf und ab geht. Bei manchen Menschen treten akute Entzugserscheinungen nur in den ersten zwei oder drei Wochen auf. Andere haben noch monatelang sporadische Entzugssymptome, die informell als „postakutes Entzugssyndrom“ oder PAWS (Post-Acute Withdrawal Syndrome) bezeichnet werden.

> Ich wollte denjenigen von Ihnen, die mit den damit verbundenen psychischen Beschwerden zu kämpfen haben, nur etwas Hoffnung geben. Seit mehr als anderthalb Jahren habe ich an nichts mehr Freude gefunden. Jetzt fange ich an, Musik wieder so zu empfinden wie früher. Ich kann ein Gespräch mit einem Fremden genießen, anstatt mich durch die damit verbundenen sozialen Ängste zu quälen.
>
> Einfach gesagt, so sehr mich diese letzten paar Jahre auch in die Hölle gebracht haben, es geht mir wirklich besser. Es handelt sich hier eindeutig um PAWS oder das postakute Entzugssyndrom. Absolut kein Zweifel. Das „Auf und Ab" der Symptome, die Langsamkeit der Genesung und die Symptome selbst.

Die guten Tage werden allmählich häufiger, aber die schlechten Tage dauern noch eine lange Zeit an, bevor das Gehirn wirklich wieder normal funktioniert. Es ist unklug, den eigenen Fortschritt an der Genesungszeit anderer zu messen. Manche Menschen brauchen länger als andere, um das Gleichgewicht im Gehirn wiederherzustellen.

2. Nulllinie

Ein junger Mann beschrieb die Nulllinie als „die zermürbende, geheimnisvolle Initiation, die man erträgt, von der man aber nie spricht". Es ist ein Standard-Entzugssymptom bei Männern mit pornoinduzierter erektiler Dysfunktion, aber es passiert auch einigen, die zu dem Zeitpunkt, an dem sie aufhören, keine ED haben. Ich habe diesen vorübergehenden Effekt bereits erwähnt, doch es gibt noch mehr dazu zu sagen. Hier ist eine typische Beschreibung der Nulllinie:

> Nach ein paar Tagen mit Wutanfällen (starkem Verlangen) hatte ich wochenlang eine Nulllinie. Im Grunde fühlte ich mich völlig gleichgültig gegenüber Mädchen, Sex und allem anderen. Eine kleine Stimme des Pornobiestes nörgelte in meinem

> Hinterkopf, aber meistens war mir das einfach egal. Mein Penis war sehr leblos und klein. Es war, als hätte jemand einfach den Stecker der Maschine gezogen, die meinen Sexualtrieb liefert. Überhaupt keine Libido.

Unnötig zu erwähnen, dass die Männer an diesem Punkt aus der Genesung aussteigen und wieder zum Porno zurückeilen wollen, weil sie Angst haben, dass sie ihre Libido dauerhaft verlieren, wenn sie keine Pornos mehr konsumieren. Vor einem Jahrzehnt jedoch machte ein mutiger 26-jähriger Australier weiter – und entdeckte, dass um die siebte Woche herum seine Nulllinie endete und seine Libido (und seine Erektionen) zurückkamen.[223] Seitdem haben viele Männer der Nulllinie getrotzt und ihre Genesung dokumentiert.

Niemand weiß bisher, was diese Nulllinie verursacht, aber dies ist die Theorie eines Mannes:

> Wir fingen sehr jung an, zu Internetpornos zu masturbieren, machten es wie verrückt, bis wir unseren Geist und Körper erschöpft hatten. Wenn Sie erschöpft sind, gehen Ihr Gehirn und Ihr Körper in den Schlafmodus (den wir Nulllinie nennen), um sich zu erholen und wieder auf die Stimulation reagieren zu können. Hätten wir es damals ruhen lassen, dann wäre es wahrscheinlich nur ein paar Tage lang zum Stillstand gekommen, bis sich die Dinge wieder normalisiert hätten. Aber wir haben es nicht ruhen lassen. Obwohl wir uns in einer Nulllinie befanden, konsumierten wir Pornos und machten weiter, bis wir den Tiefpunkt erreicht hatten. Jetzt dauert es also nicht mehr nur ein paar Tage, bis sich die Dinge wieder erholt haben. Es dauert ein paar Monate oder in manchen Fällen sogar länger. Aber es geht vorbei.

Die Nulllinie ist bei jedem Menschen in Bezug auf die Schwere und die Dauer einzigartig. Bei einigen Männern kommen Libido und Erektionen gleichzeitig zurück, entweder allmählich oder auf einmal. Bei anderen Männern kehrt die Libido vor den Erektionen zurück oder umgekehrt. Was auch immer ihr Ursprung sein mag, die Nulllinie ist definitiv seltsam. Vor den Highspeed-Pornos war der Verzicht auf Pornos *nicht* mit einem starken, vorübergehenden Rückgang der Libido verbunden. Wie ich in Kapitel 2 sagte, vermute ich, dass die Sexualzentren des Gehirns betroffen sind, weil andere Arten von Süchtigen ihre sexuelle Funktion nicht vorübergehend verlieren, wenn sie mit dem Konsum aufhören.

Sollten Sie es Ihrem Partner mitteilen, wenn Sie sexuelle Leistungsprobleme aufgrund des Pornokonsums haben? Viele Männer berichten, dass es wirklich hilft, den Partner über die Nulllinie und ihre Ursachen aufzuklären. Hier der Bericht einer 23-jährigen Frau, deren gleichaltriger Freund 130 Tage brauchte, um zur Normalität zurückzukehren:

> Sagen Sie es Ihrer Freundin. Das nimmt den Druck von Ihnen und hilft Ihnen, sie nicht zu verletzen. PIED [pornoinduzierte ED] ist nichts, worüber man sich schlecht fühlen sollte. Heutzutage sind Pornos sehr verbreitet, und fast jeder Kerl nutzt Pornos oder hat schon einmal Pornos gesehen (und jedes Mädchen weiß das). Das kann jedem passieren, denn man muss kein exzessiver Pornokonsument sein, um das Gehirn durcheinander zu bringen. Mein Freund hat wirklich versucht, mir alles zu erklären, und dafür bin ich sehr dankbar! Es fühlt sich so viel besser an, zu wissen, was vor sich geht. Es bringt einen auch näher zusammen, wenn der Partner einen in so etwas einbezieht, denn dann wird es zu einer Sache, die man gemeinsam durchsteht.

Nicht jeder Mann, der mit Pornos aufhört, erlebt während der Genesung einen vorübergehenden Libidoverlust (Nulllinie). Allerdings scheint der Prozentsatz derjenigen, die von Nulllinien berichten, zu steigen, da die Jungs, die mit Highspeed angefangen haben, einen wachsenden Anteil der an ED-Erkrankten ausmachen. Wie ein Mann sagte:

> Manche Männer haben lange Zeit eine Nulllinie, manche nicht, manche bekommen nie eine. Es ist schwierig, das abzuschätzen, weil dieses Problem so neu ist. Hoffentlich werden wir in ein paar Jahren einige Trends erkennen und in der Lage sein, denjenigen, die gerade aufgehört haben, bessere Ratschläge zu geben. Leider sind wir hier die Pioniere.

3. Schlaflosigkeit

Es ist wichtig, gut ausgeruht zu bleiben, da Müdigkeit ein Auslöser für den Pornokonsum sein kann. Viele Neustarter haben sich jedoch jahrelang auf ihr Pornoritual als Schlafmittel verlassen. Ohne dieses Ritual ist Schlaf anfangs schwer zu erreichen. (Schlaflosigkeit ist ein Standard-Entzugssymptom der Sucht.) Finden Sie heraus, was bei Ihnen funktioniert.

> Ich dachte, ich könnte nur einschlafen, wenn ich vorher wichse, aber nach nur 10 Tagen schlafe ich schon sehr gut. Einzuschlafen, wenn mein Kopf auf das Kissen sinkt, ist wirklich fantastisch.

Vermeiden Sie es, den Pornokonsum durch Alkohol zu ersetzen. Ja, er wird Ihnen beim Einschlafen helfen, aber Alkohol kann Sie zu früh und nicht völlig ausgeruht aufwecken. Es ist ohnehin keine gute Idee, eine Sucht durch etwas anderes zu ersetzen, das potenziell süchtig macht. Dies sind einige Vorschläge, die bei anderen funktioniert haben:

Die erste Woche war ziemlich hart für mich, was die Schlafqualität betrifft. Eine Sache, die ich getan habe, um daraus auszubrechen, war, meinen Laptop/Reader nicht im Bett zu benutzen. Ich stellte ihn auf den Küchentisch und legte mich nur ins Bett, wenn ich müde wurde.

* * *

Besorgen Sie sich auf jeden Fall eine Leselampe. Irgendwas daran, dass nur dieses eine Licht im Raum auf Ihr Buch scheint, wird Sie wahnsinnig müde machen.

* * *

Ich habe angefangen, spät abends zu laufen. Wenn ich zurückkomme, dusche ich und haue mich aufs Ohr. Dann schlafe ich sofort ein.

* * *

Ich mache Musik an, die ich mag und auf die sich mein Geist konzentrieren kann. Dabei schlafe ich fast jedes Mal ein.

* * *

Bei mir hilft Lesen gut, wenn ich nicht schlafen kann. Es ist ein „Ersatzverhalten" für das Masturbieren zu Pornos. Ich habe auch hart daran gearbeitet, mir einzureden, dass es nicht das Ende der Welt ist, wenn ich eine Nacht nicht schlafen kann. Das hilft wirklich.

* * *

Mein Ansatz war konsequenter Sport, so viel Sonnenlicht wie möglich (natürliches Melatonin) und die Einhaltung der Regel „benutze dein Bett nur zum Schlafen und für Sex" – was für mich als Alleinstehender bedeutet: „Benutze dein Bett nur zum Schlafen".

* * *

Wenn die Unruhe superschlimm wird, mache ich tatsächlich Kontraktionsübungen nach Kegel [Beckenbodenübungen], sogar mitten in der Nacht. Sie lindern das Verlangen/den Entzug, indem sie die Energie umverteilen, oder was auch immer. Die Muskeln bekommen mit den Kegelübungen für eine Weile etwas Aufmerksamkeit und neigen dazu, „wieder einzuschlafen".

* * *

Stehen Sie früher auf. Das ist auch die beste Zeit für sportliche Betätigungen. Wenn es abends Zeit ist, schlafen zu gehen, werden Sie müde sein.

* * *

Was für mich funktioniert, ist, zu regelmäßigen Zeiten aufzuwachen und ins Bett zu gehen und intensive körperliche Aktivität unmittelbar vor dem Schlafengehen zu vermeiden.

* * *

Legen Sie sich auf den Rücken und listen Sie alles auf, wofür Sie dankbar sind. Als ich anfing, dies zu tun, war meine Dankbarkeitsliste lang. Jetzt schaffe ich es kaum, für meine Freunde und meinen Hund dankbar zu sein, und schon bin ich im Tiefschlaf.

Einige Männer haben auch positive Erfahrungen mit Nahrungsergänzungsmitteln, Kräutertees wie Kamille und anderen Hausmitteln gemacht.

4. Auslöser

Ein Mann beschrieb die Auslöser als „die äußeren Faktoren, die einen an Pornos denken lassen". Häufige Trigger sind unter anderem: Fernsehen und Filme mit erotischem Inhalt, Rückblenden von Pornos, Morgenlatte, Konsum von Freizeitdrogen oder Alkohol, Wörter, die an eine Pornoseite/Schauspielerin erinnern, und suggestive Werbung. Wie es ein Mann sagte:

> Das Einzige, was sich schlimmer als ein Rückfall anfühlt, ist ein Rückfall, weil man zu betrunken oder high war, um sich zu beherrschen.

Aber auch Gemütszustände können Auslöser sein: Langeweile, Angst, Stress, Depression, Einsamkeit, Ablehnung, Müdigkeit, Frustration, Wut, Versagen, Selbstmitleid, der Wunsch, sich für eine Leistung zu belohnen, Selbstüberschätzung, Eifersucht und ein Kater.

Zögern löst auch so manchen Rückfall aus. Führen Sie daher eine Liste der Dinge, die Sie erreichen wollen, sowie eine Liste mit risikofreien Aktivitäten für die Momente, in denen Sie einfach nicht die Motivation haben, etwas Produktives zu tun.

Offensichtlich sind die Auslöser für jedes Gehirn einzigartig. Einige der weniger häufigen Trigger sind: heiße Duschen, zu viel Zucker oder zu viele Kohlenhydrate, zu viel Koffein, Werbung mit heiratswilligen Frauen, Websites wie YouTube, Imgur und Reddit, alte, romantische Interessen auf Facebook verfolgen, lange Zeit ohne Pausen am Computer verbringen, Videospiele, eine volle Blase, Selbst-Absorption, Umgang mit den Genitalien, Kleidung, die an den Genitalien reibt, Masturbation, Smartphones und Hunger.

Auslöser sind sowohl Probleme als auch Lösungen. Sie können Sie während des Neustarts (zunächst) in den Wahnsinn treiben, aber sie zeigen Ihnen auch, wann Sie in höchster Alarmbereitschaft sein müssen. Manche Neustarter ergreifen die drastische Maßnahme, sich für ein oder zwei Monate aus dem Internet zurückzuziehen.

Die schlechte Nachricht ist, dass Trigger-Pfade manchmal lange Zeit bestehen bleiben, selbst nachdem Sie vollständig neu gestartet haben. Sie werden aber irgendwann schwächer. Zum Beispiel ist bei einem Alkoholiker, der seit 20 Jahren nüchtern ist, eine Bierwerbung kein Auslöser mehr. Wenn er jedoch ein Bier getrunken hat, könnten seine sensibilisierten Pfade aufleuchten, und er könnte die Kontrolle verlieren. Ähnliches passiert mit ehemaligen Pornokonsumenten. Sie werden immun gegen Trigger, die früher riskant waren, aber wenn sie wieder Pornos konsumieren, kann es schnell zum Überkonsum kommen.

Sie werden lange Zeit auf die Auslöser achten müssen, daher lohnt es sich, herauszufinden, was die Trigger bei Ihnen sind, und diesbezüglich aufmerksam zu sein. Sie müssen auch eine vorher festgelegte Antwort haben, wenn Sie mit einem Auslöser konfrontiert werden.

Diese Männer erklären, wie sie Auslöser zu ihrem Vorteil einsetzen:

> Eines Tages browste ich gerade online, als meine Eltern beschlossen, auszugehen. Ich wollte nicht mitgehen, also machte ich weiter meine Sachen. Sobald sie die Tür schlossen, klickte etwas in meinem Kopf. Plötzlich kam in mir ein großer Wunsch nach Pornos auf. Ich wurde durch das Schließen einer Tür angemacht! Das war das erste Mal, dass mir klar wurde, dass „Eltern verlassen das Haus" für mich ein Auslöser ist. Es war offensichtlich, aber ich hatte es nicht bemerkt. Jetzt gehe ich jedes Mal, wenn meine Eltern das Haus verlassen, spazieren, rufe einen Freund an oder höre einfach auf, meinen Computer zu benutzen und tue etwas Nützliches.

* * *

> Mein größtes Problem war immer, mit meinem iPhone im Bett zu liegen. Definitiv ein einfacher Zugriffsauslöser. Außerdem konsumierte ich Pornos fast ausschließlich nachts. Jetzt schalte ich um 23 Uhr die gesamte Elektronik ab, stelle meinen Laptop in den Schrank, stelle den Wecker und platziere ihn weit weg vom Bett. Ich gehe mir das Gesicht waschen, Zähne putzen usw. Dann führe ich Tagebuch oder lese, bis ich müde bin. Das nimmt alle Auslöser und Versuchungen weg. Anstatt meine Gedanken schweifen zu lassen, lese ich ein Buch.

Wenn Sie das Verlangen verspüren, fragen Sie sich selbst:

- Welche Emotionen fühle ich?
- Wie spät ist es?
- Wer ist noch da?
- Was habe ich gerade getan?
- Wo bin ich?
- Was könnte ich stattdessen tun, um meine Bedürfnisse zu befriedigen?

Könnten Sie joggen gehen, einen gesunden Imbiss zubereiten, ein neues Wort in einer anderen Sprache lernen, an dem Roman arbeiten, den Sie schreiben wollten, oder einen Freund anrufen? Wählen Sie eine Antwort, die Ihnen ein Gefühl der Erfüllung, der Verbundenheit oder der Selbstfürsorge vermittelt.

Wenn Sie den Auslöser identifiziert und sich für eine alternative Belohnung für diese Situation entschieden haben, halten Sie Ihren Plan fest:

> Wenn ____ (der Auslöser) auftritt, werde ich ____ (neue Routine), weil es mir ____ gibt (die Belohnung).

Belohnungen könnten sein: mehr Energie, etwas, worauf man stolz sein kann, eine bessere Gesundheit, Glücksgefühle, die Befriedigung, sich um seine Geschäfte zu kümmern, mehr Selbstvertrauen, eine bessere Stimmung, ein besseres Gedächtnis, weniger Depressionen, der Wunsch nach Geselligkeit, bessere Erektionen und so weiter.

Wenn Sie konsequent ihre Auslöser konfrontieren und ersetzen, wird Ihr neues Verhalten schließlich automatisch stattfinden. Falls Sie aus irgendeinem Grund nicht auf Ihre neue Routine reagieren können, tun Sie das, was die Olympioniken tun, und stellen Sie sich bis ins kleinste Detail vor, wie Sie darauf reagieren.

5. Gefühle

Menschen, die mit Pornos aufhören, bemerken oft, dass sie mehr Gefühle empfinden. Warum ist dies eine Herausforderung? Weil ungewohnte Emotionen am Anfang überwältigend sein können, besonders wenn sie unwillkommen sind.

> Von unerklärlicher Freude bis hin zu lähmendem Kummer – ich empfinde jetzt Emotionen wie nie zuvor. Die Masturbation zu Pornos hatte diese Extreme betäubt und mich stumpfsinnig und selbstgefällig werden lassen.

* * *

> Sie werden auf Gefühle stoßen, die Sie seit Jahren nicht mehr gespürt haben, vielleicht noch nie. Mädchen, die Ihnen vorher nicht wichtig waren, werden plötzlich das Herzstück Ihres Lebens sein. Die Prüfung, die Sie nicht bestanden haben? Die lässt sie nicht kalt; Sie sorgen sich wegen Ihrer Note; Sie zittern vor der nächsten Prüfung, die in zwei Wochen ansteht. Und das ist gut; es ist großartig. Das ist das Leiden, aus dem man lernt und das einen wachsen lässt. Aber es wird wehtun. In manchen Momenten werden Sie traurig, verwirrt oder sogar

> deprimiert sein. Lassen Sie sich nicht in diese Falle locken. Emotionen vergehen, Erinnerungen verblassen, und Sie werden gestärkt daraus hervorgehen. Denken Sie daran, dass Sie noch Jahre emotionalen Wachstums und Reife vor sich haben. Es ist bestimmt nicht leicht, Sie fühlen sich vielleicht nicht wohl, aber es ist es wert.

Wie dieser Mann sagte, kann man keine Höhen erleben, ohne bereit zu sein, die Tiefen zu erleben:

> Pornografie ist im Kern wie jede andere Suchtsubstanz oder jedes andere Suchtverhalten. Es betäubt zwar den Schmerz, aber darin liegt das Problem. Sehen Sie, man kann eine Emotion oder ein Gefühl nicht selektiv betäuben, ohne alle Emotionen und Gefühle zu betäuben. Auch wenn diese Dinge den Stachel der Verletzlichkeit, der Einsamkeit, der Traurigkeit, der Enttäuschung und der Angst abstumpfen, so stumpfen sie doch auch den positiven Bereich der Emotionen wie Glück, Hoffnung, Freude und Liebe ab.

6. Chaser

Der Begriff „Chaser" wird oft verwendet, um intensives Verlangen zu beschreiben, das manchmal auf einen Orgasmus folgt. Wie bei Entzugssymptomen kann der Chaser einen Neustart im Handumdrehen zum Scheitern bringen.

> Der Chaser-Effekt ist kontraintuitiv, aber real. Während meine Freundin außer Landes war, verspürte ich wenig Drang zu wichsen, aber sobald wir wieder Sex hatten, wurde mein Drang, Pornos zu konsumieren, stärker.

* * *

> Manchmal fühle ich mich in den Tagen nach dem Orgasmus geiler. In solchen Momenten habe ich auch starke Gefühle der Anziehung für andere Frauen.

Manche Männer bemerken auch einen Chaser-Effekt nach einem feuchten Traum, andere nicht. Auf jeden Fall können diese intensiven, oft unerwarteten Begierden nach dem Orgasmus einen unachtsamen Neustarter in ein Rückfall stürzen:

> Nach dem Neustart ging ich eine Beziehung ein. Wir gingen ins Bett. Ich fing an, uns die Kleider vom Leib zu reißen, und ICH WAR TOTAL HART (woohoo!). Wir hatten etwa zweieinhalb Stunden lang Sex, was für mich ein Rekord gewesen sein MUSS. Aber ich erlebte den gefürchteten Chaser-Effekt. Am nächsten Morgen war ich so geil, dass ich mir einen runtergeholt habe, während sie unter der Dusche stand. Später an diesem Tag fühlte ich mich richtig deprimiert. Tatsächlich masturbierte ich einige Male.

* * *

> Nach drei Monaten ohne Pornos haben meine neue Freundin und ich uns gegenseitig einen runtergeholt, und jetzt, ein oder zwei Tage später, bemerke ich definitiv den starken Drang, zu masturbieren und wieder Pornos anzuschauen. Es scheint so widersprüchlich, aber es passiert. Ich masturbiere mehr und habe mir gestern sogar Hausfrauen-Pornos angesehen.

* * *

> Mir ist aufgefallen, dass man sich nach einem Pornorausch wirklich anstrengen muss, um wieder in die Spur zu kommen, denn ein Orgasmus macht geiler. Die ersten drei Tage sind schwierig.

Der Chaser ist wahrscheinlich eine verstärkte Version der natürlichen neurochemischen Schwankungen, die jedem Höhepunkt folgen können. Glücklicherweise kann der Chaser manchmal dazu beitragen, die Libido nach einer langen Nulllinie wieder anzukurbeln:

> Am Morgen des 68. Tages geschah etwas sehr Seltsames, das ich als Teenager nie erlebt habe: ein feuchter Traum. Wenn ich jetzt auf dieses Ereignis, das vor 91 Tagen stattfand, zurückblicke, habe ich das Gefühl, dass es für mich der Wendepunkt war, fast wie eine Wiedergeburt. Seitdem habe ich wirklich begonnen, die Vorteile eines Neustarts zu erkennen. Ich bin energischer geworden, und meine ED scheint sich aufgelöst zu haben.

Die Leute berichten manchmal, dass der Chaser-Effekt mit der Zeit nachlässt. Tatsächlich kann das Verschwinden extremer Chaser ein Zeichen dafür sein, dass der Neustartprozess voranschreitet:

> Seit ich Sonntagabend mit meinem ersten ausgewachsenen Ständer mit minimaler Stimulation, ohne Fantasie und mit überraschender Ausdauer bis zum Orgasmus masturbiert habe, fühle ich mich ein wenig erregter und geiler. Klar im Kopf, kein wirklicher Chaser. Man kann mit Sicherheit sagen, dass ich im Aufschwung bin.

Dieser Mann fand eine besonders gute Verwendung für seinen Chaser:

> Da wir gerade letzte Nacht Liebe gemacht haben, beschloss meine Frau, sich an mich heranzuschleichen, um zu sehen, was mir heute Morgen gefallen würde. (Sie kennt den Chaser-Effekt.) Also tat ich, was jeder Krieger tun würde. Ich zeigte ihr genau, was der Chaser-Effekt wirklich ist! Ich jagte sie ins Schlafzimmer, um ihr zu demonstrieren, dass ich jetzt nur noch SIE jage. Zu spät zur Arbeit gekommen ... Das war es wert!

7. Beunruhigende Träume, Rückblenden

Oft wird angemerkt, dass man sich nach dem Ausstieg besser an seine Träume erinnert. Das kann erfreulich sein oder auch nicht:

> Ich habe bemerkt, dass meine Träume wieder da sind. Als ich in den letzten 10 Jahren wie verrückt wichste, hatte ich ehrlich gesagt nicht einen einzigen Traum, oder nur wenige.

Lebendige Träume scheinen ein normaler Teil des mentalen Reinigungsprozesses beim Loskommen von einer Sucht zu sein. Oft träumen Menschen, dass sie einen Rückfall haben, während das Gehirn versucht, vertraute Gehirnschleifen zu aktivieren, aber schließlich verblassen solche Träume.

> Ich habe die merkwürdigsten Träume, die Art von Scheiße, von der ich nicht gerne jemandem erzähle. Ich verstehe, dass es nur mein Verstand ist, der sich seinen Weg durch den Entzug bahnt, aber ich hoffe, dass es bald aufhört. Ich würde wirklich gerne mal gut schlafen.

Auch Porno-Flashbacks sind häufig und können Verzweiflung hervorrufen:

> Es kommt so oft vor, dass ich einen Fremden oder Freund nicht mehr so sehen kann, wie er ist. Ich sehe sie immer nur nackt, Mädchen wie Jungs. Ich verstehe vollkommen, dass normale Menschen über jemanden fantasieren, den sie wirklich mögen (z. B. ein Teenager, der im Unterricht nicht aufpasst, weil er daran denkt, wie seine Lehrerin nackt aussieht). Es ist also nicht die Tatsache, dass ich Menschen geistig entkleide, die mich so aufregt. Es ist die Tatsache, dass es SO OFT und als Reaktion auf solche zufälligen Vorkommnisse, Trigger und unerwünschte Auslöser geschieht. Auch wenn ich die Person

nicht attraktiv finde oder nicht attraktiv finden will. Zum Beispiel ältere Menschen oder jüngere Kinder. Mein Verstand ist einfach so kaputt. Ich komme damit zurecht, wenn ich auf der Straße an jemandem vorbeikomme und mich schnell zurückziehen und die Sache vergessen kann. Aber wenn es jemand ist, mit dem ich tatsächlich ein Gespräch führe, führt dies fast zu einer Panikattacke. Ich beende das Gespräch schnell und suche mir einen ruhigen Ort, um mich zu beruhigen.

Am besten behandelt man Rückblenden wie Träume. Betrachten Sie sie eher als mentale Reinigung, denn als Beweis dafür, dass der Neustart nicht funktioniert. Nehmen Sie sie einfach zur Kenntnis und lassen Sie sie vergehen, ohne ihnen irgendeine Bedeutung beizumessen. Stimmen Sie sich auf Ihre Sinne ein und richten Sie Ihre Aufmerksamkeit auf das, was um Sie herum geschieht. Entspannen Sie sich und atmen Sie tief durch.

Hinweis: Personen mit Zwangsstörungen fällt es unter Umständen schwerer, Rückblenden abzutun. Sie weisen ihnen Bedeutung zu, wo es keine gibt. Für sie könnte es ratsam sein, professionelle Hilfe in Anspruch zu nehmen.

8. Scham

Viele der heutigen Internetporno-User sind mit Online-Erotik aufgewachsen und sind ziemlich gleichgültig gegenüber deren Verwendung. Wenn sie sich schämen, geht es um ihre Unfähigkeit, die Nutzung zu kontrollieren, nicht um pornografische Inhalte oder den Pornokonsum an sich. Ihre Scham verflüchtigt sich, wenn sie die Kontrolle wiedererlangen.

Wenn Ihre Pornonutzung in Ihrem Kopf jedoch mit elterlicher/ehelicher/religiöser Scham, Drohungen oder Bestrafung verbunden ist – oder mit starren Vorstellungen von Masturbation verstrickt ist – dann brauchen Sie möglicherweise Hilfe, um Ihre Pornonutzung und Ihr Selbstbild neu zu gestalten.

Das Dopamin steigt – vor allem bei Teenagern – stark an, wenn man erwartet, etwas Neues zu tun oder ein Risiko einzugehen, einschließlich etwas Verbotenem. Dieser neurochemische Impuls drängte unsere jugendlichen Vorfahren dazu, das Risiko einzugehen, neue Territorien zu betreten und Inzucht zu vermeiden. Dadurch schmecken „verbotene Früchte am süßesten". Um es noch einmal zu wiederholen: Die Forschung zeigt, dass Angst tatsächlich die Erregung steigert.[98] Bei all dem zusätzlichen Dopamin, das „Ja!" schreit, ist es für das primitive Belohnungssystem des Gehirns leicht, verpönte Aktivitäten überzubewerten. Sie werden als hypererregend registriert, was bedeutet, dass sie auch ein vorübergehendes, beruhigendes Vergessen bieten, wenn ein Schamgefühl aufkommt. Das erklärt, wie manche Anwender in einen Zyklus von Scham-Überkonsum-Scham geraten.

Es wäre vermessen, zu behaupten, dass die Gehirnchemie der Sucht schon vollkommen bekannt ist. Aber dieser biologische Rahmen der Neuroplastizität – und die Computeranalogie in der Idee des Neustarts – kommt den Tatsachen viel näher als entweder die konservative Angst vor visuellen sexuellen Reizen an sich oder die liberale Selbstgefälligkeit über die Harmlosigkeit von Pornos. Interessanterweise machen Menschen (auch religiöse) in den von uns beobachteten Foren oft schnelle Fortschritte beim Neustart, nachdem sie ihre Porno-Herausforderung in biologischer Hinsicht neu formuliert haben:

> Ich sehe meine Sucht nicht mehr als den Einfluss von Dämonen oder den natürlichen Ausdruck meines bösen, sündigen Herzens an, sondern als ein sehr menschliches, sehr natürliches (wenn auch unangebrachtes) Verlangen nach sexueller Intimität. Es war eine schlechte Angewohnheit, verstärkt durch Neurochemikalien, aber nichts Mysteriöses oder Ätherisches. Ich erkannte, dass ich bereits die Macht hatte, meine Handlungen zu kontrollieren. Und das tat ich auch. Ich stellte fest, dass das Leben, das ich führen wollte, mit dem Gebrauch von Pornos unvereinbar war, also traf ich diese Entscheidung.

> „Einfach" bedeutet dabei natürlich nicht, dass es leicht gewesen wäre.
>
> Der Erfolg in diesem Bereich hat mir das Selbstvertrauen gegeben, andere Herausforderungen anzugehen. Seit ich diese 90-tägige Serie begonnen habe, habe ich über 20 Pfund abgenommen, habe mit dem Swing-Tanz begonnen, bin einer Band beigetreten und treffe mich mit einer Frau. Ich spreche hier nicht von Superkräften. All dieses Potenzial steckte bereits in mir, gefangen hinter meiner Pornosucht. Ich schaue in den Spiegel, und ich empfinde keine Reue. Ich glaube, so fühlen sich normale Menschen. Ich hasse die Zeit, die ich mit Schuldgefühlen und Scham vergeudet habe, aber ich blicke jetzt mit gutem Gewissen nach vorne. Ich liebe mein Leben.

Der Schlüssel scheint darin zu liegen, viel Energie in konstruktives Handeln und Selbstmitgefühl zu lenken – und weg von quälenden, aber dennoch erregenden inneren Kämpfen.

9. Intermittierender Konsum

Die Risiken eines sehr häufigen Pornokonsums sind vielen Usern bekannt. Weniger bekannt ist die Tatsache, dass intermittierender Konsum (z. B. zwei Stunden Porno-Überkonsum, gefolgt von einigen Wochen Abstinenz und dann das Ganze wiederholen) den Konsumzwang erhöhen kann. Die Gründe dafür sind biologischer Natur, und es gibt viele Suchtforschungen zum intermittierenden Konsum, einschließlich Studien, die den Drogenkonsum[224] und den Junkfood-Konsum[225] einbeziehen. Abstinenzperioden (2 bis 4 Wochen) führen zu neuroplastischen Veränderungen,[112] die bei anderen Konsumenten nicht auftreten. Diese Veränderungen erhöhen das Verlangen, verstärken die Stressreaktionen[226] und können schwere Entzugssymptome hervorrufen.[227]

So kann Sie das Bingeing, also der Überkonsum, nach Abstinenzintervallen härter treffen, vielleicht wegen der erhöhten Intensität der Erfahrung.[228] Kurz gesagt, kann intermittierendes Bingeing das Gleiche bewirken wie kontinuierlicher Konsum, in einigen Fällen sogar mehr.

Es ist wichtig für jeden, der versucht, mit Pornos aufzuhören, dieses Phänomen zu verstehen und zu erkennen, warum Konsistenz (selbst bei gelegentlichem, einmaligem Fehltritt) das Aufhören wesentlich einfacher macht als intermittierendes Bingeing. Dieses Phänomen kann auch erklären, warum die User, die weniger Pornos konsumieren (z. B. religiöse Menschen, die möglicherweise nur gelegentlich Pornos konsumieren), bei Pornosucht-Tests möglicherweise höhere Ergebnisse als erwartet erzielen.[229]

Häufige Fallstricke

1. Edging

Edging ist das Masturbieren bis zum Rande des Orgasmus, wiederholt, ohne zum Höhepunkt zu kommen (wird häufig beim Durchstöbern von Pornos eingesetzt). Diese Praxis ist in Nofap-Foren nicht ungewöhnlich, in denen sich die User manchmal einreden, dass das eigentliche Problem das Vermeiden einer Ejakulation ist, und nicht die Nutzung von Pornos selbst.

Ein Neustarter erklärt, warum Edging unklug ist:

> Anstatt einen Orgasmus zu erreichen und ihn zu beenden, trainieren Sie Ihr Gehirn, stundenlang in erregenden Neurochemikalien zu baden. Das ist das Schlimmste, was man tun kann, ohne Ausnahme. Das Schlimmste. Ich glaube, die meisten von uns waren nicht süchtig nach Pornos, sondern eher nach dem Edging zu Pornos.

Bei Männern belastet das Edging die Prostata. Außerdem bereitet es Sie nicht gut auf Sex mit einer echten Person vor, da es typischerweise an eine längere visuelle Stimulation, rasend schnelles Ansehen von Neuem, das Klicken von Szene zu Szene und die eigene Hand (oder ein Sexspielzeug) gebunden ist.

Der Dopaminausstoß ist kurz vor dem Orgasmus auf seinem Höhepunkt. Deshalb hält das Edging das Dopamin auch so hoch, wie es auf natürliche Art gehen kann, manchmal für Stunden. Das Gehirn empfängt starke Signale, um die Assoziationen zwischen Erregung und dem zu verstärken, was der Zuschauer sieht, sei es ein Fetisch oder nur der Bildschirm. Chronisch erhöhtes Dopamin birgt allerdings die Gefahr, dass es zu suchtbedingten Veränderungen im Gehirn kommt, wie z. B. einer abnehmenden Empfindlichkeit für Vergnügen.

In der Zeit vor dem Internet masturbierten die Jungs, kamen in der Regel innerhalb weniger Minuten zum Höhenpunkt und fertig. Ein Orgasmus löst neurochemische Veränderungen aus, die Dopamin für eine Weile hemmen. Das bedeutet normalerweise eine gewisse Erleichterung bei sexueller Frustration. Aber den Fuß auf das Dopamingas zu stellen, ohne jemals auf die Bremse zu treten, führt zu einem kontinuierlichen Zustand des Verlangens ohne Befriedigung:

> Was mich wirklich auf den pornografischen Todespfad brachte, war, dass ich meine Gewohnheit änderte, es nicht mehr wegen des Orgasmus zu tun, sondern wegen des Gefühls, das zum Orgasmus führt.

Seien Sie sich bewusst, dass Sie vielleicht anfangs keinen einzigen Höhepunkt ohne Pornos als befriedigend empfinden, genauso wie Sie vielleicht keine Masturbation ohne Pornos als stimulierend genug empfinden, um einen Höhepunkt zu erreichen. Das liegt daran, dass Ihr Gehirn die Belohnungen nicht normal empfindet. Sie brauchen sich nicht zum Höhepunkt zu zwingen. Seien Sie geduldig.

2. Fantasieren

Untersuchungen zu mentalen Bildern zeigen, dass das Fantasieren oder Vorstellen eines Erlebnisses viele der gleichen neuronalen Schaltkreise aktiviert wie das Ausführen eines solchen Erlebnisses.[230] Die meisten Menschen berichten, dass das Vermeiden von Fantasien zu Beginn eines Neustarts sehr hilfreich ist – auch während des Sex mit einem Partner –, weil es das Verlangen danach reduziert. Wenn jemand jedoch nur wenig sexuelle Erfahrung hat, kann es möglicherweise hilfreich sein, sich auf realistische Fantasien über reale potenzielle Partner einzulassen, um das Gehirn auf echte Personen (anstelle von Bildschirmen) umzuschalten. Schließlich beschäftigen sich Menschen schon seit Äonen mit sexueller Fantasie. Vermeiden Sie es jedoch, reale Menschen in Ihre Lieblingspornoszenarien einzubeziehen.

> Fantasieren wird als etwas Riskantes angesehen, weil unsere Fantastereien zunächst nichts anderes sind als modifizierte Versionen von Pornoszenen. Die Tatsache, dass Ihr Gehirn gegenüber Lust und Kreativität ein wenig taub ist, bedeutet, dass Sie sich nicht klar vorstellen können, wie dieses heiße Mädchen nackt aussehen würde. Oder wie liebevoller, fürsorglicher Sex sein würde. Die Lösung? „Erinnern wir uns einfach an die Pornoszene, die uns stundenlanges Edging beschert hat." Genau darin liegt die Gefahr. Ein gesunder Mensch, der natürliche Fantasien über jemanden hat, wird sich nicht in Schwierigkeiten bringen, während ein Pornosüchtiger, der aufgrund seiner Pornovergangenheit weiter fantasiert, alles nur noch schlimmer macht. Ich bin der Meinung, dass man Fantasien zulassen sollte, wenn man sich erholt hat und wenn der Geist von selbst zu fantasieren beginnt, ohne extrem oder unrealistisch zu sein. Verstärken Sie die Fantasie nicht unbedingt, aber lassen Sie sie zu.

* * *

Wenn eine Fantasie auch nur im Entferntesten einem Porno ähnelt, sollte sie bei einem Neustart vom Tisch sein. Dafür gibt es zwei Gründe:

(1) Pornofantasien können zu Rückfällen führen.
(2) Sie können die verkorksten neuronalen Schaltkreise verstärken, die wir durch einen Neustart rückgängig zu machen versuchen. Ihr Gehirn unterscheidet nicht zwischen Bildern, die von einem Computerbildschirm oder aus Ihrem eigenen Kopf stammen, sodass das Ablaufen pornoähnlicher Szenen in Ihrem Gehirn sich kaum von dem Anschauen von Pornos unterscheidet.

Abgesehen davon glaube ich nicht, dass jede Fantasie schlecht und kontraproduktiv ist. Ich habe festgestellt, dass ich während des Neustarts so ziemlich zum ersten Mal in meinem Leben spontan eine andere Art von Fantasie entwickelt habe, die zwar Intimität, aber keinen Sex beinhaltet – Dinge wie das Austauschen von Lächeln, Händchenhalten, Rücken- oder Fußmassagen. Ich weiß, das mag kitschig klingen, aber diese Fantasien sind in Wirklichkeit sehr lebendig und angenehm. Übrigens kommen in solchen Fantasien nie Edging oder Masturbation vor (wenn das der Fall wäre, würden sie wahrscheinlich sexuell werden).

3. Verwenden von Pornoersatz

Dies ist eine weitere einfache Möglichkeit, Ihren Neustart zu sabotieren. Wenn Sie versuchen, mit Pornos aufzuhören, ist es leicht sich vorzumachen, es sei in Ordnung, wenn Sie sich stattdessen, sagen wir, Bilder von Models in Stringtangas ansehen. Schließlich ist das kein Porno, oder? Eigentlich weiß der primitive Teil Ihres Gehirns nicht, was Pornografie ist. Er weiß einfach, ob etwas (für Sie) erregend ist oder nicht. (Ihr Gehirn ist dabei in guter Gesellschaft. Im Jahr 1964 prägte Richter Potter Stewart vom Obersten Gerichtshof der USA die berühmte Aussage, er könne Pornografie zwar nicht definieren, aber er wisse, was es ist, wenn er sie sehe.)

Die Meinungen darüber, ob Bikinibilder Pornografie darstellen, sind irrelevant. Worauf es wirklich ankommt, sind die Spitzen von Dopamin im Belohnungssystem. Die Frage, die es zu stellen gilt, lautet: „Welche Art von Gehirntraining führte zu den Problemen, die ich erlebe, und wiederhole ich das?"

Würde das Surfen auf Imgur sensibilisierte Suchtpfade aktivieren und Ihr Pornoproblem verstärken, weil Sie es erregend finden? Sicher. Sie klicken und surfen auf der Suche nach zweidimensionaler sexueller Neuheit, weil Ihr Gehirn hungrig nach Stimulation ist. Das kann Ihre Genesung verlangsamen. Auf der anderen Seite stärkt das Öffnen von Hardcore-Bildern und das sofortige Schließen der Seite Ihre Willenskraft. Denken Sie daran: Das Ziel ist es, das Gehirn so zurückzusetzen, dass es von der Realität erregt wird.

Die Sucht nach Internetpornos ist keine Sucht nach Nacktheit oder Erotik; es ist eine Sucht nach Bildschirm-Neuheiten. Ein Mann fasste zusammen, was er gelernt hat:

> Warum sehen Sie sich YouTube-Videos von Mädchen an, die in kurzen Hosen tanzen? Welchen Sinn haben Sexting, Webcams, Telefonsex, ständiges Fantasieren, erotische Geschichten, das Surfen in Dating-Apps (ohne die Absicht, jemanden zu kontaktieren), das Eintippen von Namen von Pornostars in der Bildersuche, das Checken sozialer Medien usw.? All diese Aktivitäten verstärken die gleichen Pfade, die Sie zu schwächen versuchen. Sie beschäftigen Ihren Geist mit sexuellen Gedanken, Titten, Ärschen, dem Ficken, Kommen, heißen Bräuten usw. Sie machen den Neustart schwieriger und schmerzhafter. Entweder versuchen Sie, Sex zu haben (potenzielle Partner anzusprechen, Verabredungen zu arrangieren, zu flirten, Freunde zu kontaktieren, auszugehen) oder Sie tun etwas, das nichts mit Sex zu tun hat (Arbeit, Studium, Sport, Abhängen).

4. Sexuelle Leistung vorzeitig erzwingen (ED)

Traditionell gingen sowohl Männer als auch Frauen davon aus, dass die Lösung für die sexuelle Trägheit eines Partners ist, ihn heiß zu machen. Menschen mit pornobedingten sexuellen Funktionsstörungen stellen jedoch häufig fest, dass sie schneller heilen, wenn sie zulassen, dass ihre Libido auf natürliche Weise wieder erwacht, ohne sexuelle Leistungsanforderungen. Ein Mann beschrieb die Unterstützung seiner Freundin:

> Sie war so erstaunlich. Ich sagte ihr, dass ich gelegentlich Pornofantasien benutze, um hart zu bleiben, und sie sagte mir, dass es ihr lieber sei, wenn ich schlaff werde, als Pornos zu benutzen. Das zu wissen, machte es tatsächlich einfacher, und ich habe seit diesem Gespräch vor ein paar Wochen nicht mehr an Pornos gedacht. Sie weigerte sich auch, mich irgendeine Art von ED-Medikamenten nehmen zu lassen, da sie wollte, dass ich das auf natürliche Weise in Ordnung bringe. Daher hier mein Rat:
>
> 1. Sprechen Sie mit Ihrer Partnerin. Das ist bei Weitem die größte Hilfe.
> 2. Nehmen Sie sich Zeit und gehen Sie es in einem Tempo an, mit dem Sie sich wohlfühlen.
> 3. Nahrungsergänzungen hatten keinerlei Auswirkungen.
> 4. Tappen Sie nicht in die Falle, sich Pornos anzusehen, auch wenn Sie nicht vorhaben, sie übermäßig zu konsumieren.
>
> Lustigerweise machte meine Freundin vor einer Weile eine ähnliche Phase durch, als sie sich zu viele Pornos ansah und schließlich feststellte, dass sie nur bei Girl-on-Girl-Action feucht wird, obwohl sie nicht lesbisch ist. Also musste sie auch auf Pornos verzichten und verstand voll und ganz, was ich durchmachte. Sicher, wir hatten einige Tiefpunkte. Sie empfand ab und zu unsichere Gefühle. Ich hatte einige

> schreckliche Abende voller Gefühle der Unzulänglichkeiten und Nutzlosigkeit. Aber am Ende haben wir alles besprochen und sind gestärkt daraus hervorgegangen. Dann habe ich es am letzten Wochenende geschafft, tatsächlich hart genug für Sex zu werden und zu bleiben. Das ist ein riesiger Schritt vorwärts für mich, der Beginn eines neuen sexuellen Abenteuers, und es ist fantastisch.

Wenn der Orgasmus merkliche neurochemische Wellen (Chaser) auslöst oder Sie in einen Überkonsum versetzt, sollten Sie sich eine Weile nicht dazu drängen, den Höhepunkt zu erreichen. Halten Sie Ihre sexuelle Aktivität sanft und unaufdringlich, d.h. frei von jeglichem Leistungsdruck, während Ihre Lustempfindlichkeit auf natürliche Weise zurückkehrt. Es ist besser, mit dem Verlangen nach mehr aufzuhören als Ihr sexuelles Verlangen zu erschöpfen.

Bitten Sie gegebenenfalls Ihre Partnerin, nicht den Pornostar zu spielen, um Sie anzumachen. Sie können die verlorene Zeit wieder aufholen, wenn Sie zu Ihrem eigentlichen Selbst zurückkehren.

> Noch vor wenigen Wochen hatte ich mich fast damit abgefunden, dass ich beim penetrativen Sex nie zum Höhepunkt kommen konnte. Gestern Abend hatte ich zweimal Sex mit meiner Partnerin und erreichte beide Male den Höhepunkt! Als wir anfingen, uns zu küssen und zu berühren, konnte ich meinen Drang, in sie einzudringen, nicht mehr zurückhalten. Es fühlte sich so natürlich an. Die Empfindlichkeit in meinem Penis ist definitiv zurückgekehrt, und ich habe das Gefühl, dass da noch mehr kommen wird.

5. Die Annahme, ein Fetisch sei dauerhaft

Der Glaube „Ich kann nichts für meine Fetische; so bin ich nun einmal“ kann zu einem ernsthaften Stolperstein für den Ausstieg aus der Internetpornografie werden, weil es sich so anfühlen kann, als würde man seine einzige Hoffnung auf sexuelle Erfüllung aufgeben. Tatsache ist, dass Sie nur durch einen Prozess der Eliminierung wissen werden, ob Sie es mit einem pornoinduzierten, oberflächlichen „Fetisch" zu tun haben oder mit einem Fetisch, der aus dem Kern Ihrer sexuellen Identität entspringt.

Wenn ein Fetisch in den Monaten, nachdem Sie mit dem Pornokonsum aufgehört haben, verschwindet, dann war er kein integraler Bestandteil Ihrer sexuellen Identität. In der Zwischenzeit kann das Verlangen nach Hochgefühlen Sie darüber täuschen, wo das Glück liegt. Dazu die Aussage eines jungen Mannes:

> Im Sommer 2011 entwickelte ich einen neuen Fetisch, und oh Gott, ich konnte das Dopamin in meinem Gehirn spüren. Ich war so glücklich und aufgeregt, als ich diese neue Art von Porno sah, dass mein Körper zitterte. Seitdem bin ich viel weniger glücklich und bin nie wieder normal geworden.

Verwirrt durch die Kombination aus vergangenem Nervenkitzel und gegenwärtiger Unzufriedenheit suchen einige Pornokonsumenten immer extremere Genres. Andere fragen sich, ob sich ihre sexuelle Orientierung geändert hat, da sie neue Dinge als intensiv erregend empfinden und frühere Dinge als weniger erregend. Einige suchen verzweifelt nach Gewissheit, indem sie wild zu verschiedenen Arten von Pornos masturbieren, in dem Bemühen, die Dinge zu verstehen. Zwanghafte Kontrollen können sie tief in eine Sucht oder ein zwangsähnliches Verhalten treiben, ohne etwas zu klären. Wieder andere versuchen, ihre Fetische mit wenig Befriedigung auszuleben.

Tipp: Wenn Sie sich in einem Loch befinden, hören Sie auf zu graben. Schließen Sie zuerst exzessiven Pornokonsum als Ursache aus. Lassen Sie ihn ruhen, testen Sie nichts Neues aus. Beenden Sie Pornos und Pornofantasien für ein paar Monate. Passen Sie auf, denn Entzugsbeschwerden oder eine Nulllinie können Sie davon überzeugen, dass Sie extremere Szenarien brauchen, um Befriedigung zu finden, obwohl die Befriedigung eigentlich in einem ausgeglichenen Gehirn liegt (also in der entgegengesetzten Richtung). Suchtaktivität neigt eher dazu, weitere Aktivität zu fördern, als sie zu sättigen.[231]

> Durch die Pornografie konnte ich nur dann erregt werden, wenn ich mir extreme Bilder vorstellte. Ich tat viele extreme Dinge mit weiblichen Prostituierten, aber ich war völlig unzufrieden. Selbst bei Transgender-Escorts erregte mich nichts, was sie taten. Ich musste mich zwingen, durch das Denken an extreme Pornos erregt zu werden. Außerdem wechselte ich alle paar Minuten zwischen verschiedenen sexuellen Aktivitäten, genauso wie ich zu Hause zwischen Videos wechselte. Während meines Pornogebrauchs konnte ich nicht einfach dadurch erregt werden, dass ich mich in der Nähe einer nackten Frau befand (etwas, das ich früher mehr als alles andere geliebt habe, und das ich jetzt wieder liebe). Wenn ich heute mit einer Frau intim bin, dann ist das eine echte Verbindung, ein außergewöhnliches, fantastisches Gefühl. Keine erzwungenen Fantasien.

Die heutigen Internetporno-User zeigen, dass die menschliche Sexualität weitaus formbarer ist, als wir bisher erkannt haben. Die Konsumenten können die heutigen hyperstimulierenden Inhalte nutzen, um übernormale Erregungszustände zu erzeugen und diese stundenlang aufrechtzuerhalten. Da Überkonsum zu Desensibilisierung führt, sucht das Gehirn über Neuheit, Schock, verbotene Inhalte, Perversionen usw. nach mehr Dopamin. Das ist der Zeitpunkt, an dem frühere Pornogeschmäcke möglicherweise nicht mehr ausreichen.

Offensichtlich gibt es frühe Entwicklungsfenster, in denen tiefe Assoziationen mehr oder weniger dauerhaft verdrahtet werden können. Und natürlich gewinnen in der Pubertät alle erotischen Erinnerungen an Kraft und werden durch Erregung verstärkt. Ein eifriger Pornogebrauch bei Teenagern, deren Gehirne sehr plastisch sind, kann dazu führen, dass sich der sexuelle Geschmack mit überraschender

Schnelligkeit verändert. Die Forschung zeigt, dass die Wahrscheinlichkeit, Sodomie oder Kinderpornografie anzusehen, umso größer ist, je jünger die Menschen zum ersten Mal mit Pornografie beginnen.[139, 232] In einer informellen Umfrage unter (meist jungen) Leuten auf r/nofap im Jahr 2012 stimmten 63 % zu, dass „mein Geschmack zunehmend extrem oder abartig wurde".[233] Die eine Hälfte war besorgt, die andere Hälfte nicht. Unabhängig davon lösen sich Pornofetische nach dem Ausstieg oft auf.

6. Der unbändige Drang

Der ideale Zeitpunkt, mit einem unbändigen Drang umzugehen, ist, bevor er überhaupt auftaucht. Wenn Sie zum ersten Mal aufhören, planen Sie voraus:

> Versuchen Sie, so wenig wie möglich zu Hause zu sein. Wenn Ihnen in den ersten Tagen nichts einfällt, was Sie einplanen können, gehen Sie in eine Bibliothek oder in einen Buchladen, um zu lesen. Nicht zu Hause oder an dem Ort zu sein, an dem Sie normalerweise wichsen, wird unglaublich hilfreich sein, um die ersten Tage der Entzugserscheinungen zu überstehen.

Erstellen Sie (jetzt) eine Liste der Gründe, warum Sie Pornos meiden, und gehen Sie sie durch, wenn der Drang aufkommt. Noch besser ist es, wenn Sie sich selbst eine Notiz schreiben, die Sie lesen können, sobald Sie den Drang verspüren:

> Du legst mit ein bisschen Edging los. Jetzt gibt es kein Zurück mehr. Noch ein bisschen mehr ... dann noch ein bisschen mehr ... uuuund du bist fertig. Höchstwahrscheinlich wird der Orgasmus nicht sehr intensiv sein. Du wirst mehr als alles andere ein Gefühl der Erleichterung verspüren. „Jetzt kann ich wieder an die Arbeit gehen", wirst du sagen. „Das war gar

nicht so schlecht. Ich schäme mich nicht. Es hat wirklich keinen Sinn, sich so extrem zu verweigern."

In etwa einer Stunde beginnst du, den Energieabfall zu spüren, das Einsetzen eines geistigen Nebels. Das wird sich zu einer Angst entwickeln. Die Angst ist nicht auf das Wichsen zurückzuführen. Es ist deine natürliche Reaktion auf den Energieabfall. Dir ist nichts Schlimmes passiert. Niemand hat dich beschimpft. Du hattest keine schlechten Gedanken. Bis vor einer Stunde war alles in Ordnung. Jetzt fühlst du dich etwas unwohl. Du kannst dich nicht so gut konzentrieren. Du wünschst dir, dass du nicht arbeiten müsstest. Du möchtest dich nur zurücklehnen und fernsehen.

Am Ende des Tages wirst du deine Aufgaben für den Tag nicht erledigt haben. Deine Abwehrmechanismen für das Zögern werden sich bemerkbar machen. Dein Geisteszustand ist nun völlig den äußeren Faktoren ausgeliefert. Wie viel Arbeit kannst du am nächsten Tag erledigen? Wirst du auf irgendwelche Hindernisse stoßen? Die Depression setzt ein. Dein Verstand will sich auf nichts einlassen, falls es die Dinge noch schlimmer macht. Du willst keine Menschenseele treffen. Dein Gehirn ist im Abschaltmodus. Du beschließt, nie wieder nachzugeben.

Machen Sie als Nächstes eine Liste dessen, was Sie stattdessen tun werden, wenn der Drang aufkommt. Manche Menschen verwenden die Technik „Rotes X":

Ich habe vor etwa vier Wochen ganz aufgehört, über Pornos zu fantasieren. Jedes Mal, wenn mir ein Porno-Flashback in den Sinn kommt, stelle ich mir ein großes rotes X darüber und zudem eine laute Krankenwagensirene vor. Wenn das Pornobild eindringlich ist, male ich mir aus, wie es in meinem Kopf explodiert. Der Schlüssel dazu ist, es sofort zu tun. Die Technik wird mit der Zeit immer automatischer.

Wenn Sie nicht wissen, was Sie sonst tun sollen, warten Sie und tun Sie nichts. Denken Sie sich: „Hier sind die Begierden. Sie kamen aus dem Nichts und sie haben keine wirkliche Macht über mich. Ich bin nicht meine Gedanken; ich habe sie nicht heraufbeschworen; ich will sie nicht; und ich muss nicht nach ihnen handeln." Normalerweise verschwindet der Gedanke spurlos (für eine gewisse Zeit).

Alle Dränge lassen nach, normalerweise innerhalb einer Viertelstunde.

> Wenn Sie erst einmal gelernt haben, dass Sie größer sind als Ihr Drang und dieser immer wieder vorbeizieht, sind Sie auf dem besten Weg, sich vom Pornokonsum zu befreien. In meinen früheren Versuchen habe ich immer dem einen unbändigen Drang nachgegeben. Als ich ihn schließlich bekämpft hatte, wurde mir klar, dass ich jeden Drang besiegen kann, der kommt. Genau in dem Moment, in dem Sie sich am schwächsten fühlen, wenn Sie das Gefühl haben, dass der Drang Sie besiegen wird, ist dies der Moment, in dem Sie stark bleiben müssen. Auf der anderen Seite dieses Drangs ist Ihr Durchbruch.

Hier sind weitere Tipps, die bei manchen Menschen funktionieren:

> Ihr Gehirn wird versuchen, den Pornogebrauch zu rationalisieren, weil es ihn verzweifelt will. Der Schlüssel hierfür ist, nicht mit Ihrem Gehirn zu streiten. Geben Sie einfach zu, dass Sie den Gedanken haben, oder antworten Sie mit „Nein".

* * *

Ich habe meinen Schwanz einfach in die Spüle gehängt und mit meinen Händen kaltes Wasser darüber geschöpft. Das tötet definitiv die Gelüste. Hilft auch bei dicken Eiern.

* * *

Ich versuche, mich darauf zu konzentrieren, die sexuelle Energie nach oben, in meine Brust und meinen Oberkörper zu ziehen, um den Druck in meiner Hose zu lindern. Dadurch fühle ich mich wirklich stark. Es nimmt mir das Bedürfnis zu masturbieren und gibt mir irgendwie dieses super Gefühl, bereit für alle Schandtaten zu sein. Ich könnte zum Beispiel ein Haus abreißen, wenn es nötig wäre, oder ein Mädchen aufs Sofa werfen und mich mit ihr vergnügen, natürlich auf einvernehmliche und spielerische Weise. Das gefällt mir.

* * *

Täuschen Sie sich selbst immer wieder mit einer Ausrede wie „Ich mache es nur ein letztes Mal" oder „Heute ist das letzte Mal"? Ändern Sie sie in „Genau heute werde ich es nicht tun".

* * *

Leben Sie, als gäbe es keine Pornos. Vergessen Sie sie ganz und gar. Verbringen Sie Ihren Tag nicht damit, gegen Triebe zu kämpfen. Geben Sie sich nicht „Mühe". Seien Sie mit dem Gedanken einverstanden, dass Sie nie wieder in Ihrem Leben Pornos anschauen werden.

Wenn der Drang auftaucht und Sie das Gefühl haben, dass Sie keine Kontrolle haben, schalten Sie Ihr Gerät (PC, Smartphone etc.) aus und denken Sie nach, bevor Sie handeln. Selbst wenn Sie danach darauf reagieren, werden Sie dies bewusst tun, und das ist der erste Schritt zur Verhaltensänderung.

> Geben Sie niemals auf. Es ist egal, wenn Sie während der ersten ein, zwei Monate jeden zweiten Tag neustarten. Wenn das das Beste ist, was Sie erreichen können, dann konsumieren Sie jetzt trotzdem nur noch halb so oft wie früher Pornos. Die inspirierendste Geschichte, die ich je gehört habe, war die eines Typen, der es 15 Tage durchgehalten hat … nach 3 Jahren des Versuchens. Solange Sie immer wieder zurückkommen, weil Sie wissen, dass es für Ihr eigenes Wohl wichtig ist, können Sie nicht versagen. Es ist nur eine Frage der Zeit, bis Sie Ihre neuronalen Bahnen zurücksetzen und sich befreien.

Häufige Fragen

1. Wie lange sollte ich neustarten?

Viele Websites, die auf www.yourbrainonporn.com verlinken, sagen, dass www.yourbrainonporn.com 60 oder 90 Tage oder acht Wochen usw. vorschreibt. Tatsächlich schlägt YBOP keinen festgelegten Zeitraum vor, da die benötigte Zeit von der Schwere Ihrer pornografischen Probleme, der Reaktion Ihres Gehirns und Ihren Zielen abhängt. Der Zeitrahmen für das Neustarten ist bei allen Menschen unterschiedlich, weil die Gehirne verschieden sind und einige Männer hartnäckige pornoinduzierte ED oder VE haben.

Stellen Sie sich einen Neustart so vor, dass Sie herausfinden, was Sie wirklich sind und was davon mit Pornos zu tun hatte, seien es sexuelle Funktionsstörungen, soziale Ängste, wahnsinnige Geilheit, ADS, Depressionen oder was auch immer. Sobald Sie ein klares Verständnis davon haben, wie Sie von Pornos betroffen waren, können Sie Ihr eigenes Schiff steuern.

2. Kann ich während meines Neustarts Sex haben?

Das liegt bei Ihnen. Einige Menschen finden, dass eine vorübergehende Auszeit von allen sexuellen Stimulationen dem Gehirn eine dringend benötigte Ruhepause verschafft und die Erholung beschleunigt. Auf der anderen Seite sind tägliche liebevolle Berührungen immer von Vorteil, mit oder ohne Sex. Wenn Sie das Gefühl haben, der Chaser-Effekt bringe Sie nach dem Sex aus dem Gleichgewicht, könnten Sie eine Zeit lang ein sanftes Liebesspiel ohne das Ziel eines Orgasmus` versuchen. Es bietet Ihnen die Vorteile der Intimität, während Ihr Gehirn sich noch von der intensiven sexuellen Stimulation erholen kann. Wenn ein Neustart jedoch lange dauert, hilft der Sex mit einem Partner manchmal, die Libido wieder zu normalisieren.

Auch hier gilt: Wenn Sie glauben, dass Sie an pornografisch bedingter ED leiden, können Sie bessere Ergebnisse erzielen, wenn Sie keine sexuelle Leistung erzwingen, bis Sie das Gefühl haben, dass Ihre Erektionen bei Ihrem Partner spontan entstehen.

3. Sollte ich das Masturbieren während des Neustarts sein lassen?

Nicht unbedingt. Sie können zuerst versuchen, Pornos, Pornofantasien und Pornosubstitute wegzulassen. Für manche Menschen reicht das aus, um eine Rückkehr zum Gleichgewicht zu ermöglichen. Andere finden, dass Masturbation ein starker Auslöser für die Aktivierung von Pornopfaden ist, sodass es für sie besser ist, wenn sie eine Weile pausieren.

> Wann immer ich mir sagte, ich würde nur masturbieren und nie wieder zu Pornos zurückkehren, dauerte es nicht lange, bis Masturbation irgendwie langweilig wurde. Am Anfang fantasierte ich über Erinnerungen aus dem wirklichen Leben, aber mein Gehirn sprang schnell zu Erinnerungen aus Pornoszenen und unrealistischen Fantasien. Von dort führte es zu erotischer Fiktion, zu Amateurbildern und dann direkt zurück zum Hardcore.

Auf der anderen Seite stellt die *Mehrheit* der Neustarter fest, dass sie bei pornoinduzierter ED das Masturbieren und den Orgasmus (vorübergehend) drastisch reduzieren müssen. Wenn Sie eine Krankheit haben, müssen Sie in der Regel mehr tun, als nur die Ursache zu beseitigen – in diesem Fall den Pornogebrauch. Zum Beispiel bricht man sich normalerweise kein Bein, wenn man es mit Gewicht belastet. Wenn es jedoch gebrochen ist, müssen Sie es eingipsen, Krücken verwenden und das Gehen während der Heilung unterbinden. Dasselbe gilt für pornografisch bedingte ED. Sie müssen keinen Gips tragen, aber Sie müssen Ihrem Gehirn Zeit zur Heilung geben, frei von intensiver sexueller Stimulation. Allerdings ist länger nicht unbedingt besser, und einige finden es hilfreich, gelegentlich wieder pornofreie Masturbation zu praktizieren, nachdem sie eine lange Pause eingelegt haben.

Hinweis: Sie sollten sich nicht zwingen, mithilfe von Fantasien oder anderen Hilfsmitteln zu masturbieren, wenn es noch nicht spontan geschieht.

4. Woher weiß ich, wann ich wieder genesen bin?

Offensichtlich gibt es keine einfache Antwort auf diese Frage, da die Ziele für jeden Menschen unterschiedlich sind. Zu den gemeinsamen Zielen gehören: Rückkehr zu gesunden Erektionen, Erleichterung des Orgasmus beim Partnersex, Normalisierung der Libido, Verringerung des Porno-Fetischgeschmacks, Umgang mit Verlangen und so weiter. Es ist nicht ungewöhnlich, dass Menschen lange nach dem Ende eines Neustarts kontinuierliche Verbesserungen erfahren. Dies sind einige ermutigende Anzeichen:

- Sie haben Lust, mit potenziellen Partnern zu flirten, die für Sie viel attraktiver aussehen.
- Sie bekommen häufig eine Morgenlatte.
- Sie können ohne einen intensiven Chaser-Effekt zum Orgasmus kommen.
- Der Geschlechtsverkehr mit einem Partner fühlt sich fantastisch an. (Anmerkung: Möglicherweise haben Sie anfangs etwas vorzeitige oder verspätete Ejakulation. Übung macht den Meister.)
- Ihre Libido verändert sich:

> Meine Libido verabschiedete sich über einen Zeitraum von 6 Monaten immer wieder. Als sie jedoch zurückkam, war die Libido gesünder. Das Verlangen, Pornos anzusehen und Frauen sexuell anzustarren, war verschwunden.

5. Woher weiß ich, dass ich nicht nur eine starke Libido habe?

Geben Sie Pornos und Pornofantasien auf und sehen Sie einige Wochen später, wie Ihre Libido ist. Es war überraschend zu beobachten, dass es den meisten Neustartern leichter fällt, das Masturbieren wegzulassen als die Pornos. Für viele Jungs ist Masturbation ohne Porno einfach nicht so interessant, und sie sind erstaunt, wenn sie entdecken, dass der Pornokonsum und nicht eine starke Libido ihre ständige Suche nach Erleichterung angetrieben hat. Wenn Sie ohne Internetpornografie nicht masturbieren können oder dabei einen teilweise erigierten Penis haben, sind Sie sicherlich nicht geil oder brauchen „Erlösung". Ihr Gehirn sucht einen Ausweg: die Linderung eines vorübergehenden neurochemischen Hochs.

Die Verwechslung zwischen dem Verlangen nach Pornokonsum (Anzeichen von Veränderungen im Gehirn und pathologischem Lernen) und dem sogenannten „starken sexuellen Verlangen" gibt Anlass zu lebhaften Debatten in der Publikumspresse. Wissenschaftler haben jedoch gezeigt, dass das Verlangen und die natürliche, starke Libido etwas Unterschiedliches sind. Studien finden wenige Überschneidungen zwischen Menschen, die die Schwelle für problematisches Sexualverhalten erreichen, und Menschen mit einer wirklich hohen Libido.[234–236] Dazu gehört eine Dysfunktion, die eine Hyperreaktivität auf Reize (Sensibilisierung) und einen Mangel an hemmender Kontrolle (Hypofrontalität) beinhaltet. Bei Pornokonsumenten gehen diese Symptome häufig mit einem mangelnden Verlangen nach Partnersex einher. Ein starkes Begehren ist dagegen einfach eine Begeisterung für sexuelle Aktivitäten, einschließlich partnerschaftlicher Aktivitäten.

ABSCHLIEẞENDE ÜBERLEGUNGEN

Nichts wird jemals real, bis es erlebt wird.

John Keats

Wenn Sie den Verdacht haben, dass Ihr Pornokonsum sich nachteilig auf Sie auswirken könnte, machen Sie auf jeden Fall ein einfaches Experiment: Geben Sie ihn eine Zeit lang auf und beobachten Sie selbst, was Ihnen auffällt. Es ist nicht nötig, zu warten, bis die Experten einen Konsens erzielt haben. Der Verzicht auf Pornografie ist nicht zu vergleichen mit einem ungetesteten medizinischen Verfahren oder der Einnahme eines riskanten Arzneimittels – Situationen, in denen festgelegte Forschung nicht nur möglich, sondern notwendig ist. Wenn Sie den Verzicht versuchen und dann Unbehagen verspüren, fragen Sie sich möglicherweise, ob die Pornosucht ein Mythos ist. Da das Internet so ist, wie es ist, können Sie immer Menschen finden, die genau das ganz plausibel erklären. Sogar Ihr Arzt wird vielleicht nicht auf Ihre Bedenken eingehen. Jegliche Skepsis wird glaubwürdiger erscheinen, wenn der Verzicht auf Pornos negative Auswirkungen hat, wie Angstzustände oder eine verminderte Libido. Solche Symptome und Ihr Verlangen, sich Pornos anzuschauen, sowie der Versuch, eine Erklärung dafür zu finden, könnten Ihnen etwas Wichtiges darüber verraten, wie Sie die allgegenwärtigen Reize des Internets zur Steuerung Ihrer Stimmung nutzen. Wenn Sie sich nicht sicher sind, ob Pornografie ein Problem für Sie ist, stellen Sie den Konsum einfach ein und achten Sie darauf, was mit Ihnen passiert.

Mit Internetpornografie aufzuhören, ist gleichbedeutend mit dem Weglassen von raffiniertem Zucker oder Transfettsäuren aus Ihrer Ernährung. Es ist einfach die Beseitigung eines neuartigen Vergnügens, das bis vor kurzem niemand hatte und ohne das alle auskommen mussten. Das Beenden des Pornokonsums ist eine Art historische Nachjustierung, bei der Sie dann so leben, wie fast jeder in der Geschichte jemals gelebt hat. Wie ein Porno-User sagte:

Dies ist das Schema:

1. Aufregendes, aber langfristig schlechtes Verhalten wird gegen Geld eingeführt.
2. Menschen werden süchtig.
3. Präzise, wissenschaftlich untermauerte Forschung braucht Jahrzehnte, um sich durchzusetzen.
4. Süchtige Menschen beginnen, sich zu bilden.
5. Sie beginnen, ihr schlechtes Verhalten abzulegen.

Das Problem ist, dass dieser ganze Zyklus so schädlich ist. Zigaretten wurden Anfang des 20. Jahrhunderts (weit verbreitet) eingeführt, und es dauerte Jahrzehnte, sie zu regulieren. Heute wissen wir, dass bestimmte Arten von Lebensmitteln schädlich sind. Bei den Nahrungsmitteln befinden wir uns jedoch noch in Phase 2 bis 3. Raten Sie, wo wir bei der Pornografie stehen. Die nützliche wissenschaftliche Forschung ist kaum ein paar Jahre alt.

Ein Konsens über die Risiken von Highspeed-Internetpornografie könnte noch eine Weile in weiter Ferne liegen. Und das obwohl eine Reihe von Urologen ihre Besorgnis über Pornografie und sexuelle Funktionsstörungen auf Jahreskonferenzen der American Urological Association[237] – darunter auch ein Team der US-Navy[238] – zum Ausdruck gebracht haben. Hunderte Experten auf dem Gebiet der sexuellen Gesundheit warnen vor der Problematik und bemühen sich um Aufklärung, unter anderem der britische Arzt Anand Patel: „Obwohl es schwierig ist, sich der Pornografie zu entziehen, ist die Rückkehr zu normaler sexueller Erregung und erektiler Funktion ohne Medikamente durchaus möglich".[239] Leider werden Sexualforscher, die darauf bestehen, dass Pornografie ausschließlich „sexuell positiv" ist, länger brauchen, um sich auf den neuesten Stand zu bringen.

Ein junger Psychiater, der selbst gerade erst von einer pornoinduzierten sexuellen Funktionsstörung genesen war,[201] wies darauf hin, dass das Internetporno-Phänomen erst 10 oder 15 Jahre alt und der Forschung weit voraus ist. Er stellt fest:

> Die medizinische Forschung arbeitet im Schneckentempo. Mit etwas Glück werden wir uns in 20 oder 30 Jahren damit befassen ..., wenn die Hälfte der männlichen Bevölkerung arbeitsunfähig ist. Arzneimittelfirmen können keine Medikamente verkaufen, wenn jemand aus dem Pornogeschäft aussteigt.

Vielleicht müssen wir nicht ganz so pessimistisch sein. Es gibt bereits etwa drei Dutzend Hirnstudien (und 12 Übersichtsarbeiten von Experten für Suchtneurologie[25, 59, 240–249]), ganz zu schweigen von Dutzenden anderer Studien, die (problematischen) Pornokonsum mit sexuellen Funktionsstörungen, geringerer Erregung bei echten Partnern, Überreaktion auf Pornosignale und verminderter sexueller und Beziehungszufriedenheit in Verbindung bringen. Sie stimmen genau mit den Selbstberichten überein, die ich seit Jahren verfolge.

Es gibt sicherlich noch mehr über die Auswirkungen von Internetpornos zu erfahren. Aber während sich die Forschung weiter entfaltet, vertrauen Sie am besten auf Ihre eigenen Erfahrungen. Wie ein Ex-User schrieb:

> Wenn Sie einmal selbst die Wahrheit über Pornografie erfahren haben, können Sie sich nicht mehr durch Propaganda über Pornografie täuschen lassen, egal ob sie von den Religiösen, den Liberalen oder den Pornoproduzenten kommt. Sie alle

haben ihre eigenen Vorstellungen, aber *Sie* haben das Wissen und können sich Ihre eigene Meinung darüber bilden, was für Sie am besten ist.

DIE WISSENSCHAFT DER FEHLINFORMATION VERSTEHEN

Wenn Sie sich fragen, warum es trotz des Anstiegs der Warnungen von Betroffenen und ihren medizinischen Betreuern noch keinen Konsens über die Auswirkungen von Internetpornografie gibt, finden Sie vielleicht die Geschichte der Tabakkriege aufschlussreich. Vor Jahren haben die meisten Menschen geraucht, auch Filmstars auf der Leinwand. Die Menschen liebten es zu paffen. Es beruhigte die Nerven, sorgte für einen vorhersehbaren Rausch und sah schick aus. Wie konnte eine so wunderbare Aktivität *tatsächlich* schädlich sein? War Nikotin *wirklich* süchtig machend? Als in den Lungen von Leichen Teer auftauchte, zogen es ungläubige Raucher vor, dem Asphalt die Schuld zu geben.

Eine Ursachenforschung konnte nicht durchgeführt werden, da sie die Bildung von zwei zufälligen Gruppen von Menschen erfordert hätte, von denen eine jahrelang rauchen sollte, während die andere es unterließ. Das wäre definitiv unethisch gewesen. Inzwischen gab es auch andere Beweise dafür, dass Rauchen gesundheitliche Probleme verursachte und dass die Menschen große Schwierigkeiten hatten, mit dem Rauchen aufzuhören: Korrelationsstudien, anekdotische Berichte von Ärzten und Patienten usw. Prospektive Studien, in denen eine Gruppe ähnlicher Probanden verglichen wird, deren Rauchgewohnheiten sich unterscheiden, dauerten Jahrzehnte.

Während dieser Zeit fanden Studien, die von der Tabakindustrie gefördert wurden, keine Hinweise auf eine Schädigung oder Abhängigkeit. Es war vorhersehbar, dass die Industrie jedes Mal, wenn neue Beweise für eine Schädigung auftauchten, ihre „Entlarvungsstudien" durchführte, um den Eindruck zu erwecken, dass der Konflikt auf

Seiten der Behörden stattfand – und dass es viel zu früh war, mit dem Rauchen aufzuhören. Der Leiter des Forschungsausschusses der Tabakindustrie sagte: „Wenn Rauch in der Lunge eine todsichere Ursache für Krebs wäre, dann hätten wir es alle. Wir alle hätten ihn schon vor langer Zeit gehabt. Die Ursache ist viel komplizierter als das." Er wies auch statistische Zusammenhänge als nicht „ursächlich" zurück.

Letztlich konnte aber die Realität nicht geleugnet werden. Das Rauchen forderte immer mehr Opfer. Gleichzeitig wurde die Suchtforschung immer ausgefeilter und offenbarte die Physiologie, wie Nikotin Sucht erzeugt. Am Ende war der Bann der Tabakindustrie gebrochen. Heutzutage rauchen die Menschen zwar immer noch, aber sie tun es im Wissen um die Risiken. Die Bemühungen, ein falsches Bild über die Unschädlichkeit des Rauchens zu zeichnen, wurden eingestellt.

In der Zwischenzeit war jedoch viel unnötiger Schaden angerichtet worden. Kritisch wichtige Gesundheitsinformationen, die nur einige Jahre hätten brauchen müssen, um allgemein bekannt zu werden, brauchten stattdessen Jahrzehnte – während die fabrizierte Unsicherheit die Tabakgewinne schützte.

Die Kampagne von Big Tobacco, den Zusammenhang zwischen Rauchen und Krankheit in Zweifel zu ziehen, ist heute eine klassische Fallstudie in einer Wissenschaft namens Agnotologie*: die Untersuchung der kulturellen Produktion von Ignoranz*. Die Agnotologie untersucht die absichtliche Aussaat von öffentlichen Fehlinformationen und Zweifeln in einem wissenschaftlichen Bereich. Wie Brian McDougal, der Autor von *Porned Out*, es ausdrückte:

> Es ist schwer vorstellbar, dass eine ganze Generation in Kette Zigaretten geraucht hat, ohne eine Ahnung davon zu haben, wie schädlich sie sind, aber dasselbe passiert heute mit der Online-Pornografie.

Ist Internetpornografie das neue Rauchen? Fast alle jungen Männer mit Internetzugang sehen sich Pornos an, und der Anteil der weiblichen Zuschauer wächst. Wann immer etwas zur Norm wird, gibt es eine ungeprüfte Annahme, dass es harmlos oder „normal" sein muss, d. h. dass es keine abnormalen physiologischen Ergebnisse hervorrufen kann. Beim Rauchen stellte sich jedoch heraus, dass dies nicht der Fall war. Und genau wie beim Rauchen können auch hier keine Kausalitätsstudien durchgeführt werden.

Es wäre unethisch, zwei Gruppen von Kindern zu bilden und die eine Gruppe als „Porno-Jungfrauen" zu behalten, während man die andere Gruppe jahrelang auf die heutige Internetpornografie loslässt. Für die Forschung wäre es nicht vertretbar, so zu überprüfen, wie viele von ihnen die Anziehungskraft zu echten Partnern verlieren, nicht mit den Pornos aufhören können, sozial ängstlich werden oder pornoinduzierte sexuelle Funktionsstörungen und extreme Fetischgeschmäcker entwickeln.

Studien, die Pornokonsumenten und -nichtkonsumenten über Jahre hinweg verfolgen, werden möglicherweise nie durchgeführt, insbesondere nicht bei Personen unter 18 Jahren. Selbst das Auffinden einer Gruppe, die keine Pornos konsumiert, und einer anderen Gruppe, die ihren Pornokonsum genau dokumentiert, wäre eine Herausforderung. Im Gegensatz dazu war es einfach, das Rauchen zu untersuchen. Entweder rauchte man oder man rauchte nicht, und man sagte mit Freude, welche Zigarettenmarke, wie viele pro Tag und wann man damit begonnen hatte.

Inzwischen häufen sich andere formelle und informelle Beweise dafür, dass einige Internetporno-User ernsthafte Probleme haben, wie ich sie in diesem Buch beschrieben habe. Namhafte Forscher dokumentieren Zusammenhänge zwischen Internetpornokonsum und Depressionen, Angstzuständen, sozialem Unbehagen, Sucht/Zwang, Fetisch und extremen sexuellen Vorlieben. Dazu zählen sexuelle Unzufriedenheit und Beziehungsunzufriedenheit, geringes Verlangen nach echten Partnern sowie zunehmende Bedenken hinsichtlich der sexuellen Leistungsfähigkeit und des Körperbildes.[250]

Glücklicherweise berichten Menschen von überraschenden Genesungen von verschiedenen Symptomen, nachdem sie mit dem Pornokonsum aufgehört haben. In Suchtbehandlungseinrichtungen ist jedoch eine Zunahme der durch Internetpornos verursachten Sucht zu beobachten. Rechtsanwälte stellen einen Anstieg der Scheidungen fest, bei denen der Internetpornokonsum eine Rolle spielt, eine Behauptung, die durch jüngste Forschungen über den Pornokonsum und die erhöhte Wahrscheinlichkeit einer Scheidung gestützt wird.[251] Und eine Meta-Analyse aus dem Jahr 2016 hat den Pornokonsum mit sexueller Aggression in Beziehung gesetzt.[252] Die Korrelation ist nicht ursächlich. Aber wollen wir mögliche Nebenwirkungen bei der Ausübung einer nicht-essenziellen Aktivität wie dem bildschirminduzierten Höhepunkt außer Acht lassen?

DIE NACHHUT SCHLÄGT ZURÜCK

Wie immer bei einem neuen Wissenschaftsgebiet hat der Fortschritt auch einen gewissen lautstarken Widerstand der Nachhut hervorgerufen. Die Medien und „sexuell positive" Sexualwissenschaftler charakterisieren die Bemühungen, mögliche Auswirkungen von Internetpornografie auf die User zu verstehen und zu erklären, regelmäßig als Pathologisierung unterschiedlicher sexueller Verhaltensweisen oder als sexuelle Beschämung. Behauptungen wie diese lenken uns alle jedoch von den wissenschaftlichen Erkenntnissen ab.

Diese Leute akzeptieren auch nicht die eindeutigen Ergebnisse neurowissenschaftlicher Untersuchungen zu den Gehirnen der Pornokonsumenten. Lassen Sie uns daher einen Blick auf eine der allgegenwärtigeren Strömungen der Opposition werfen. Dies soll Ihnen helfen, die neurowissenschaftlichen Erkenntnisse über die Auswirkungen von Internetpornografie klarer deuten zu können.

Zwei der erwähnten siebenunddreißig Gehirnstudien werden oft zitiert, weil sie das Modell der Pornosucht vollständig widerlegen (Steele, et al., 2013157 und Prause et al., 2015171). Ihre faktischen Ergebnisse erzählen jedoch eine andere Geschichte. Tatsächlich vermuten Experten, dass die Ergebnisse dieser beiden Studien sogar mit dem Suchtmodell übereinstimmen. Bei beiden Studien handelte es sich um EEG-Studien, die die elektrische Aktivität oder die Gehirnwellen auf der Kopfhaut messen. Obwohl es die EEG-Technologie schon seit 100 Jahren gibt, wird weiterhin darüber diskutiert, was Hirnströme tatsächlich verursacht oder was bestimmte EEG-Messwerte wirklich bedeuten. Doch so rätselhaft sie auch sind, sagen sie uns doch etwas über die Ebenen der Gehirnaktivität.

Die am renommierten Kinsey Institute ausgebildete Sexualwissenschaftlerin Nikky Prause fungierte als Sprecherin für diese beiden EEG-Studien. Sie hat wiederholt behauptet, dass die Studien 2013 und 2015 sowohl Porno- als auch Sexsucht widerlegen. Ihre kühnen Behauptungen wurden in Artikeln, denen oft eine andere Perspektive auf die Wissenschaft fehlt, weithin publik gemacht. Es scheint, dass Prause selbst keiner akademischen Einrichtung mehr angeschlossen ist.[253]

Aber was stellen diese Studien tatsächlich fest? Und inwieweit rechtfertigen sie die für sie erhobenen Ansprüche? Bevor wir darauf antworten, sollten wir bedenken, dass jede einzelne Studie nur eine Phase eines einzigen Experiments war. In der Studie von 2013 wurden die Gehirnwellen von Personen gemessen, „die Probleme mit der Regulierung ihres Pornokonsums haben“. In der Studie von 2015 wurden die EEG-Reaktionen einer Kontrollgruppe gemessen und dann diese Ergebnisse mit den Daten der Probanden von 2013 verglichen. Mit anderen Worten: Die erste Studie hatte zum Zeitpunkt der Veröffentlichung keine Kontrollgruppe.

In Bezug auf das Paper von 2013 wurden zwei schlagzeilenträchtige Behauptungen aufgestellt, die in direktem Widerspruch zu den tatsächlichen Ergebnissen des Teams standen.

Erstens behauptete Prause, dass die „Gehirne ihrer Probanden auf die Bilder nicht wie andere Süchtige auf ihre Suchtdroge reagierten“. Sie gab auch zu verstehen, dass ihre Ergebnisse die Ansicht unterstützten, dass Pornosucht nichts anderes sei als „hohes sexuelles Verlangen“.[254]

In beiden Studien wurden die EEG-Werte gemessen, während die Teilnehmer Bilder ansahen.[225] Davon waren 38 sexueller Natur und zeigten eine Frau und einen Mann. Die anderen 187 nicht-sexuellen Bilder wurden als angenehm (z. B. Fallschirmspringen), neutral (z. B. Porträt) oder unangenehm (z. B. verstümmelter Körper) kategorisiert. Die EEG-Messungen bewerteten nur die Aufmerksamkeit auf die Bilder, nicht die sexuelle Erregung oder die Aktivierung des Belohnungssystems. Die Studie von 2013 (Steele et al.) berichtete über zwei primäre EEG-Befunde.

Erstens hatten die Probanden bei pornografischen Fotos höhere EEG-Werte als bei jeder anderen Art von Bildern. Das überrascht nicht, da es typisch für Probanden (süchtig oder nicht) ist, einem nackten Paar beim Sex mehr Aufmerksamkeit zu schenken als einem Bild, auf dem jemand ein Sandwich isst. Es ist zwar unklar, welche dieser Testpersonen, wenn überhaupt, pornosüchtig waren, aber Studien zeigen immer wieder, dass ein erhöhter P300-Wert (EEG-Messung) auftritt, wenn Süchtige den mit ihrer Sucht verbundenen Auslösern ausgesetzt sind (Cue-Reaktivität). Kurz gesagt: Die Aufmerksamkeit dieser Testpersonen für erotische Bilder war sicherlich nicht unvereinbar mit ihrer Sucht.

Doch in der Eile, die Pornosucht zu widerlegen, erklärte Prause in ihrer Pressemitteilung und in Interviews, dass die „Gehirne der Probanden nicht wie die von Süchtigen aussähen“. Das ist nicht wahr. Die Gehirne der Testpersonen sahen sehr nach Süchtigen aus, denn sie zeigten einen Aufmerksamkeitsanstieg als Reaktion auf Bilder, die mit ihrem zwanghaften Verhalten verbunden waren. In der Studie von 2013 gibt es nichts, was eine solche Behauptung untermauert. Das Forschungsteam hat den „Hirnunterschied“, der angeblich zwischen seinen Probanden und Drogenabhängigen besteht, noch nicht offengelegt.

Und das zweite Ergebnis der Studie von 2013? Problematische Pornokonsumenten mit einer höheren Gehirnaktivierung für Pornos hatten im Vergleich zu problematischen Konsumenten mit einer geringeren Gehirnaktivierung ein geringeres Verlangen, Sex mit einem

Partner zu haben (aber nicht ein geringeres Verlangen, zu masturbieren). Um es anders auszudrücken: Personen mit einer höheren Gehirnaktivierung und einem stärkeren Verlangen nach Pornos fanden das Masturbieren zu Pornos attraktiver als Sex mit einer echten Person. Das ist durchaus im Einklang mit der Vorstellung, dass einige dieser Personen wirklich süchtig sein könnten. Viele Menschen, die sich über ihren Pornokonsum Sorgen machen, berichten, dass sie häufig masturbieren, aber dass Partnersex für sie nicht so erregend ist wie Pornokonsum.

Prause erklärte jedoch öffentlich das Gegenteil von dem, was ihr Team festgestellt hatte, und behauptete, die Pornokonsumenten hätten lediglich eine „starke Libido". Aber um es noch einmal zu wiederholen: Das Verlangen ihrer Testpersonen nach Partnersex sank, als ihr Drang nach Pornonutzung stieg. Nicht weniger als fünf Peer-Review-Artikel haben darauf hingewiesen, dass die Ergebnisse der Studie mit dem Modell der Pornosucht übereinstimmen.[25, 57, 172, 240, 255]

Zwei Jahre später, im Jahr 2015, verglichen Prause und ihr Team eine tatsächliche Kontrollgruppe mit den Probanden des Jahres 2013 und erstellten eine zweite Studie (Prause et al.).[171] Die Kontrollpersonen zeigten vorhersehbare Spitzen in den EEG-Werten, wenn sie Bilder von Softpornos ansahen. Diese Spitzen waren etwas höher als die der problematischen Porno-User aus dem Jahr 2013. Mit anderen Worten verzeichneten sowohl die Teilnehmer der Kontrollgruppe als auch die problematischen Porno-User EEG-Spitzen als Reaktion auf den Porno. Die problematischen Porno-User schenkten ihm jedoch etwas weniger Aufmerksamkeit als die Kontrollgruppenteilnehmer. Dies deutet darauf hin, dass ihre Gehirne die sexuellen Bilder nicht so interessant fanden wie die Kontrollgruppe.

Beim letzten Mal sagte Prause, die Sprecherin des Teams, dass die Spitze in den EEG-Werten der problematischen User bedeutete, dass sie nicht süchtig waren. Nun sagte sie, dass die (vergleichsweise) niedrigeren Werte der problematischen Pornokonsumenten irgendwie die Pornosucht „widerlegt" hätten. Tatsächlich bedeuteten die niedrigeren EEG-Werte jedoch, dass die problematischen Porno-User den Bildern im Vergleich zu gesunden Kontrollpersonen weniger Aufmerksamkeit schenkten. Vereinfacht ausgedrückt schienen sie gegenüber statischen Bildern von Softpornos desensibilisiert (gelangweilt, gewöhnt) zu sein. Dieses Ergebnis deckt sich gut mit anderen Gehirnstudien über Konsumenten von Internetpornos, die alle nach Ansicht von Experten mit dem Suchtmodell übereinstimmen. Zum Beispiel fanden Kühn & Gallinat[10] auch heraus, dass mehr Pornokonsum mit weniger Gehirnaktivierung als Reaktion auf Bilder von Softpornos korreliert. Und Banca et al.[57] stellten fest, dass Pornosüchtige sich schneller an sexuelle Bilder gewöhnen. Die Banca-Autoren warnten davor, dass eine träge Gehirnreaktion zu einer Eskalation zu extremerem Material führen könnte. Dies kann ein Hinweis auf eine Sucht sein.

Ein Teil der Verwirrung rührt daher, dass es oberflächlich betrachtet den Anschein hat, dass die Studie von 2013 höhere EEG-Spitzen für problematische Porno-User meldete, während die Studie von 2015 niedrigere EEG-Spitzen für problematische Porno-User meldete. Der Hauptunterschied ist: „EEG-Spitzen im Vergleich zu wem?“ In der Studie von 2013 wurden nur problematische Porno-User erfasst und ihre EEG-Spitzen für Pornos mit denen für Nicht-Pornos verglichen. Die Spitzen bei Pornos waren höher als bei jeder anderen Art von Bildern. Im Gegensatz dazu verglich die Studie von 2015 die EEG-Spitzen der problematischen Porno-User von 2013 mit den EEG-Spitzen der neu gebildeten Kontrollgruppe. Die hohen Spitzen für Pornografie waren bei den problematischen Porno-Usern etwas niedriger als bei der Kontrollgruppe.

Studien zu Internetpornografie und deren Interpretation werden dadurch erschwert, dass das Betrachten pornografischer Bilder (Standbilder oder Videos) das eigentliche Suchtverhalten und nicht nur ein Auslöser ist. Im Vergleich dazu ist das Ansehen von Bildern von Wodkaflaschen lediglich ein Auslöser für einen Alkoholiker (weil man an einem Bild nicht nippen kann). Während dieser Auslöser das Gehirn eines Alkoholikers mehr zum Leuchten bringen kann als das Gehirn eines Kontrollgruppenteilnehmers, muss der Alkoholiker mehr Alkohol trinken, um den gleichen Rausch wie ein Nicht-Alkoholiker zu bekommen. In ähnlicher Weise brauchten die Pornokonsumenten in den Studien von Kühn und Prause offenbar eine stärkere Stimulation, um ihren Rausch zu erzielen. Sie reagierten normalerweise nicht auf bloße statische Bilder. Experten gehen davon aus, dass dies ein Hinweis auf Toleranz (und die zugrundeliegenden suchtbedingten Veränderungen im Gehirn) ist.

Bisher haben sechs Peer-Review-Papers der Interpretation der Teamsprecherin des zweiten Papers widersprochen.[25, 172, 240, 242, 243, 256] Alle deuten darauf hin, dass die Studie ihres Teams aus dem Jahr 2015 bei häufigen Pornokonsumenten eine Desensibilisierung/Habituation (in Übereinstimmung mit Vorhersagen des Suchtmodells) festgestellt hat. Prause behauptet jedoch weiterhin, dass ihre Teams das Suchtmodell widerlegt haben.

Einige der Peer-Review-Kritiken weisen auch auf schwerwiegende methodische Mängel in den beiden Studien hin. Erstens hatte die EEG-Studie von 2013 keine Kontrollgruppe von „Nicht-Süchtigen" zum Vergleich. Dennoch war eine Kontrollgruppe unerlässlich, um die Art der Behauptungen aufstellen zu können. Zweitens waren viele der problematischen Porno-User des Experiments nicht wirklich pornosüchtig. Bei Studien, die die Hirnaktivierungsmuster von Süchtigen mit denen von Nicht-Süchtigen vergleichen, muss festgestellt werden, wer Pornos zwanghaft konsumiert und wer nicht. Im Gegensatz zu anderen Hirnstudien zur Pornosucht haben diese Forscher die Testpersonen nicht vorab mit einem Instrument zur Beurteilung des Internetpornokonsums untersucht. Stattdessen wurden Probanden aus Pocatello, Idaho, über Online-Werbung rekrutiert, in der nach Versuchspersonen gesucht wurde, die „Probleme haben, das Betrachten sexueller Bilder zu regulieren".

In einem Interview im Jahr 2013 gab die Teamsprecherin zu, dass eine Reihe der Testpersonen nur geringfügige Probleme hatten (d. h. sie waren nicht süchtig). Wie kann man „das Suchtmodell widerlegen", ohne Personen zu rekrutieren und zu untersuchen, die süchtig sind?[256]

Drittens untersuchten die Forscher die Probanden nicht auf psychische Störungen, zwanghaftes Verhalten oder andere Abhängigkeiten. Dies ist für jede Gehirnstudie über Sucht von entscheidender Bedeutung, damit die Forscher einigermaßen sicher sein können, dass sie die Auswirkungen der Sucht und nicht die Auswirkungen einer anderen Störung messen.

Viertens, und vielleicht am schwerwiegendsten: Die Studienteilnehmer waren nicht heterogen. Es handelte sich um Männer und Frauen, darunter sieben Nicht-Heterosexuelle, aber allen wurden standardisierte, möglicherweise uninteressante Pornos mit Männern und Frauen gezeigt. Dies allein dementiert jegliche Ergebnisse. Warum? Eine Studie nach der anderen bestätigt, dass Männer und Frauen signifikant *unterschiedliche* Gehirnreaktionen auf sexuelle Bilder oder Filme haben. Das ist der Grund, warum seriöse Suchtforscher die Probanden sorgfältig auswählen.

Diese Fehler, die die Ergebnisse nicht interpretierbar machen, könnten erklären, warum einige Neurowissenschaftler diese Arbeiten in neueren Forschungsübersichten weggelassen haben.[59, 244]

Es ist leicht, Online-Artikel zu finden, die sich auf Prauses Behauptungen stützen, dass die „Pornosucht durch diese beiden EEG-Studien widerlegt" oder „entkräftet" worden sei. Aber ihre Behauptungen sind falsch. Die durch die Studien gewonnenen Informationen stützen nicht die Schlussfolgerungen, die sie daraus zieht. Schlimmer noch, die Probleme mit der Methodik führen dazu, dass die Informationen überhaupt keine Schlussfolgerungen zuverlässig stützen.

Ein weiterer Diskussionspunkt von Prause, der vielfach publiziert wurde, ist, dass es keine Sucht gibt, sondern nur „einen kulturellen Trend, sexuelle Scham bezüglich sexueller Verhaltensweisen als ‚Suchtkrankheiten' zu bezeichnen".[257] Sie hat auch Online-Genesungsforen als „Schamforen" bezeichnet.

Die Schambehauptung ist unter einigen der lautstärksten Blogger und Forscher verbreitet, von denen einige offenbar ex-religiös sind oder eine konservative Erziehung hatten. Es ist jedoch eine rätselhafte Behauptung, da die Mehrheit der Mitglieder der populärsten Online-Porno-Genesungsforen anscheinend Agnostiker oder Atheisten sind[258] und immer noch gerne Pornos konsumieren würden, wenn sie nicht wegen ihrer schweren Symptome besorgt wären. Jegliche empfundene Scham ist auf die vorübergehende Unfähigkeit zurückzuführen, den Pornokonsum zu kontrollieren – nicht auf sexuelle Scham im Allgemeinen. Es gibt auch nicht viele Hinweise darauf, dass die Menschen, die in den Foren posten, daran interessiert sind, sich gegenseitig zu beschämen. Besucher dieser Websites staunen oft darüber, wie solidarisch und gutmütig ihre Mitglieder sind.

Darüber hinaus finden sich keine Belege dafür, dass Scham in irgendeiner Form die bestens bekannten suchtbedingten Veränderungen hervorruft, die angesehene Neurowissenschaftler im Gehirn von Porno-Usern entdeckt haben. In der Tat gibt es allen Grund zur Annahme, dass es genau diese Veränderungen sind, die hinter den Selbstberichten über Sucht und über unerwünschte sexuelle Konditionierung stehen.

Diese lautstarken Sexualwissenschaftler sind nicht die einzigen, die darauf beharren, dass Pornokonsum harmlos oder sogar vorteilhaft sei, und sich dabei oft ausschließlich auf ihre eigenen Arbeiten verlassen. Auch viele Sexualberater lehnen Studien – korrelierende, Längsschnitt- oder andere Studien – ab, die ihren Ansichten widersprechen.

Andere fordern „Doppelblindstudien", bevor sie die angeblichen Schäden ernst nehmen. Das klingt zwar streng wissenschaftlich – wer könnte schließlich gegen etwas wissenschaftlich so Seriöses wie den „Doppelblindversuch" sein? – ist in der Tat aber zutiefst dumm. „Doppelblind" bedeutet, dass weder der Forscher noch der Proband weiß, dass eine Variable verändert wurde. Zum Beispiel weiß keiner von beiden, wer ein Medikament und wer ein Placebo erhält. „Einfachblind" bedeutet, dass der Forscher es weiß, die Versuchsperson aber nicht. Es sollte offensichtlich sein, dass keine der beiden Studienarten im Falle von Pornokonsum möglich ist. Der Proband wird immer wissen, dass er oder sie mit dem Pornokonsum aufgehört hat. Wenn Sie jemanden in diesem Zusammenhang nach „Doppelblindstudien" rufen hören, können Sie in einem Punkt sicher sein: Er hat keine Ahnung, wovon er redet.

Wie ich schon sagte, wird das aufschlussreichste Kausalitätsexperiment, das derzeit möglich ist, im Moment von Tausenden von Menschen in verschiedenen Online-Foren durchgeführt. Die Porno-User entfernen eine einzige Variable, die sie alle gemeinsam haben: den Konsum von Pornos. Diese „Studie" ist nicht perfekt, denn auch andere Variablen sind in ihrem Leben am Werk. Aber das würde auch für eine formelle Studie gelten, die die Wirkung von beispielsweise Antidepressiva testet. Die Probanden werden immer unterschiedliche Ernährungsgewohnheiten, Beziehungssituationen, Kindheiten und so weiter haben. Es ist an der Zeit, dass objektive akademische Forscher dem Beispiel der Pioniere im Online-Bereich folgen und kausale Forschungsdesigns entwerfen, die für eine politisierte Interpretation nicht zugänglich sind.[21]

Einige Experten sind der Meinung, dass Pornosucht-Leugner den Schreihälsen der Tabakindustrie nicht unähnlich sind.[259] Der Unterschied besteht darin, dass ihre Motive oft aus einer unkritischen „Sexualpositivität" zu stammen scheinen.

AUFKLÄRUNG – ABER WELCHER ART UND DURCH WEN?

Als Forscher Fragen stellten, die auf der Realität der Jugendlichen statt auf den Theorien der Wissenschaft basierten, geschah Folgendes: Die Daten deckten sich prompt mit den Geschichten in diesem Buch.

Eine Studie über Analsex mit Männern und Frauen im Alter von 16 bis 18 Jahren[45] analysierte eine große qualitative Stichprobe von drei verschiedenen Standorten in England. Die Forscher berichteten: „Nur wenige junge Männer oder Frauen gaben an, Analsex als angenehm zu empfinden, und beide erwarteten, dass Analsex für Frauen schmerzhaft sein würde."

Warum praktizierten Paare also Analsex, wenn keine der beiden Parteien ihn als angenehm empfand? Als Hauptgründe für den Analsex junger Menschen wurden genannt, dass Männer das, was sie in der Pornografie sahen, kopieren wollten und dass „es enger ist". Und: „Die Leute müssen es ja mögen, wenn sie es tun" (neben der scheinbar widersprüchlichen Erwartung, dass es für Frauen schmerzhaft sein wird).

Dies sieht wie ein perfektes Beispiel für jugendliches Gehirntraining aus: „So wird das gemacht; das ist es, was ich tun sollte". Zudem ist ein zusätzlicher Antrieb der Wunsch, sich vor Gleichaltrigen damit zu brüsten, dass man in der Lage ist, die in Pornos gesehenen Handlungen zu wiederholen.

Es kann jedoch auch sein, dass Pornokonsumenten aufgrund der abgestumpften Sensibilität für Vergnügen (Desensibilisierung), von der die Forscher bei den heutigen Pornokonsumenten berichten, nach „ausgefalleneren" Sexualpraktiken und intensiverer Stimulation („enger") suchen. Wenn dem so ist, brauchen Teenager mehr als die von den Analsex-Forschern empfohlenen „Gespräche über Lust, Schmerz, Zustimmung und Zwang". Jugendliche Konsumenten müssen auch lernen, wie chronische Überstimulation ihr Gehirn verändern und eine progressive Suche nach intensiverer Stimulation anregen kann.

Schon jetzt stellen Teenager fest, dass Pornografie unerwünschte Auswirkungen auf ihr Leben hat. Eine 2014 durchgeführte Umfrage unter 18-Jährigen aus dem gesamten Vereinigten Königreich[218] ergab Folgendes:

- Pornografie kann süchtig machen:
  Zustimmung: 67 %, Ablehnung: 8 %
- Pornografie kann sich schädlich auf die Ansichten junger Menschen über Sex oder Beziehungen auswirken:
  Zustimmung: 70 %, Ablehnung: 9 %
- Pornografie hat zu einem Druck auf Mädchen oder junge Frauen geführt, sich in einer bestimmten Weise zu verhalten:
  Zustimmung: 66 %, Ablehnung: 10 %

- Pornografie führt zu unrealistischen Einstellungen zu Sex: Zustimmung: 72 %, Ablehnung: 7 %
- Es ist nichts Falsches daran, sich Pornografie anzusehen: Zustimmung: 47 %, Ablehnung: 19 %

Ist es möglich, dass Teenager, die mit Streaming-Pornos aufgewachsen sind und die Auswirkungen auf Gleichaltrige gesehen haben, mehr über deren Auswirkungen wissen als Sexualwissenschaftler, die sich bemühen, sie aufzuklären? Nur 19 % der Teenager sahen etwas Falsches im Anschauen von Pornografie, aber mehr als zwei Drittel nahmen die schädlichen Auswirkungen von Pornografie wahr. Diese Ergebnisse deuten darauf hin, dass viele junge Menschen nicht in die sexualwissenschaftliche Erzählung über Pornografie passen. Sie halten es nicht für falsch, sich Pornografie anzusehen. Das heißt, sie lehnen sie (vermutlich) nicht aus puritanischen Gründen oder aus „sexuell negativer" Scham ab. Dennoch glauben viele von denen, die keine generellen Einwände gegen Pornografie haben, dass sie ernsthafte Probleme verursachen kann. Angesichts der Beweislage müssen wir auf die heutigen User und ihre Altersgenossen hören, weil sich das Phänomen so schnell entwickelt. Es erscheint sinnlos, zu versuchen, Jugendliche ganz von explizitem Material fernzuhalten. Gleichzeitig ist es aber auch rücksichtslos und unverantwortlich, sie nicht richtig über das Schadenspotenzial zu informieren.

Was also tun wir, um (potenzielle) Porno-User so vorzubereiten, dass sie, wie Raucher, fundierte Entscheidungen treffen können? Vielleicht haben Sie schon gehört, dass Aufklärung die Lösung ist. Ich stimme Ihnen zu, aber eine solche Aufklärung muss von Experten durchgeführt werden, die in der einschlägigen Hirnforschung ausgebildet sind. Die Konsumenten müssen sich der Symptome bewusst sein, von denen die heutigen Konsumenten von Internetpornografie berichten. Sie sollten auch darüber aufgeklärt werden, wie sich das Gehirn durch chronischen Überkonsum zum Schlechteren verändern kann (sexuelle Konditionierung, Sucht) und was mit der Umkehrung unerwünschter Veränderungen im Gehirn verbunden ist.

Darüber hinaus können alle Altersgruppen von dem Wissen profitieren, wie der primitive Appetitmechanismus des Gehirns, das Belohnungssystem, von der Evolution festgelegte Prioritäten – Überlebenssicherung und genetischer Erfolgs – hat. Es stimmt mit „Ja!“ für mehr Kalorien oder mehr „Befruchtungsmöglichkeiten“, ungeachtet der möglichen Folgen.

Die Menschen müssen auch wissen, dass das Gleichgewicht des Belohnungssystems für ein lebenslanges emotionales, körperliches und geistiges Wohlbefinden unverzichtbar ist, weil es unsere Wahrnehmung und Entscheidungen ohne unser bewusstes Handeln formen kann. Und sie müssen über Methoden informiert sein, die ihnen helfen, das Gleichgewicht im Belohnungssystem zu steuern: Bewegung und andere nützliche Stressfaktoren, Zeit in der Natur, Geselligkeit, gesunde Beziehungen, Meditation und so weiter.

Sobald wir anfangen, klar über Neuroplastizität nachzudenken, werden wir unweigerlich zu der Frage hingezogen, was wir vom Leben wollen – was wir für ein gutes Leben halten. Jeder von uns muss das für sich selbst beantworten. Aber wir sind dazu am besten in der Lage, wenn wir die Bedrohungen verstehen, die einige Substanzen und Verhaltensweisen für unsere Fähigkeit darstellen, das Leben zu wählen, das wir wollen. Selbstbestimmung setzt voraus, dass wir uns selbst so gut wie es nur irgend möglich ist verstehen.

Wenn wir es mit jungen Menschen zu tun haben, haben wir eine noch größere Verantwortung, die Risiken zu verstehen, die explizites sexuelles Material mit sich bringt. Jugendliche können nicht sicher für sich selbst entscheiden, was ein gutes Leben ausmacht. Und es gibt Grund zur Annahme, dass die Veränderung ihres Belohnungssystems einen höheren Tribut fordern kann als bei Erwachsenen. Deshalb wünsche ich mir auch eine umfassende Aufklärung über die einzigartigen Anfälligkeiten des jugendlichen Gehirns in Bezug auf sexuelle Konditionierung und Sucht. Jugendliche Gehirne sind plastischer als erwachsene Gehirne, und evolutionär gesehen besteht ihre wichtigste

Aufgabe darin, sich an ihre sexuelle Umgebung anzupassen, damit sie sich erfolgreich fortpflanzen können.

Nehmen Sie Kinder mit aufs Land und lassen Sie sie die physiologischen Auswirkungen erfassen, die ein solcher Aufenthalt auf sie hat. Helfen Sie ihnen, die Möglichkeiten für Verbundenheit und Erfüllung zu schätzen, für die kein WLAN-Zugang erforderlich ist. Ermutigen Sie sie, eine Pause vom Bildschirm einzulegen. Wir wissen heute viel mehr über die Funktionsweise des Gehirns als noch vor ein paar Jahren. Wir sind es den jungen Menschen schuldig, dieses Wissen zu teilen und ihnen zu helfen, in einer Kultur zu gedeihen, in der versucht wird, aus Einsamkeit und Sucht ein Vermögen zu machen.

Stattdessen hört man manchmal, dass die Schulen den Kindern nur beibringen müssten, was es mit gegenseitigem Einverständnis auf sich hat, wenn es um die Schikanierung Andersdenkender, die Risiken sexueller Scham und die Unterscheidung zwischen „guten Pornos“ und „schlechten Pornos“ geht. Zum Beispiel verkündete die *Daily Mail* im Jahr 2013: „Lehrer sollten Unterricht in Pornografie geben und den Schülern mitteilen, dass laut Expertenmeinungen nicht alles schlecht ist.“ Es wird behauptet, dass alles, was man wissen muss, um Pornografie zu genießen, der Unterschied zwischen Fantasie und Realität ist.

Leider gibt es nicht den geringsten wissenschaftlichen Beweis dafür, dass der Hinweis auf „gute Pornos“ Probleme verhindern oder die Kinder auf die heutige hyperstimulierende Umgebung vorbereiten würde. Ein solches Denken steht tatsächlich im Widerspruch zu Hunderten von Studien über Internetsucht und Hirnforschung sowie zu Untersuchungen über Internetpornokonsum.[57] Alles deutet darauf hin, dass das Internet selbst – d. h. die Bereitstellung endloser verlockender Stimulationen des Verlangens – die Hauptgefahr darstellt. Selbst wenn Porno-User ihre Ausflüge auf „gute Pornos“ beschränken, riskieren sie immer noch den Verlust der Anziehungskraft auf echte Partner, wenn sie unbeabsichtigt ihre sexuelle Reaktion auf Bildschirme, Voyeurismus, Isolation und gesteigerte Stimulation konditionieren.

> Ich verwende nur Fotos von sportlichen Frauen. Aber ich suche nach dem richtigen Mädchen oder dem Bild, das mich anmacht, also sehe ich mir pro Sitzung Hunderte an. Meine derzeitige Freundin passt tatsächlich zu dem, wozu ich masturbieren würde. Obwohl ich mich sehr zu ihr hingezogen fühle, bemerke ich schwache Erektionen. Ich glaube, mein Gehirn hat sich auf den „suchenden" Aspekt sowie auf die Abwechslung und den Komfort umgestellt, dass ich niemanden außer mir selbst befriedigen muss.

Das Anschauen von „guten Pornos“ wird die Risiken nicht beseitigen. Sie werden aber auch nicht dadurch geringer, dass man die Zuschauer aus Angst, sie zu beschämen, in Unkenntnis über die wissenschaftlichen Beweise zu möglichen Schäden lässt. Gibt es in einer Welt, in der sexuell erregende Bilder sofort und endlos abrufbar sind, so etwas wie „gute“ digitale Pornos für Konsumenten, deren Gehirn sich als Reaktion auf Überstimulation leicht anpasst (und infolgedessen aus dem Gleichgewicht gerät)? Ein einziges explizites Bild wird keine Probleme verursachen, genauso wenig wie ein Löffel Zucker Diabetes auslösen kann. Aber im Internet gibt es überall Zucker. Für religiöse, ex-religiöse oder nicht-religiöse User ist die unendliche erotische Neuheit des Internets ein riskanter, übernormaler Reiz.

Es sollte auch klar sein, dass das Unterrichten von „realistischem Sex“ Teenager nicht davon abhält, auf extreme Inhalte zuzugreifen, wenn man sie (buchstäblich) ihren eigenen Geräten überlässt. Die Gehirne von Teenagern haben sich mit einer Vorliebe für das Seltsame und Wunderbare entwickelt; sie fühlen sich stark zu Neuem und Überraschungen hingezogen. Eine solch naive Politik wäre so, als würde man einem Teenager eine alte Ausgabe des *Playboy* in die Hand drücken und ihm sagen, dass der einzig geeignete Inhalt auf den Seiten fünf bis acht zu finden ist. Auf welche Seiten hätten Sie als Teenager zuerst geblättert?

Wo wir gerade beim Thema sind: Die Hypothesen von guten Pornos, schlechten Pornos und sexueller Scham könnten durchaus aus weniger edlen Absichten entstehen. Sie legen den Grundstein für endlose Debatten über Werte. Sie laden die lautstärksten und engagiertesten Journalisten dazu ein, sich für die Angemessenheit ihrer bevorzugten Pornoarten einzusetzen, während sie gleichzeitig behaupten, dass die Kritiker versuchen, ihre willkürlichen „Scham"-Standards durchzusetzen. Doch offen gesagt zeigt die Forschung,[7, 61] dass pornografische Inhalte und die Orientierung des Zuschauers im Vergleich zur Art der Bereitstellung von geringer Bedeutung sein können. Seit dem Aufkommen von Streaming-Pornos scheinen sowohl Eskalation als auch die Veränderung sexueller Vorlieben, einige sexuelle Funktionsstörungen und der Verlust der Anziehungskraft auf echte Partner einen signifikanten Prozentsatz aller Gruppen zu betreffen: Homos, Heteros und Bisexuelle. Es ist die Art und Weise, wie sich die Konsumenten übermäßig stimulieren können, die Probleme zu verursachen scheint.

Apropos Gefahr: Noch weiß niemand, was Virtual-Reality-Pornos (VR) bringen werden, aber diese Berichte sowohl aus der Forschung[260] als auch aus dem echten Leben[261] sind unheilvoll:

> Die Reaktion aller, denen ich es gezeigt habe, ist die gleiche: „Heilige Scheiße. Dieser Kram ist heftig. Das wird alles verändern."

* * *

> Ich war ein relativ früher VR-Anwender … und im Laufe des Jahres 2015 begannen die Dinge wirklich in Schwung zu kommen, aber ebenso meine Sucht als Folge davon. Zum ersten Mal in meinem ganzen Leben habe ich tatsächlich für Pornos bezahlt, weil ich nicht warten wollte, bis Torrents verfügbar waren!

* * *

Ich bin 42 Jahre alt und mache so ziemlich täglich PMO (Porno-Masturbation-Orgasmus), seit ich etwa 12 Jahre alt bin. Ich habe nie Probleme mit pornoinduzierter erektiler Dysfunktion gehabt. Ich bin erst seit ein paar Monaten mit VR-Pornos in Berührung gekommen – vielleicht zweimal pro Monat. Aber gerade diese begrenzte Exposition hat einige Probleme mit pornoinduzierter erektiler Dysfunktion ausgelöst. Das ist es einfach nicht wert.

* * *

Wir müssen wirklich etwas tun, um diese Scheiße zu bekämpfen. Kinder, die in einer Welt des VR-Pornos aufwachsen, werden durch die Hölle gehen. Für die Pornoindustrie werden sie Fische in einem Fass sein. Es liegt an uns, wir sind diejenigen, die über das Wissen, die Erfahrung und die Mittel verfügen, um der zukünftigen Generation zu helfen. Wir könnten die Generation sein, die die Pornografie beendet, wenn wir unsere Energie bündeln. Aber wenn wir zumindest unsere Botschaft so klar wie einen Satz Pixel-Titten vermitteln würden, könnten wir der nächsten Generation von Männern eine Chance geben!

Im Augenblick sollten wir die Debatte weg von unwissenschaftlichen Ablenkungen und zurück zu den Pornokonsumenten und zur soliden Wissenschaft lenken, die zu erklären versucht, was diese erleben. Dabei können wir alle eine Menge über die menschliche Sexualität lernen.

Letztlich wird ein solcher Schwerpunkt auch den Porno-Usern dienen. Wie Raucher werden sie in der Lage sein, fundierte Entscheidungen über den Gebrauch von Pornografie zu treffen – und zwar in voller Kenntnis über die Risiken für plastische Gehirne wie dem unseren.

Wir sind das, was wir wiederholt tun.

Aristoteles

LITERATUREMPFEHLUNGEN

Burnham, Terry und Phelan, Jay, *Unsere Gene: Eine Gebrauchsanweisung für ein besseres Leben, Berlin:* Argon Verlag, 2002.
Lustiges, informatives Buch darüber, wie das Belohnungssystem des Gehirns uns dazu bringt, Dinge zu tun, die nicht immer in unserem besten Interesse sind.

Chamberlain, Dr. Mark und Geoff Steurer, *Love You, Hate the Porn: Healing a Relationship Damaged by Virtual Infidelity*, Salt Lake City: Shadow Mountain, 2011.
Praktischer Leitfaden für verheiratete Paare, bei denen ein Partner durch den Pornogebrauch des anderen Partners zutiefst verunsichert ist.

Church, Noah B.E., *Wack: Addicted to Internet Porn*, Portland: Bvrning Qvestions, LLC, 2014.
Brillanter, lesbarer, persönlicher Bericht eines 24-Jährigen, der sich von pornobezogenen sexuellen Funktionsstörungen erholte.

Doidge, Dr. Norman, *Neustart im Kopf: Wie sich unser Gehirn selbst repariert*, Frankfurt: Campus, 2017.
Faszinierendes Buch über die Plastizität des Gehirns, mit einem Kapitel über Sex und Porno.

Fisch, Dr. Harry, *The New Naked: The Ultimate Sex Education for Grown-Ups*, Naperville: Sourcebooks, Inc. 2014.
Standardausgabe eines Selbsthilfebuchs für Paare mit pornobezogenen Problemen.

Fradd, Matt, *The Porn Myth: Exposing the Reality Behind the Fantasy of Pornography*, Ignatius Press, 2017.
Fradd greift gängige Argumente von Pornosucht-Leugnern auf.

Hall, Paula: *Understanding and Treating Sex Addiction: A Comprehensive Guide For People Who Struggle With Sex Addiction And Those Who Want To Help Them*, East Sussex: Routledge, 2013.
Praktischer Leitfaden für Therapeuten und Porno-Betroffene von einer Therapeutin aus Großbritannien.

McDougal, Brian: *Porned Out: Erectile Dysfunction, Depression, And 7 More (Selfish) Reasons To Quit Porn*, Kindle ebook, 2012.
Kurzes, nützliches Buch von einem genesenen Pornokonsumenten.

Maltz, Wendy und Maltz, Larry, *The Porn Trap: The Essential Guide to Overcoming Problems Caused by Pornography*, New York: Harper, 2010.
Praktischer Leitfaden von US-Therapeuten für Therapeuten und Porno-Betroffene.

Robinson, Marnia, *Das Gift an Armors Pfeil: Von der Gewohnheit zum Gleichgewicht in sexuellen Beziehungen*, Arbor Verlag: Freiburg, 2010.
Behandelt die Auswirkungen von Sex auf das Gehirn und Beziehungen, mit einem Kapitel über Pornografie.

Toates, Frederick, *How Sexual Desire Works: The Enigmatic Urge*, Cambridge: Cambridge University Press, 2014.
Toates, emeritierter Professor für Biologische Psychologie an der Open University, umreißt die Bedeutung der Neuroplastizität für fast jeden Aspekt der menschlichen Sexualität, einschließlich der Sucht.

REFERENZEN

1 Compulsive sexual behaviour disorder. Available at: https://icd.who.int/browse11/l-m/en#/http://id.who.int/icd/entity/1630268048.

2 Gola, M. & Potenza, M. Promoting educational, classification, treatment, and policy initiatives. J. Behav. Addict. 7, doi.org/10.1556/2006.7.2018.51 (2018).

3 Lim, M. S. C., Agius, P. A., Carrotte, E. R., Vella, A. M. & Hellard, M. E. Young Australians' use of pornography and associations with sexual risk behaviours. Aust. N. Z. J. Public Health (2017). doi:10.1111/1753-6405.12678.

4 Chinese way of nofap (https://www.reddit.com/r/NoFap/comments/28smcs/chinese_way_of_nofap/).

5 Sabina, C., Wolak, J., & Finkelhor, D. The nature and dynamics of Internet pornography exposure for youth. CyberPsychology & Behavior, 11, 691–693 (2008).

6 Sun, C., Bridges, A., Johnson, J. A. & Ezzell, M. B. Pornography and the Male Sexual Script: An Analysis of Consumption and Sexual Relations. Arch. Sex. Behav. 45, 983–994 (2016).

7 Janssen, E. & Bancroft, J. The Psychophysiology of Sex., Chapter: The Dual-Control Model: The role of sexual inhibition & excitation in sexual arousal and behavior. in The Psychophysiology of Sex 197–222 (Indiana University Press, 2007).

8 LIVE BLOG: Porn-induced erectile dysfunction and young men | Globalnews.ca. Available at: http://globalnews.ca/news/1232800/live-blog-porn-induced-erectiledysfunction-and-young-men/.

9 Fisch MD, H. The New Naked: The Ultimate Sex Education for Grown-Ups. (Sourcebooks, Inc., 2014).

10 Kühn, S. & Gallinat, J. Brain Structure and Functional Connectivity Associated With Pornography Consumption: The Brain on Porn. JAMA Psychiatry 71, 827–834 (2014).

11 Voon, V. et al. Neural correlates of sexual cue reactivity in individuals with and without compulsive sexual behaviours. PloS One 9, e102419 (2014).

12 Mouras, H. et al. Activation of mirror-neuron system by erotic video clips predicts degree of induced erection: an fMRI study. NeuroImage 42, 1142–1150 (2008).

13 Julien, E. & Over, R. Male sexual arousal across five modes of erotic stimulation. Arch. Sex. Behav. 17, 131–143 (1988).

14 Brand, M. et al. Watching pornographic pictures on the Internet: role of sexual arousal ratings and psychological-psychiatric symptoms for using Internet sex sites excessively. Cyberpsychology Behav. Soc. Netw. 14, 371–377 (2011).

15 Pagoto PhD, S. What Do Porn and Snickers Have in Common? Psychology Today Available at: http://www.psychologytoday.com/blog/shrink/201208/whatdo-porn-and-snickers-have-in-common.

16 Links to Chinese forums: http://www.jiese.org/bbs/index.php, http://bbs.jiexieyin.org/forum.php and http://tieba.baidu.com. Also see this forum post, 'Chinese way of nofap' June 22, 2014, http://www.reddit.com/r/NoFap/comments/28smcs/chinese_way_of_nofap.
17 Rodr'guez-Manzo, G., Guadarrama-Bazante, I. L. & Morales-Caldern, A. Recovery from sexual exhaustion-induced copulatory inhibition and drug hypersensitivity follow a same time course: two expressions of a same process? Behav. Brain Res. 217, 253–260 (2011).
18 Medina PhD, J. J. Of Stress and Alcoholism, Of Mice and Men | Psychiatric Times. Psychiatric Times (2008). Available at: http://www.psychiatrictimes.com/articles/stress-and-alcoholism-mice-and-men.
19 http://www.reddit.com/r/NoFap; http://www.rebootnation.org; http://www.reddit.com/r/pornfree; http://www.yourbrainrebalanced.com; http://www.nofap.com.
20 NoFap Survey, www.reddit.com/r/NoFap, March, 2014, https://docs.google.com/file/d/0B7q3tr4EV02wbkpTTVk4R2VGbm8/edit?pli=1.
21 Wilson, G. Eliminate Chronic Internet Pornography Use to Reveal Its Effects. ADDICTA Turk J Addict 3, 1–13 (2016).
22 Negash, S., Sheppard, N. V. N., Lambert, N. M. & Fincham, F. D. Trading Later Rewards for Current Pleasure: Pornography Consumption and Delay Discounting. J. Sex Res. 53, 689–700 (2016).
23 Lambert, N. M., Negash, S., Stillman, T. F., Olmstead, S. B. & Fincham, F. D. A Love That Doesn't Last: Pornography Consumption and Weakened Commitment to One's Romantic Partner. J. Soc. Clin. Psychol. 31, 410–438 (2012).
24 Bronner, G. & Ben-Zion, I. Z. Unusual masturbatory practice as an etiological factor in the diagnosis and treatment of sexual dysfunction in young men. J. Sex. Med. 11, 1798–1806 (2014).
25 Park, B. Y. et al. Is Internet Pornography Causing Sexual Dysfunctions? A Review with Clinical Reports. Behav. Sci. 6, (2016).
26 Porto, R. Habitudes masturbatoires et dysfonctions sexuelles masculines. Sexologies (2016). doi:10.1016/j.sexol.2016.03.004
27 Blair, L. How difficult is it to treat delayed ejaculation within a short-term psychosexual model? A case study comparison. Sex. Relatsh. Ther. 0, 1–11 (2017).
28 Sproten, A. How Abstinence Affects Preferences, http://www.alec-sproten.eu/language/en/2016/01/18/how-abstinence-affects-preferences/. (2016).
29 Harper, C. & Hodgins, D. C. Examining Correlates of Problematic Internet Pornography Use Among University Students. J. Behav. Addict. 5, 179–191 (2016).
30 Giordano, A. L. & Cashwell, C. S. Cybersex Addiction Among College Students: A Prevalence Study. Sex. Addict. Compulsivity 24, 47–57 (2017).
31 Wéry, A. & Billieux, J. Online sexual activities: An exploratory study of problematic and non-problematic usage patterns in a sample of men. Comput. Hum. Behav. 56, 257–266 (2016).
32 Kraus, S. W., Martino, S. & Potenza, M. N. Clinical Characteristics of Men Interested in Seeking Treatment for Use of Pornography. J. Behav. Addict. 5, 169–178 (2016).
33 Aboul-Enein, B. H., Bernstein, J. & Ross, M. W. Evidence for Masturbation and Prostate Cancer Risk: Do We Have a Verdict? Sex. Med. Rev. 4, 229–234 (2016).
34 Daine, K. et al. The Power of the Web: A Systematic Review of Studies of the Influence of the Internet on Self-Harm and Suicide in Young People. PLOS ONE 8, e77555 (2013).
35 Sutton, K. S., Stratton, N., Pytyck, J., Kolla, N. J. & Cantor, J. M. Patient Characteristics by Type of Hypersexuality Referral: A Quantitative Chart Review of 115 Consecutive Male Cases. J. Sex Marital Ther. 41, 563–580 (2015).
36 Pizzol, D., Bertoldo, A. & Foresta, C. Adolescents and web porn: a new era of sexuality. Int. J. Adolesc. Med. Health 28, 169–173 (2015).

37 Daneback, K., Traeen, B. & MŒnsson, S.-A. Use of pornography in a random sample of Norwegian heterosexual couples. Arch. Sex. Behav. 38, 746–753 (2009).
38 Carvalheira, A., Træen, B. & Štulhofer, A. Masturbation and Pornography Use Among Coupled Heterosexual Men With Decreased Sexual Desire: How Many Roles of Masturbation? J. Sex Marital Ther. 41, 626–635 (2015).
39 Wright, P. J., Sun, C., Steffen, N. J. & Tokunaga, R. S. Associative pathways between pornography consumption and reduced sexual satisfaction. Sex. Relatsh. Ther. 0, 1–18 (2017).
40 de Boer, B. J. et al. Erectile dysfunction in primary care: prevalence and patient characteristics. The ENIGMA study. Int. J. Impot. Res. 16, 358–364 (2004).
41 Prins, J., Blanker, M., Bohnen, A., Thomas, S. & Bosch, J. Prevalence of erectile dysfunction: a systematic review of population-based studies. Publ. Online 13 Dec. 2002 101038sjijir-3900905doi 14, (2002).
42 Nicolosi, A. et al. Sexual behavior and sexual dysfunctions after age 40: the global study of sexual attitudes and behaviors. Urology 64, 991–997 (2004).
43 Landripet, I. & Štulhofer, A. Is Pornography Use Associated with Sexual Difficulties and Dysfunctions among Younger Heterosexual Men? J. Sex. Med. 12, 1136–1139 (2015).
44 O'Sullivan, L. F., Byers, E. S., Brotto, L. A., Majerovich, J. A. & Fletcher, J. A Longitudinal Study of Problems in Sexual Functioning and Related Sexual Distress Among Middle to Late Adolescents. J. Adolesc. Health Off. Publ. Soc. Adolesc. Med. (2016). doi:10.1016/j.jadohealth.2016.05.001
45 Marston, C. & Lewis, R. Anal heterosex among young people and implications for health promotion: a qualitative study in the UK. BMJ Open 4, e004996 (2014).
46 Flegal, K. M., Carroll, M. D., Ogden, C. L. & Curtin, L. R. Prevalence and trends in obesity among US adults, 1999–2008. JAMA 303, 235–241 (2010).
47 Results from the 2013 NSDUH: Summary of National Findings, SAMHSA, CBHSQ. Available at: https://www.samhsa.gov/data/sites/default/files/NSDUHresultsPDFWHTML2013/Web/NSDUHresults2013.htm#fig2.2.
48 Health, C. O. on S. and. Smoking and Tobacco Use; Data and Statistics; Tables, Charts, and Graphs; Trends in Current Cigarette Smoking. Smoking and Tobacco Use Available at: http://www.cdc.gov/tobacco/data_statistics/tables/trends/cig_smoking/.
49 Bancroft, J. et al. The relation between mood and sexuality in heterosexual men. Arch. Sex. Behav. 32, 217–230 (2003).
50 Mathew, R. J. & Weinman, M. L. Sexual dysfunctions in depression. Arch. Sex. Behav. 11, 323–328 (1982).
51 Your Brain On Porn. Studies linking porn use or porn/sex addiction to sexual dysfunctions, lower arousal, and lower sexual & relationship satisfaction. Your Brain On Porn Available at: https://yourbrainonporn.com/studies-reported-relationshipsbetween-porn-use-or-porn-addictionsex-addiction-and-sexual.
52 Zillmann, D. & Bryant, J. Pornography's Impact on Sexual Satisfaction. J. Appl. Soc. Psychol. 18, 438–453 (1988).
53 Zillmann, D. Effects of Prolonged Consumption of Pornography. Pap. Prep. Surg. Gen. Workshop Pornogr. Public Health https://profiles.nlm.nih.gov/ps/access/nnbckv.pdf, (1986).
54 Wolchik, S. A. et al. The effect of emotional arousal on subsequent sexual arousal in men. J. Abnorm. Psychol. 89, 595–598 (1980).
55 Spencer, B. Why a hungry man loves a curvy woman: They have evolved to prefer people who seem to have better access to food. Available at: http://www.dailymail.co.uk/news/article-2650221/Why-hungry-man-loves-curvy-woman-They-evolved-prefer-people-better-access-food.html.

56 Brom, M., Both, S., Laan, E., Everaerd, W. & Spinhoven, P. The role of conditioning, learning and dopamine in sexual behavior: A narrative review of animal and human studies. Neurosci. Biobehav. Rev. 38, 38–59 (2014).
57 Banca, P. et al. Novelty, conditioning and attentional bias to sexual rewards. J. Psychiatr. Res. 72, 91–101 (2016).
58 Gola, M. et al. Can Pornography be Addictive? An fMRI Study of Men Seeking Treatment for Problematic Pornography Use. Neuropsychopharmacol. Off. Publ. Am. Coll. Neuropsychopharmacol. (2017). doi:10.1038/npp.2017.78
59 Stark, R. & Klucken, T. Neuroscientific Approaches to (Online) Pornography Addiction. in Internet Addiction 109–124 (Springer, Cham, 2017). doi:10.1007/9783-319-46276-9_7
60 Müller, K. et al. Changes in sexual arousal as measured by penile plethysmog-raphy in men with pedophilic sexual interest. J. Sex. Med. 11, 1221–1229 (2014).
61 Downing, M. J., Schrimshaw, E. W., Scheinmann, R., Antebi-Gruszka, N. & Hirshfield, S. Sexually Explicit Media Use by Sexual Identity: A Comparative Analysis of Gay, Bisexual, and Heterosexual Men in the United States. Arch. Sex. Behav. (2016). doi:10.1007/s10508-016-0837-9
62 Tomikawa, Y. No Sex, Please, We're Young Japanese Men – Japan Real Time – WSJ. The Wall STreet Journal (2011). Available at: https://blogs.wsj.com/japanrealtime/2011/01/13/no-sex-please-were-young-japanese-men/.
63 Samuel, H. French women 'are the sexual predators now'. The Telegraph (2008). Available at: http://www.telegraph.co.uk/news/worldnews/1581043/French-women-are-the-sexual-predators-now.html.
64 Researchers reveal that today's teens are having LESS sex than previous generations – and why – Mirror Online. Available at: http://www.mirror.co.uk/science/researchers-reveal-todays-teens-having-8547144.
65 Liu, Y. et al. Nucleus accumbens dopamine mediates amphetamine-induced impairment of social bonding in a monogamous rodent species. Proc. Natl. Acad. Sci. 107, 1217–1222 (2010).
66 Viegas, J. Flirty strangers sway how men see partners. Discovery News/ABC Science (2007). Available at: http://www.abc.net.au/science/articles/2007/03/26/1881621.htm.
67 Studies linking porn use to poorer mental-emotional health & poorer cognitive outcomes | Your Brain On Porn. Available at: https://www.your-brainonporn.com/studies-linking-porn-use-poorer-mental-cognitive-health.
68 Mitra, M. & Rath, P. Effect of internet on the psychosomatic health of adolescent school children in Rourkela – A cross-sectional study. Indian J. Child Health 4, 289–293 (2017).
69 Schiebener, J., Laier, C. & Brand, M. Getting stuck with pornography? Overuse or neglect of cybersex cues in a multitasking situation is related to symptoms of cybersex addiction. J. Behav. Addict. 4, 14–21 (2015).
70 Messina, B., Fuentes, D., Tavares, H., Abdo, C. H. N. & Scanavino, M. de T. Executive Functioning of Sexually Compulsive and Non-Sexually Compulsive Men Before and After Watching an Erotic Video. J. Sex. Med. 14, 347–354 (2017).
71 Leppink, E. W., Chamberlain, S. R., Redden, S. A. & Grant, J. E. Problematic sexual behavior in young adults: Associations across clinical, behavioral, and neurocognitive variables. Psychiatry Res. 246, 230–235 (2016).
72 Beyens, I., Vandenbosch, L. & Eggermont, S. Early Adolescent Boys' Exposure to Internet Pornography: Relationships to Pubertal Timing, Sensation Seeking, and Academic Performance. J. Early Adolesc. 35, 1045–1068 (2015).
73 Cheng, W. & Chiou, W.-B. Exposure to Sexual Stimuli Induces Greater Discounting Leading to Increased Involvement in Cyber Delinquency Among Men. Cyberpsychology Behav. Soc. Netw. (2017). doi:10.1089/cyber.2016.0582

74 Myers, B. A. Researchers both induce, relieve depression symptoms in mice by stimulating single brain region with light. News Center Available at: http://med.stanford.edu/news/all-news/2012/12/researchers-both-induce-relieve-depressionsymptoms-in-mice-by-stimulating-single-brain-region-with-light.html.
75 Weaver, J. B. et al. Mental- and physical-health indicators and sexually explicit media use behavior by adults. J. Sex. Med. 8, 764–772 (2011).
76 Levin, M. E., Lillis, J. & Hayes, S. C. When is Online Pornography Viewing Problematic Among College Males? Examining the Moderating Role of Experiential Avoidance. Sex. Addict. Compulsivity 19, 168–180 (2012).
77 Mattebo, M. Use of Pornography and its Associations with Sexual Experiences, Lifestyles and Health among Adolescents. (2014).
78 Kasper, T. E., Short, M. B. & Milam, A. C. Narcissism and Internet pornography use. J. Sex Marital Ther. 41, 481–486 (2015).
79 Pfaus, J. G. Dopamine: helping males copulate for at least 200 million years: theoretical comment on Kleitz-Nelson et al. (2010). Behav. Neurosci. 124, 877880; discussion 881–883 (2010).
80 Giuliano, F. & Allard, J. Dopamine and male sexual function. Eur. Urol. 40, 601–608 (2001).
81 Wise, R. A. Dual roles of dopamine in food and drug seeking: the drive-reward paradox. Biol. Psychiatry 73, 819–826 (2013).
82 Pfaus, J. G. & Scepkowski, L. A. The biologic basis for libido. Curr. Sex. Health Rep. 2, 95–100 (2005).
83 Young, K. A., Gobrogge, K. L., Liu, Y. & Wang, Z. The neurobiology of pair bonding: insights from a socially monogamous rodent. Front. Neuroendocrinol. 32, 53–69 (2011).
84 Cell Press. Pure Novelty Spurs The Brain. ScienceDaily Available at: https://www.sciencedaily.com/releases/2006/08/060826180547.htm.
85 Angier, N. A Molecule of Motivation, Dopamine Excels at Its Task – The New York Times. The New York Times (2009).
86 Learning addiction: Dopamine reinforces drug-associated memories. EurekAlert!
87 Salamone, J. D. & Correa, M. The mysterious motivational functions of mesolimbic dopamine. Neuron 76, 470–485 (2012).
88 Sapolsky, R. Dopamine Jackpot! Sapolsky on the Science of Pleasure Video Dailymotion. FORA TV (2012). Available at: http://www.dailymotion.com/video/xh6ceu.
89 Kuehn, B. M. Willingness to Work Hard Linked to Dopamine Response in Brain Regions. news@JAMA (2012).
90 Berridge, K. C., Robinson, T. E. & Aldridge, J. W. Dissecting components of reward: 'liking', 'wanting', and learning. Curr. Opin. Pharmacol. 9, 65–73 (2009).
91 Weinschenk, S. 100 Things You Should Know About People: #8-Dopamine Makes You Addicted To Seeking Information – The Team W Blog. The Team W Blog (2009).
92 Robinson, T. E. & Berridge, K. C. The incentive sensitization theory of addiction: some current issues. Philos. Trans. R. Soc. B Biol. Sci. 363, 3137–3146 (2008).
93 Koukounas, E. & Over, R. Changes in the magnitude of the eyeblink startle response during habituation of sexual arousal. Behav. Res. Ther. 38, 573–584 (2000).
94 Meuwissen, I. & Over, R. Habituation and dishabituation of female sexual arousal. Behav. Res. Ther. 28, 217–226 (1990).
95 Joseph, P. N., Sharma, R. K., Agarwal, A. & Sirot, L. K. Men Ejaculate Larger Volumes of Semen, More Motile Sperm, and More Quickly when Exposed to Images of Novel Women. Evol. Psychol. Sci. 1, 195–200 (2015).
96 Kepecs, A. Big Think Interview With Adam Kepecs – Video. (2010).
97 Spicer, J. et al. Sensitivity of the nucleus accumbens to violations in expectation of reward. NeuroImage 34, 455–461 (2007).

98 Barlow, D. H., Sakheim, D. K. & Beck, J. G. Anxiety increases sexual arousal. J. Abnorm. Psychol. 92, 49–54 (1983).
99 Arias-Carrin, O. & Pöppel, E. Dopamine, learning, and reward-seeking behavior. Acta Neurobiol. Exp. (Warsz.) 67, 481–488 (2007).
100 Aston-Jones, G. & Kalivas, Brain Norepinephrine Rediscovered in Addiction Research. Biol. Psychiatry 63, 1005–1006 (2008).
101 Beggs, V. E., Calhoun, K. S. & Wolchik, S. A. Sexual anxiety and female sexual arousal: a comparison of arousal during sexual anxiety stimuli and sexual pleasure stimuli. Arch. Sex. Behav. 16, 311–319 (1987).
102 Hilton, D. L. Pornography addiction – a supranormal stimulus considered in the context of neuroplasticity. Socioaffective Neurosci. Psychol. 3, (2013).
103 Eyal, N. How Technology is Like Bug Sex. Nir and Far (2013). Available at: https://www.nirandfar.com/2013/01/how-technology-is-like-bug-sex.html.
104 Deaner, R. O., Khera, A. V. & Platt, M. L. Monkeys pay per view: adaptive valuation of social images by rhesus macaques. Curr. Biol. CB 15, 543–548 (2005).
105 Krebs, R. M., Heipertz, D., Schuetze, H. & Duzel, E. Novelty increases the mesolimbic functional connectivity of the substantia nigra/ventral tegmental area (SN/VTA) during reward anticipation: Evidence from high-resolution fMRI. NeuroImage 58, 647–655 (2011).
106 Hanson, H. Robot Handjobs Are The Future, And The Future Is Coming (NSFW) | HuffPost. Huffpost (2013). Available at: http://www.huffingtonpost.com/2013/11/12/robot-handjobs-vr-tenga_n_4261161.html.
107 Weiss, R. Techy-Sexy: Digital Exploration of the Erotic Frontier. Psychology Today (2013).
108 Anorak | The FriXion Revolution: Virtual Sex Just Got Intimate. Anorak News
109 Newcastle University. The 'reality' of virtual reality pornography, http://www.ncl.ac.uk/press/news/2017/05/vrporn/. (2017).
110 Frohmader, K. S., Wiskerke, J., Wise, R. A., Lehman, M. N. & Coolen, L. M. Methamphetamine acts on subpopulations of neurons regulating sexual behavior in male rats. Neuroscience 166, 771–784 (2010).
111 Pitchers, K. K. et al. Endogenous opioid-induced neuroplasticity of dopaminergic neurons in the ventral tegmental area influences natural and opiate reward. J. Neurosci. Off. J. Soc. Neurosci. 34, 8825–8836 (2014).
112 Natural and Drug Rewards Act on Common Neural Plasticity Mechanisms with ΔFosB as a Key Mediator. Available at: https://www.ncbi.nlm.nih.gov/pmc/articles/PMC3865508/.
113 Nestler, E. J. Transcriptional mechanisms of addiction: role of ΔFosB. Philos. Trans. R. Soc. B Biol. Sci. 363, 3245–3255 (2008).
114 Phillips-Farfán, B. V. & Fernández-Guasti, A. Endocrine, neural and pharmacological aspects of sexual satiety in male rats. Neurosci. Biobehav. Rev. 33, 442–455 (2009).
115 Garavan, H. et al. Cue-induced cocaine craving: neuroanatomical specificity for drug users and drug stimuli. Am. J. Psychiatry 157, 1789–1798 (2000).
116 Christiansen, A. M., Dekloet, A. D., Ulrich-Lai, Y. M. & Herman, J. P. 'Snacking' causes long term attenuation of HPA axis stress responses and enhancement of brain FosB/deltaFosB expression in rats. Physiol. Behav. 103, 111–116 (2011).
117 Belin, D. & Rauscent, A. DeltaFosB: a molecular gate to motivational processes within the nucleus accumbens? J. Neurosci. Off. J. Soc. Neurosci. 26, 11809–11810 (2006).
118 Hedges, V. L., Chakravarty, S., Nestler, E. J. & Meisel, R. L. Delta FosB overexpression in the nucleus accumbens enhances sexual reward in female Syrian hamsters. Genes Brain Behav. 8, 442–449 (2009).

119 Doucet, J. P. et al. Chronic alterations in dopaminergic neurotransmission produce a persistent elevation of deltaFosB-like protein(s) in both the rodent and primate striatum. Eur. J. Neurosci. 8, 365–381 (1996).
120 Wallace, D. L. et al. The influence of DeltaFosB in the nucleus accumbens on natural reward-related behavior. J. Neurosci. Off. J. Soc. Neurosci. 28, 10272–10277 (2008).
121 Teegarden, S. L., Nestler, E. J. & Bale, T. L. Delta FosB-mediated alterations in dopamine signaling are normalized by a palatable high-fat diet. Biol. Psychiatry 64, 941–950 (2008).
122 Werme, M. et al. Delta FosB regulates wheel running. J. Neurosci. Off. J. Soc. Neurosci. 22, 8133–8138 (2002).
123 Schiffer, W. K. et al. Cue-induced dopamine release predicts cocaine preference: positron emission tomography studies in freely moving rodents. J. Neurosci. Off. J. Soc. Neurosci. 29, 6176–6185 (2009).
124 Nestler, E. J. Is there a common molecular pathway for addiction? Nat. Neurosci. 8, 1445–1449 (2005).
125 The Mix. Porn vs Reality | The Mix. (2012).
126 Pfaus, J. G. et al. Who, what, where, when (and maybe even why)? How the experience of sexual reward connects sexual desire, preference, and performance. Arch. Sex. Behav. 41, 31–62 (2012).
127 Tydén, T. & Rogala, C. Sexual behaviour among young men in Sweden and the impact of pornography. Int. J. STD AIDS 15, 590–593 (2004).
128 Stokes, P. R. A. et al. Nature or nurture? Determining the heritability of human striatal dopamine function: an [18F]-DOPA PET study. Neuropsychopharmacol. Off. Publ. Am. Coll. Neuropsychopharmacol. 38, 485–491 (2013).
129 Selemon, L. D. A role for synaptic plasticity in the adolescent development of executive function. Transl. Psychiatry 3, e238 (2013).
130 Galvan, A. et al. Earlier development of the accumbens relative to orbitofrontal cortex might underlie risk-taking behavior in adolescents. J. Neurosci. Off. J. Soc. Neurosci. 26, 6885–6892 (2006).
131 University of Pittsburgh. Teen brains over-process rewards, suggesting root of risky behavior, mental ills. ScienceDaily Available at: https://www.sciencedaily.com/releases/2011/01/110126121732.htm.
132 Doremus-Fitzwater, T. L., Varlinskaya, E. I. & Spear, L. P. Motivational systems in adolescence: possible implications for age differences in substance abuse and other risk-taking behaviors. Brain Cogn. 72, 114–123 (2010).
133 Weinberger, D. R., Elvevag, B. & Giedd, J. N. The Adolescent Brain: A Work in Progress. (June, 2005).
134 Flinders University. Best memory? You're likely to decide as a teen. Medical Xpress (2012). Available at: https://medicalxpress.com/news/2012-07-memoryyoure-teen.html.
135 Griffee, K. et al. Human Sexual Development is Subject to Critical Period Learning: Implications for Sexual Addiction, Sexual Therapy, and for Child Rearing. Sex. Addict. Compulsivity 21, 114–169 (2014).
136 Rachman, S. & Hodgson, R. J. Experimentally-Induced “Sexual Fetishism”: Replication and Development. Psychol. Rec. 18, 25–27 (1968). 137 Plaud, J. J. & Martini, J. R. The respondent conditioning of male sexual arousal. Behav. Modif. 23, 254–268 (1999).
138 Borg, C. & Jong, P. J. de. Feelings of Disgust and Disgust-Induced Avoidance Weaken following Induced Sexual Arousal in Women. PLOS ONE 7, e44111 (2012).
139 Seigfried-Spellar, K. C. Deviant Pornography Use: The Role of Early-Onset Adult Pornography Use and Individual Differences. Int. J. Cyber Behav. Psychol. Learn. IJCBPL 6, 34–47 (2016).

140 Klucken, T., Wehrum-Osinsky, S., Schweckendiek, J., Kruse, O. & Stark, R. Altered Appetitive Conditioning and Neural Connectivity in Subjects With Compulsive Sexual Behavior. J. Sex. Med. 13, 627–636 (2016).
141 Doidge, N. Sex on the Brain: What Brain Plasticity Teaches About Internet Porn. Hung. Rev. V, (2014).
142 Steinberg, E. E. et al. A causal link between prediction errors, dopamine neurons and learning. Nat. Neurosci. 16, 966–973 (2013).
143 Cera, N. et al. Macrostructural Alterations of Subcortical Grey Matter in Psychogenic Erectile Dysfunction. PLOS ONE 7, e39118 (2012).
144 Pitchers, K. K. et al. DeltaFosB in the nucleus accumbens is critical for reinforcing effects of sexual reward. Genes Brain Behav. 9, 831–840 (2010).
145 Olsen, C. M. Natural rewards, neuroplasticity, and non-drug addictions. Neuropharmacology 61, 1109–1122 (2011).
146 Johnson, P. M. & Kenny, P. J. Addiction-like reward dysfunction and compulsive eating in obese rats: Role for dopamine D2 receptors. Nat. Neurosci. 13, 635–641 (2010).
147 Szalavitz, M. Can Food Really Be Addictive? Yes, Says National Drug Expert. TIME.com (2012). Available at: http://healthland.time.com/2012/04/05/yes-foodcan-be-addictive-says-the-director-of-the-national-institute-on-drug-abuse/.
148 Klein, S. Fatty foods may cause cocaine-like addiction – CNN.com. CNN.com (2010). Available at: http://www.cnn.com/2010/HEALTH/03/28/fatty.foods.brain/index.html.
149 Lenoir, M., Serre, F., Cantin, L. & Ahmed, S. H. Intense Sweetness Surpasses Cocaine Reward. PLOS ONE 2, e698 (2007).
150 National Center for Health Statistics. Prevalence of Overweight, Obesity, and Extreme Obesity Among Adults Aged 20 and Over: United States, 1960–1962 Through 2013–2014. Centers for Disease Control and Prevention Available at: https://www.cdc.gov/nchs/data/hestat/obesity_adult_13_14/obesity_adult_13_14.htm.
151 ProvenMen. Pornography Survey Statistics (Conducted by Barna Group). Proven Men Available at: https://www.provenmen.org/pornography-surveystatistics-2014/.
152 Barrett, D. Supernormal Stimuli: How Primal Urges Overran Their Evolutionary Purpose. (W. W. Norton & Company, 2010).
153 Volkow, N. D. et al. Addiction: Decreased reward sensitivity and increased expectation sensitivity conspire to overwhelm the brain's control circuit. BioEssays News Rev. Mol. Cell. Dev. Biol. 32, 748–755 (2010).
154 Internet and Video Game Addiction Brain Studies. Your Brain on Porn Available at: https://yourbrainonporn.com/list-internet-video-game-brain-studies.
155 Volkow, N. D., Koob, G. F. & McLellan, A. T. Neurobiologic Advances from the Brain Disease Model of Addiction. N. Engl. J. Med. 374, 363–371 (2016).
156 Mechelmans, D. J. et al. Enhanced Attentional Bias towards Sexually Explicit Cues in Individuals with and without Compulsive Sexual Behaviours. PLoS ONE 9, (2014).
157 Steele, V. R., Staley, C., Fong, T. & Prause, N. Sexual desire, not hypersexuality, is related to neurophysiological responses elicited by sexual images. Socioaffective Neurosci. Psychol. 3, (2013).
158 Laier, C. & Brand, M. Empirical Evidence and Theoretical Considerations on Factors Contributing to Cybersex Addiction From a Cognitive-Behavioral View. Sex. Addict. Compulsivity 21, 305–321 (2014).
159 Laier, C., Schulte, F. P. & Brand, M. Pornographic picture processing interferes with working memory performance. J. Sex Res. 50, 642–652 (2013).

160 Laier, C., Pawlikowski, M., Pekal, J., Schulte, F. P. & Brand, M. Cybersex addiction: Experienced sexual arousal when watching pornography and not real-life sexual contacts makes the difference. J. Behav. Addict. 2, 100–107 (2013).
161 Laier, C., Pekal, J. & Brand, M. Cybersex addiction in heterosexual female users of internet pornography can be explained by gratification hypothesis. Cyberpsychology Behav. Soc. Netw. 17, 505–511 (2014).
162 Snagowski, J., Wegmann, E., Pekal, J., Laier, C. & Brand, M. Implicit associations in cybersex addiction: Adaption of an Implicit Association Test with pornographic pictures. Addict. Behav. 49, 7–12 (2015).
163 Laier, C., Pekal, J. & Brand, M. Sexual Excitability and Dysfunctional Coping Determine Cybersex Addiction in Homosexual Males. Cyberpsychology Behav. Soc. Netw. 18, 575–580 (2015).
164 Snagowski, J., Laier, C., Duka, T. & Brand, M. Subjective Craving for Pornography and Associative Learning Predict Tendencies Towards Cybersex Addiction in a Sample of Regular Cybersex Users. Sex. Addict. Compulsivity 23, 342–360 (2016).
165 Banca, P., Harrison, N. A. & Voon, V. Compulsivity Across the Pathological Misuse of Drug and Non-Drug Rewards. Front. Behav. Neurosci. 10, (2016).
166 Albery, I. P. et al. Exploring the Relationship between Sexual Compulsivity and Attentional Bias to Sex-Related Words in a Cohort of Sexually Active Individuals. Eur. Addict. Res. 23, 1–6 (2017).
167 Snagowski, J. & Brand, M. Symptoms of cybersex addiction can be linked to both approaching and avoiding pornographic stimuli: results from an analog sample of regular cybersex users. Front. Psychol. 6, (2015).
168 Laier, C. & Brand, M. Mood changes after watching pornography on the Internet are linked to tendencies towards Internet-pornography-viewing disorder. Addict. Behav. Rep. 5, 9–13 (2017).
169 Hyman, S. E. Addiction: a disease of learning and memory. Am. J. Psychiatry 162, 1414–1422 (2005).
170 Leyton, M. & Vezina, P. Striatal ups and downs: their roles in vulnerability to addictions in humans. Neurosci. Biobehav. Rev. 37, 1999–2014 (2013).
171 Prause, N., Steele, V. R., Staley, C., Sabatinelli, D. & Hajcak, G. Modulation of late positive potentials by sexual images in problem users and controls inconsistent with "porn addiction". Biol. Psychol. 109, 192–199 (2015).
172 Kunaharan, S., Halpin, S., Sitharthan, T., Bosshard, S. & Walla, P. Conscious and Non-Conscious Measures of Emotion: Do They Vary with Frequency of Pornography Use? Appl. Sci. 7, 493 (2017).
173 Seok, J.-W. & Sohn, J.-H. Neural Substrates of Sexual Desire in Individuals with Problematic Hypersexual Behavior. Front. Behav. Neurosci. 9, (2015).
174 Laier, C., Pawlikowski, M. & Brand, M. Sexual picture processing interferes with decision-making under ambiguity. Arch. Sex. Behav. 43, 473–482 (2014).
175 Miner, M. H., Raymond, N., Mueller, B. A., Lloyd, M. & Lim, K. O. Preliminary investigation of the impulsive and neuroanatomical characteristics of compulsive sexual behavior. Psychiatry Res. 174, 146–151 (2009).
176 Schmidt, C. et al. Compulsive sexual behavior: Prefrontal and limbic volume and interactions. Hum. Brain Mapp. 38, 1182–1190 (2017).
177 Reid, R. C., Karim, R., McCrory, E. & Carpenter, B. N. Self-reported differences on measures of executive function and hypersexual behavior in a patient and community sample of men. Int. J. Neurosci. 120, 120–127 (2010).

178 Koob, G. F. & Le Moal, M. Addiction and the brain antireward system. Annu. Rev. Psychol. 59, 29–53 (2008).
179 Chatzittofis, A. et al. HPA axis dysregulation in men with hypersexual disorder. Psychoneuroendocrinology 63, 247–253 (2016).
180 Jokinen, J. et al. Methylation of HPA axis related genes in men with hypersexual disorder. Psychoneuroendocrinology 80, 67–73 (2017).
181 The role of neuroinflammation in the pathophysiology of hypersexual disorder. ResearchGate Available at: https://www.researchgate.net/publication/306419104_The_role_of_neuroinflammation_in_the_pathophysiology_of_hypersexual_disorder.
182 Hilts, P. J. Is Nicotine Addictive? It Depends on Whose Criteria You Use. New York Times (1994).
183 Bőthe, B. et al. The Development of the Problematic Pornography Consumption Scale (PPCS). J. Sex Res. 1–12 (2017). doi:10.1080/00224499.2017.1291798
184 Out-of-control use of the internet for sexual purposes as behavioural addiction? 4Th International Conference On Behavioral Addictions 6, 1–74 (2017).
185 Web addicts' withdrawal symptoms similar to drug users. BBC News (2013).
186 Romano, M., Osborne, L. A., Truzoli, R. & Reed, P. Differential Psychological Impact of Internet Exposure on Internet Addicts. PLOS ONE 8, e55162 (2013).
187 Wéry, A. & Billieux, J. Online sexual activities: An exploratory study of problematic and non-problematic usage patterns in a sample of men. Comput Hum Behav 56, 257–266, (2016).
188 Studies Find Escalation (and Habituation) in Porn Users | Your Brain On Porn. Available at: https://www.yourbrainonporn.com/studies-find-escalation-porn-users.
189 Hajela, R. & Love, T. Addiction Beyond Substances-What's Up with the DSM? Sex. Addict. Compulsivity 24, 11–22 (2017).
190 ASAM. Public Policy Statement: Definition of Addiction. (2011). Available at: https://www.asam.org/advocacy/find-a-policy-statement/view-policy-statement/public-policy-statements/2011/12/15/the-definition-of-addiction.
191 Insel, T. Post by Former NIMH Director Thomas Insel: Transforming Diagnosis (Available at: https://www.nimh.nih.gov/about/directors/thomas-insel/blog/2013/transforming-diagnosis.shtml). National Institute of Mental Health (2013).
192 Krueger, R. B. Diagnosis of hypersexual or compulsive sexual behavior can be made using ICD-10 and DSM-5 despite rejection of this diagnosis by the American Psychiatric Association. Addiction 111, 2110–2111 (2016).
193 Potenza, M. N., Gola, M., Voon, V., Kor, A. & Kraus, S. W. Is excessive sexual behaviour an addictive disorder? Lancet Psychiatry 4, 663–664 (2017).
194 Of 'Voting Booth Moments' and Porn. PornHelp.org Available at: http://www.pornhelp.org/1/post/2017/05/of-voting-booth-moments-and-porn.html.
195 Ahn, H. M., Chung, H. J. & Kim, S. H. Altered Brain Reactivity to Game Cues After Gaming Experience. Cyberpsychology Behav. Soc. Netw. 18, 474–479 (2015).
196 Odgers, C. L. et al. Is it important to prevent early exposure to drugs and alcohol among adolescents? Psychol. Sci. 19, 1037–1044 (2008).
197 Lam, L. T. & Peng, Z.-W. Effect of pathological use of the internet on adolescent mental health: a prospective study. Arch. Pediatr. Adolesc. Med. 164, 901–906 (2010).
198 Dong, G., Lu, Q., Zhou, H. & Zhao, X. Precursor or Sequela: Pathological Disorders in People with Internet Addiction Disorder. PLOS ONE 6, e14703 (2011).
199 Lin, I.-H. et al. The association between suicidality and Internet addiction and activities in Taiwanese adolescents. Compr. Psychiatry 55, 504–510 (2014).
200 Huang, A. C. W., Chen, H.-E., Wang, Y.-C. & Wang, L.-M. Internet abusers associate with a depressive state but not a depressive trait. Psychiatry Clin. Neurosci. 68, 197–205 (2014).

201 Ko, C.-H. et al. The exacerbation of depression, hostility, and social anxiety in the course of Internet addiction among adolescents: a prospective study. Compr. Psychiatry 55, 1377–1384 (2014).

202 Tromholt, M. The Facebook Experiment: Quitting Facebook Leads to Higher Levels of Well-Being. Cyberpsychology Behav. Soc. Netw. 19, 661–666 (2016).

203 Deng, L.-Y. et al. Craving Behavior Intervention in Ameliorating College Students' Internet Game Disorder: A Longitudinal Study. Front. Psychol. 8, (2017).

204 Reset Your Child's Brain: A Four-Week Plan to End Meltdowns, Raise Grades, and Boost Social Skills by Reversing the Effects of Electronic Screen-Time: Victoria L. Dunckley MD: 9781608682843: Amazon.com: Books. Available at: https://www.amazon.com/Reset-Your-Childs-Brain-Screen-Time/dp/1608682846.

205 de Oliveira, A. R. et al. Conditioned fear is modulated by D2 receptor pathway connecting the ventral tegmental area and basolateral amygdala. Neurobiol. Learn. Mem. 95, 37–45 (2011).

206 PET Scans Link Low Dopamine Levels and Aggression | Diagnostic Imaging. Available at: http://www.diagnosticimaging.com/nuclear-imaging/pet-scans-linklow-dopamine-levels-and-aggression.

207 Volkow, N. D. et al. Evaluating dopamine reward pathway in ADHD: clinical implications. JAMA 302, 1084–1091 (2009).

208 Trifilieff, P. et al. Increasing dopamine D2 receptor expression in the adult nucleus accumbens enhances motivation. Mol. Psychiatry 18, 1025–1033 (2013).

209 Volkow, N. D. et al. Motivation deficit in ADHD is associated with dysfunction of the dopamine reward pathway. Mol. Psychiatry 16, 1147–1154 (2011).

210 Robinson, D. S. The Role of Dopamine and Norepinephrine in Depression. Primary Psychiatry (2007). Available at: http://primarypsychiatry.com/the-roleof-dopamine-and-norepinephrine-in-depression/.

211 de Haan, L., Booij, J., Lavalye, J., van Amelsvoort, T. & Linszen, D. Subjective Experiences During Dopamine Depletion. Am. J. Psychiatry 162, 1755–1755 (2005).

212 Kim, S. H. et al. Reduced striatal dopamine D2 receptors in people with Internet addiction. Neuroreport 22, 407–411 (2011).

213 Ley, D. An Erectile Dysfunction Myth. Psychology Today (2013). Available at: http://www.psychologytoday.com/blog/women-who-stray/201308/erectiledysfunction-myth.

214 Hsiao, W. et al. Exercise is associated with better erectile function in men under 40 as evaluated by the International Index of Erectile Function. J. Sex. Med. 9, 524–530 (2012).

215 MacRae, P. G., Spirduso, W. W., Walters, T. J., Farrar, R. P. & Wilcox, R. E. Endurance training effects on striatal D2 dopamine receptor binding and striatal dopamine metabolites in pre-senescent older rats. Psychopharmacology (Berl.) 92, 236–240 (1987).

216 Smith, M. A., Schmidt, K. T., Iordanou, J. C. & Mustroph, M. L. Aerobic exercise decreases the positive-reinforcing effects of cocaine. Drug Alcohol Depend. 98, 129–135 (2008).

217 Shevchuk, N. A. Adapted cold shower as a potential treatment for depression. Med. Hypotheses 70, 995–1001 (2008).

218 Researchers find time in wild boosts creativity, insight and problem solving. The University of Kansas (2012). Available at: https://news.ku.edu/2012/04/23/researchers-find-time-wild-boosts-creativity-insight-and-problem-solving.

219 Tranquil scenes have positive impact on brain. ScienceDaily Available at: https://www.sciencedaily.com/releases/2010/09/100914095932.htm.

220 Parker-Pope, T. Is Marriage Good for Your Health? – The New York Times. Available at: http://www.nytimes.com/2010/04/18/magazine/18marriage-t.html.

221 The underlying anatomical correlates of long-term meditation: larger hippocampal and frontal volumes of gray matter. – PubMed – NCBI. Available at: https://www.ncbi.nlm.nih.gov/pubmed/19280691.
222 Twohig, M. P. & Crosby, J. M. Acceptance and commitment therapy as a treatment for problematic internet pornography viewing. Behav. Ther. 41, 285–295 (2010).
223 "How I Recovered from Porn-related Erectile Dysfunction" | Your Brain On Porn. Available at: https://yourbrainonporn.com/how-i-recovered-from-pornrelated-erectile-dysfunction.
224 Kawa, A. B., Bentzley, B. S. & Robinson, T. E. Less is more: prolonged intermittent access cocaine self-administration produces incentive-sensitization and addiction-like behavior. Psychopharmacology (Berl.) 233, 3587–3602 (2016).
225 Avena, N. M., Rada, P. & Hoebel, B. G. Evidence for sugar addiction: Behavioral and neurochemical effects of intermittent, excessive sugar intake. Neurosci. Biobehav. Rev. 32, 20–39 (2008).
226 Cottone, P. et al. CRF system recruitment mediates dark side of compulsive eating. Proc. Natl. Acad. Sci. 106, 20016–20020 (2009).
227 Becker, H. C., Diaz-Granados, J. L. & Weathersby, R. T. Repeated ethanol withdrawal experience increases the severity and duration of sub-sequent withdrawal seizures in mice. Alcohol Fayettev. N 14, 319–326 (1997).
228 Cameron, C. M., Wightman, R. M. & Carelli, R. M. One month of cocaine abstinence potentiates rapid dopamine signaling in the nucleus accumbens core. Neuropharmacology 111, 223–230 (2016).
229 Grubbs, J. B., Stauner, N., Exline, J. J., Pargament, K. I. & Lindberg, M. J. Perceived addiction to Internet pornography and psychological distress: Examining relationships concurrently and over time. Psychol. Addict. Behav. J. Soc. Psychol. Addict. Behav. 29, 1056–1067 (2015).
230 Why does a vivid memory 'feel so real?' ScienceDaily Available at: https://www.sciencedaily.com/releases/2012/07/120723134745.htm.
231 Toates, F. How sexual desire works: The enigmatic urge. (Cambridge University Press, 2014).
232 Seigfried-Spellar, K. C. & Rogers, M. K. Does deviant pornography use follow a Guttman-like progression? 29, 1997–2003 (2013).
233 Reddit/NoFap. Porn Genre Survey April 2012 – Summary Results.pdf. Reddit/NoFap Available at: https://docs.google.com/file/d/0B7q3tr4EV02wbkpTTVk4R2VGbm8/edit?pli=1&usp=embed_facebook.
234 Miner, M. H. et al. Understanding the Personality and Behavioral Mechanisms Defining Hypersexuality in Men Who Have Sex With Men. J. Sex. Med. 13, 1323–1331 (2016).
235 Štulhofer, A., Jurin, T. & Briken, P. Is High Sexual Desire a Facet of Male Hypersexuality? Results from an Online Study. J. Sex Marital Ther. 42, 665–680 (2016).
236 Carvalho, J., Štulhofer, A., Vieira, A. L. & Jurin, T. Hypersexuality and high sexual desire: exploring the structure of problematic sexuality. J. Sex. Med. 12, 1356–1367 (2015).
237 Tarek Pacha, DO. Part #1: Porn Induced Erectile Dysfunction (PIED): problem and scope. (2016).
238 Thompson, D. Study sees link between porn and sexual dysfunction. Available at: https://medicalxpress.com/news/2017-05-link-porn-sexual-dysfunction.html.
239 Patel, A. This is the real reason young men suffer from erectile dys-function. Netdoctor (2017). Available at: http://www.netdoctor.co.uk/healthy-living/sexualhealth/a26930/the-real-reason-young-men-suffer-from-erectile-dysfunction/.
240 Love, T., Laier, C., Brand, M., Hatch, L. & Hajela, R. Neuroscience of Internet Pornography Addiction: A Review and Update. Behav. Sci. Basel Switz. 5, 388–433 (2015).
241 Phillips, B., Hajela, R. & Hilton, D. L. JR. Sex Addiction as a Disease: Evidence for Assessment, Diagnosis, and Response to Critics. Sex. Addict. Compulsivity 22, 167–192 (2015).

242 Kraus, S. W., Voon, V. & Potenza, M. N. Neurobiology of Compulsive Sexual Behavior: Emerging Science. Neuropsychopharmacology 41, 385–386 (2016).
243 Kraus, S. W., Voon, V. & Potenza, M. N. Should compulsive sexual behavior be considered an addiction? Addiction 111, 2097–2106 (2016).
244 Kühn, S. & Gallinat, J. Neurobiological Basis of Hypersexuality. in (ed. Neurobiology, International Review of Neurobiology) (Academic Press).
245 Griffiths, M. D. Compulsive sexual behaviour as a behavioural addiction: the impact of the internet and other issues. Addiction 111, 2107–2108 (2016).
246 Brand, M. & Laier, C. Cybersexsucht. Suchttherapie 16, 173–178 (2015).
247 Kraus, S. W., Voon, V., Kor, A. & Potenza, M. N. Searching for clarity in muddy water: future considerations for classifying compulsive sexual behavior as an addiction. Addiction 111, 2113–2114 (2016).
248 Brand, M., Young, K. S., Laier, C., Wölfling, K. & Potenza, M. N. Integrating psychological and neurobiological considerations regarding the development and maintenance of specific Internet-use disorders: An Interaction of Person-Affect-Cognition-Execution (I-PACE) model. Neurosci. Biobehav. Rev. 71, 252–266 (2016).
249 Hilton Jr., D. L., Carnes, S. & Love, T. L. The Neurobiology of Behvioral Addictions. in Neurobiology of Addiction 176–190 (Oxford University Press, 2016).
250 Goldsmith, K., Dunkley, C. R., Dang, S. S. & Gorzalka, B. B. Pornography consumption and its association with sexual concerns and expectations among young men and women. Can. J. Hum. Sex. (2017). doi:10.3138/cjhs.262-a2
251 Perry, S. L. & Schleifer, C. Till Porn Do Us Part? A Longitudinal Examination of Pornography Use and Divorce. J. Sex Res. 1–13 (2017). doi:10.1080/002244 99.2017.1317709
252 Wright, P. J., Tokunaga, R. S. & Kraus, A. A Meta-Analysis of Pornography Consumption and Actual Acts of Sexual Aggression in General Population Studies. J. Commun. 66, 183–205 (2016).
253 Nikky Prause (client). media 2x3 Available at: http://media2x3.com/category/nikky-prause/.
254 New Brain Study Questions Existence of “Sexual Addiction”. Psychology Today Available at: http://www.psychologytoday.com/blog/the-sexual-continuum/201307/new-brain-study-questions-existence-sexual-addiction.
255 Hilton, D. L. ‘High desire’, or ‘merely’ an addiction? A response to Steele et al. Socioaffective Neurosci. Psychol. 4, (2014).
256 Gola, M. Decreased LPP for sexual images in problematic pornography users may be consistent with addiction models. Everything depends on the model. (Commentary on Prause, Steele, Staley, Sabatinelli, & Hajcak, 2015). Biol. Psychol. 120, 156–158 (2016).
257 ICD-11 Beta Draft, Comment by Nicole Prause. (2017). Available at: http://apps.who.int/classifications/icd11/browse/f/en#/http%3a%2f%2fid.who.int%2ficd%2fentity%2f1630268048.
258 NoFap April 2012 Survey – Summary Results.pdf. NoFap 20112 Survey – Google Docs Available at: https://drive.google.com/a/reuniting.info/file/d/0B7q3tr4EV02weTFmV0oySnpJZjA/view?usp=drive_web&usp= embed_facebook.
259 Hatch, L. The Bogus Sex Addiction ‘Controversy’ and the Purveyors of Ignorance. Psych Central.com Available at: http://blogs.psychcentral.com/sexaddiction/2014/03/the-bogus-porn-addiction-controversy-and-the-purveyorsof-ignorance/.
260 Blair, O. Virtual reality pornography could raise issues about consent, researchers warn | The Independent. Available at: http://www.independent.co.uk/life-style/love-sex/porn-virtual-reality-pornography-consent-issues-reality-fantasytech-a7744536.html.
261 Zolo, M. I tried VR porn, and we are F**KED. | Naughty Nomad, Available at http://naughtynomad.com/2016/11/02/i-tried-vr-porn-and-we-are-fked.

INDEX

T

U

V

Z

ÜBER DEN AUTOR

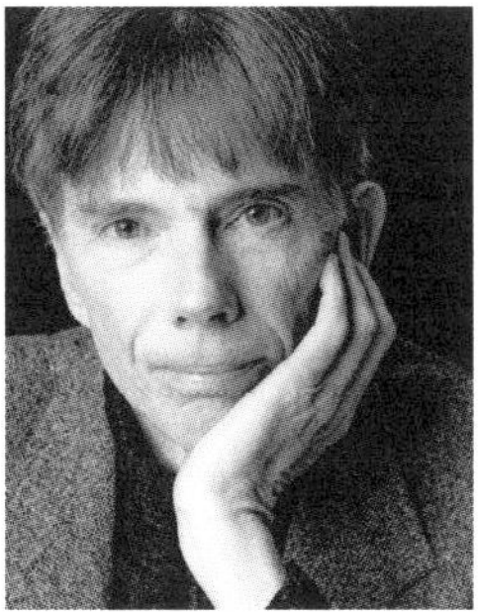

GARY WILSON lehrte jahrelang Humanpathologie, Anatomie und Physiologie und interessiert sich seit Langem für die Neurochemie von Sucht, Paarung und Bindung. Im Jahr 2015 verlieh die Society for the Advancement of Sexual Health Wilson den Medienpreis für herausragende Medienbeiträge und öffentliche Aufklärung über die Pornosucht.

Wilson präsentierte 2012 den TEDx-Vortrag „The Great Porn Experiment", der mehr als 9 Millionen Mal gesehen und in 18 Sprachen übersetzt wurde. Er hostet die Website „Your Brain On Porn", für alle, die zwanghafte Pornonutzung verstehen und umkehren wollen: www.yourbrainonporn.com.

Im Jahr 2016 verfasste Wilson zusammen mit sieben Ärzten der US-Navy ein wissenschaftliches Paper mit dem Titel „Is Internet Pornography Causing Sexual Dysfunctions? A Review with Clinical Reports" und einen weiteren Artikel mit dem Titel „Eliminate Chronic Internet Pornography Use to Reveal Its Effects". Er spendet seinen Erlös aus diesem Buch einer eingetragenen Wohltätigkeitsorganisation, die das Bewusstsein für die beispiellosen Auswirkungen der Internetpornografie schärfen will.

Nur wenige Tage nach seinem 65. Geburtstag verstarb der Autor am 20 Mai. 2021 im ASHLAND, OREGON, USA.

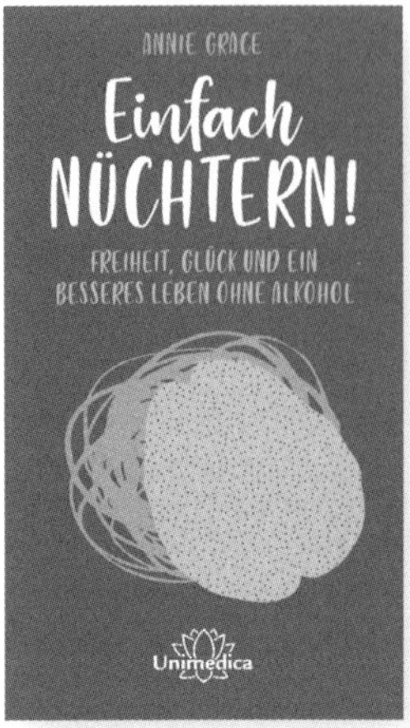

Annie Grace

Einfach nüchtern!

Freiheit, Glück und ein besseres Leben ohne Alkohol

344 Seiten, geb., € 19,80

Dieses Buch wird Sie herausfordern! In den USA hat es eine ganze Bewegung ausgelöst und Tausenden von Menschen dauerhaft geholfen, bewusster mit Alkohol umzugehen. Viele Betroffene fragen sich, ob Alkohol in ihrem Leben eine zu große Rolle spielt und befürchten, dass er sich sogar negativ auf ihre Gesundheit auswirkt. Aber sie sträuben sich gegen Veränderungen, weil sie glauben, auf angenehme Effekte verzichten zu müssen.

Einfach nüchtern! zeigt einen neuen, positiven Weg. Annie Grace stellt die psychologischen und neurologischen Komponenten des Alkoholkonsums in klarer, verständlicher Sprache dar. Sie führt die kulturellen, sozialen und wirtschaftlichen Faktoren an, die uns alle zum Alkoholkonsum bewegen. Damit bietet das Buch überraschende Einblicke in die Gründe, warum wir trinken.

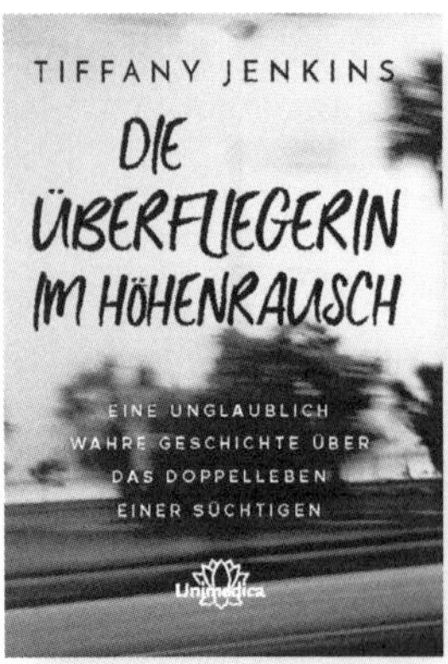

Tiffany Jenkins

Die Überfliegerin im Höhenrausch

Eine unglaublich wahre Geschichte über das Doppelleben einer Süchtigen

312 Seiten, kart., € 19,80

Das hautnahe Porträt einer Süchtigen und eine unfassbare Reise durch ein von Drogen bestimmtes Leben: Tiffany Jenkins verleiht der Opioidkrise in den USA mit ihrer schonungslosen Offenheit ein zutiefst menschliches Gesicht.

Tiffany Jenkins hat es geschafft: Sie hat ihre Drogenabhängigkeit überwunden. Doch wie steinig dieser Weg für sie war – davon handelt ihr Memoir DIE ÜBERFLIEGERIN IM HÖHENRAUSCH.

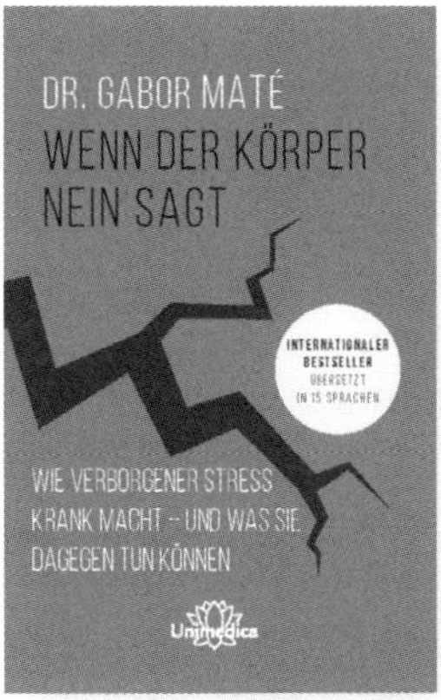

Dr. Gabor Maté

Wenn der Körper Nein sagt

Wie chronischer Stress krank macht und was Sie dagegen tun können.

Internationaler Bestseller übersetzt in 15 Sprachen.

328 Seiten, kart., € 24,80

Kann ein Mensch buchstäblich an Einsamkeit sterben? Gibt es einen Zusammenhang zwischen der Fähigkeit, Gefühle auszudrücken, und Alzheimer? Gibt es so etwas wie eine „Krebspersönlichkeit“?

Das Buch *Wenn der Körper Nein sagt* von Dr. Gabor Maté stützt sich auf wissenschaftliche Forschungsergebnisse und die jahrzehntelange Erfahrung des Autors als praktizierender Arzt. Das Buch gibt Antworten auf diese und andere wichtige Fragen zur Bedeutung der Leib-Seele-Einheit in Bezug auf Krankheit und Gesundheit sowie auf die Rolle, die Stress, Stressbewältigung und die individuelle emotionale Verfassung bei vielen häufig vorkommenden Krankheiten spielen.

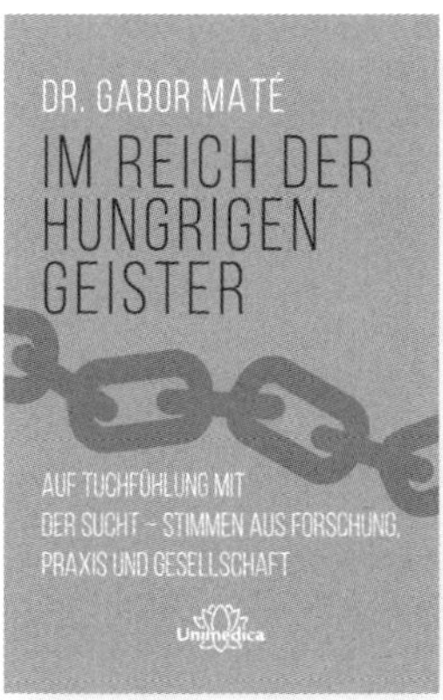

Dr. Gabor Maté

Im Reich der hungrigen Geister

Auf Tuchfühlung mit der Sucht - Stimmen aus Forschung, Praxis und Gesellschaft

496 Seiten, kart., € 26,80

Dr. Gabor Maté gehört zu den weltweit anerkanntesten Experten der Suchtpsychologie. Seine einschneidenden Erkenntnisse, die er durch seine jahrzehntelange Arbeit als Arzt in der Drogenszene Vancouvers erwarb, verändern unsere Sicht auf menschliche Entwicklung, Trauma und Entwurzelung.

Auf seine fesselnde Art verwebt Maté die aktuellsten Erkenntnisse der Neurowissenschaften und umfangreiche Sozialstudien mit authentischen Patientengeschichten und gesellschaftlichen Debatten